现代
骨科学精要

◎主编　方锡池等

U0334724

吉林科学技术出版社
JiLin Science & Techonlogy Publishing House

图书在版编目（CIP）数据

现代骨科学精要 / 方锡池等主编 . —长春：吉林科学技术出版社，2023.7

ISBN 978-7-5744-0513-4

Ⅰ.①现… Ⅱ.①方… Ⅲ.①骨科学 Ⅳ.①R68

中国国家版本馆CIP数据核字（2023）第103850号

现代骨科学精要

主　　编	方锡池等
出 版 人	宛　霞
责任编辑	许晶刚
封面设计	吴　迪
制　　版	吴　迪
幅面尺寸	185mm×260mm
开　　本	16
字　　数	370 千字
印　　张	14.75
印　　数	1-1500 册
版　　次	2023年7月第1版
印　　次	2024年1月第1次印刷

出　　版　吉林科学技术出版社
发　　行　吉林科学技术出版社
地　　址　长春市福祉大路5788号
邮　　编　130118
发行部电话/传真　0431-81629529 81629530 81629531
　　　　　　　　　81629532 81629533 81629534
储运部电话　0431-86059116
编辑部电话　0431-81629518
印　　刷　廊坊市印艺阁数字科技有限公司

书　　号　ISBN 978-7-5744-0513-4
定　　价　108.00元

《现代骨科学精要》编委会

前　言

　　随着我国经济的飞速发展,交通意外、工业和建筑业事故、各种自然灾害、战争,以及运动伤所造成的高能量、复杂创伤越来越多,骨折与关节损伤成为临床上的常见病和多发病。目前,人类社会活动节奏日益加快,伤患者期望早日重返社会,并延续其高质量的生活,这对从事骨关节疾病的临床工作者是一大挑战。当前医学科学技术迅速发展,新理论、新技术等不断涌现,对临床工作者提出了更高的要求。为进一步完善和发展骨科学术体系,使临床工作者全面掌握骨科常见病的诊疗进展,我们组织多位活跃在临床一线的专家和青年骨干医师,在参考近年来国内外相关文献基础上,结合他们自身掌握的理论基础和临床经验,通力合作,分工执笔,编写了这本《现代骨科学精要》。

　　本书较为详尽地介绍了骨科常见疾病的诊断与治疗方法,包含了上肢骨折、下肢骨折、脊柱疾病、关节疾病、关节手术、显微骨科手术等多方面内容,系统地介绍了各领域相关技术与操作、治疗原则及诊疗规范等。本书在编撰过程中,将科学的临床思维、渊博的医学知识及丰富的临床经验融汇合一,深入浅出、力求实用,内容简明扼要,适用于各级骨科医师参考,尤其对尚未参与大量临床实践的初学者来说,阅读本书是快速学习骨科知识与技术的方法之一。

　　在编写过程中,虽力求做到写作方式和文笔风格的一致,但由于编者较多,加上知识水平有限,因此难免存在一些疏漏和不当之处,敬请广大读者批评指正,以供今后修订时进一步完善。

编　者

目　录

第一章 肱骨骨折

第一节 肱骨近端骨折

一、流行病学

肱骨近端骨折占全身骨折的 5%，占肱骨骨折的 45%。该骨折主要见于 65 岁以上的老年人和高能量损伤的年轻人，男女发病率为之比 1∶3。作为最常见的骨质疏松骨折之一，其发病率仅次于椎体骨折和桡骨远端骨折，约占老年骨质疏松性骨折的 10%。随着人口老龄化程度日益严重，其发病率持续上升。除了骨质疏松外，跌倒风险增加、听力和视力下降、糖尿病、酒精滥用、抑郁症、精神类药物等都是导致肱骨近端骨折的危险因素。85% 肱骨近端骨折为稳定型骨折，表现为骨折的轻度移位，多数只需要接受非手术治疗；15% 为不稳定型和（或）明显移位的骨折，必须进行手术治疗。单纯大结节骨折常见，占肱骨近端骨折的 20%；单纯小结节骨折不常见，仅占肱骨近端骨折的 2%。虽然过去认为多数非手术治疗的患者能够获得很好的临床愈合和功能，但前瞻性研究发现 2/3 接受非手术治疗的患者伴有慢性疼痛。近年来，随着内固定技术的提高，锁定钢板和肱骨近端髓内钉对肱骨近端疏松的骨质把持力提高，越来越多的患者开始接受手术治疗，以求获得无痛的肩关节活动和保留更多的功能。

二、应用解剖

1.骨性结构　将肱骨近端骨性结构分成四个部分：肱骨头、大结节、小结节和肱骨干（图 1-1）。关节软骨面和骨性结构移行的部位为解剖颈。肱骨解剖颈是肩关节囊附着的部位，肱骨解剖颈以近部分为肱骨头，以远的部分为大小结节和肱骨干。

肱骨头为 1/3 个球体表面，表面覆盖软骨。肱骨头中央和肱骨颈的骨小梁结构随着年龄的增长逐渐变得疏松，但肱骨头软骨下骨的骨密度仍然较高。螺钉固定时须将其尖部置于该部位，以保证固定的强度，并避免螺钉切出（图 1-2）。肱骨距为肱骨近端内侧增厚骨板，是重要的支撑结构。在复位过程中恢复内侧支撑对于防止固定后肱骨头的塌陷有重要意义。肱骨颈轴线与肱骨干轴线成 135° 夹角，被称为颈干角。从上面看肱骨头相对于肱骨髁横轴向后平均倾斜 30° 夹角。但是，该夹角个体差异较大，范围为 18°～33°。这一解剖学差异要求术者不仅在骨折复位过程中要参考骨性标志，而且髓内钉置入时需要调整合适角度。

小结节位于解剖颈前方，是肩胛下肌附着处。大结节位于肱骨近端外侧，是冈上肌、冈下肌、小圆肌附着处，低于肱骨头最高点 6～8mm。在肩关节外展 90°～120° 时肱骨大结节接触到肩峰，盂肱关节扣锁。因此，在复位大结节骨折时，应注意其位置要低于肱骨头最高点。同时，放置髓内钉时，钉尾部要埋入大结节或软骨下骨以下 2～3mm，否则将出现肩峰撞击,引起疼痛。结节间沟位于大、小结节之间,是肱骨近端骨折复位过程中判断旋转移位和髓内钉进钉点的重要解剖标志。大、小结节远端向肱骨干移行的区域为外科颈。该部位是发生骨折的常见部位。不同于解剖颈骨折伴明显移位时肱骨头的血供容易受到严重破坏,肱骨外科颈骨折后,两侧骨折断端的血供均较丰富,对肱骨头血供影响相对较小。

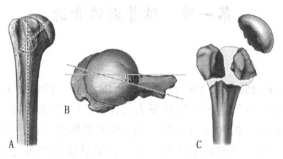

图 1-1 肱骨解剖形态

A.肱骨近端前面观及后面观,可见肱骨颈与肱骨长轴呈 135° 的颈干角;B.肱骨近端上面观,可见肱骨颈轴线同肱骨髁间轴线呈约 30° 的后倾角;C.Codman 将肱骨近端分成四个部分,即肱骨头、大结节、小结节和肱骨干

图 1-2 股骨头显微 CT 图像

肱骨头显微 CT 扫描显示大结节区域显著的多孔结构,骨小梁结构稀疏;肱骨头软骨下骨骨质致密,可用于内固定螺钉的把持

2.肌肉系统 肱骨近端覆盖着大量的肌肉和肌腱结构,为肩关节活动提供动力和稳定性。肩袖作为包绕在肱骨头周围的致密腱帽,是其最重要的组成部分(图 1-3)。肩袖是由附着在大结节上的冈上肌、冈下肌、小圆肌,以及附着于小结节的肩胛下肌组成。其作用主要体现两个方面:①动力装置:冈上肌是肩关节外展的两个主要动力肌之一;肩胛下肌同冈下肌是肩关节内、外旋的主要动力肌;②稳定装置:冈上肌、冈下肌与肩胛下肌协同收缩提供张力,将肱骨头稳定在肩胛盂上,在盂肱关节参与的肩关节运动过程中起到杠杆的支点作用。肱骨近端骨折手术治疗的重点之一就是通过复位和固定大、小结节,修复肩袖的止点,获得大、小结节同肱骨干的生物型愈合,恢复肩关节的运动功能(图 1-4)。肱二头肌长头腱是复位和重建大、小结节关系过程中的重要参照标志(图 1-5)。值得注意的是,在复位过程中,该肌腱可能嵌顿在骨块之间,阻碍复位,或造成骨不连。

图 1-3　肩袖解剖

A.上面观;B.前面观

肩袖由附着在大结节上的冈上肌、冈下肌、小圆肌和附着于小结节的肩胛下肌组成

图 1-4　肱骨近端骨折髓内钉或钢板固定时肩袖的修复

图 1-5　肱二头肌长头腱

A.肱二头肌长头腱行走于节间沟内,可作为大、小结节复位和固定的参考标志;B.肱二头肌长头腱嵌入大结节骨折块间,造成复位困难,如不将其复位,甚至会阻碍大、小结节间的愈合

　　此外,这些肌肉和肌腱的牵张作用也是导致骨折发生和移位的原因。胸大肌广泛止于结节间沟外侧缘,其是骨折后主要的牵拉力,可以将肱骨干向前、向内移位。冈上肌、冈下肌、小圆肌各自止于其在大结节上的止点。冈上肌使大结节骨块向上移位,冈下肌使大结节骨块向后移位。大结节骨折可以表现为单一骨折块,也可以因各肌腱附着点不同而表现为多个骨折块。小结节是肩胛下肌的附着点,在肩胛下肌的牵拉下使小结节骨

折块向内侧移位。不同的骨折类型其骨折块移位方向取决于骨折块上的肌肉附着情况（图1-6）。

图 1-6　肱骨近端骨折

A.肱骨近端四部分骨折时，由于肌肉的牵拉，导致大结节向上、后移位，小结节向内移位，远端向内、上移位；B.肱骨近端三部分骨折，大结节同肱骨头相连者，肱骨头关节面转向前方，肱骨干移位；C.小结节同肱骨头相连者，肱骨头关节面转向后方

3.血管　肱骨近端骨折的预后受骨折类型及其与周围血管解剖关系的影响。充分理解和掌握局部血管解剖对理解这种关系是非常重要的。肱骨近端的营养灌注来自腋动脉的终末支：旋肱前动脉及旋肱后动脉。其中，肱骨头的血液灌注主要来自旋肱前动脉的升支，即弓状动脉，其分出后沿结节间沟伴随肱二头肌长头腱走行，在大结节顶点水平进入骨内，在肱骨头内弯曲走向后方。其余的血液供应来自大、小结节附着处进入干骺端的血管，以及旋肱后动脉的后内侧分支。解剖颈骨折时，提示弓状动脉多受到破坏；外科颈骨折时，由于旋肱前、后动脉的位置距离骨折端非常近，使其容易受到损伤。

骨折类型对于判断肱骨近端血供是否完整有着重要的帮助。肱骨头后内侧干骺端骨折块长度<8mm、内侧骨皮质断裂和骨折累及解剖颈这三个因素是预测肱骨头血供破坏严重程度，以及远期发生缺血性坏死的危险因素。若这三个因素同时出现，则出现肱骨头缺血的可能性高达97%。肱骨头骨折块上内侧干骺端保留得越长（>8mm），提示肱骨头血供越好。后内侧骨折，内侧突出部分的软组织保持完整，提示肱骨头血供仍能维持，并利于复位。

4.神经　肩部由臂丛神经（$C_5 \sim T_1$神经根组成）及小部分的C_3、C_4神经根支配。神经根构成上（$C_{5 \sim 6}$）干、中（C_7）干、下（$C_7 \sim T_1$）干。之后，干分成前后股，前后两股然后分成3束，根据与腋动脉的位置关系分别称为外侧束、后侧束和侧束。腋神经和肩胛下神经发自后侧束，它们分别支配三角肌、小圆肌和肩胛下肌。肩胛上神经发自上干，支配冈上肌和冈下肌。关节支主要来自腋神经、肩胛上神经和胸神经前外侧的分支。髓内钉近端锁钉置入时有可能会损伤腋神经。

三、损伤机制和临床评估

1.损伤机制　对于老年患者合并骨质疏松，最常见的损伤机制是跌倒时上肢伸展撑

地,也可以在上臂遭受直接击打或肱骨头撞击肩胛盂或肩峰时发生。对于年轻患者,高能量损伤,如交通事故或高空坠落,是导致骨折发生的主要机制。极少见的也有电击伤或癫痫时肌肉强烈收缩造成的肱骨近端骨折。单纯肱骨大结节骨折多见于肩关节前脱位,脱位时它与关节盂唇的碰撞导致骨折。大结节骨折受伤机制多种多样,包括摔倒时肩部着地受到的直接暴力或肩峰的剪切应力,也可以是由于肩袖的牵拉造成的撕脱骨折。

2.临床评估　患者通常表现为健侧手扶托患肢紧贴胸壁,伴肿痛,患肢活动受限。肩关节瘀斑和肿胀是最常见的体征。其发生在伤后 24~48 小时,并持续存在数天。肿胀和瘀斑向远处蔓延并影响整个上肢,也会波及胸壁和乳房。此外,患者常会表现为严重的疼痛,并对患肩的大幅度活动或被动活动表现出恐惧。然后,应对神经血管的完整性进行评估,包括腋神经、臂丛神经及血管损伤情况。腋神经为最易受损的神经,体格检查时应检查神经功能。如果合并损伤,多采取非手术治疗,对骨折治疗的影响不大。伤后 3~4 周行肌电图检查,了解神经损伤范围。如果伤后 3 个月神经无恢复迹象,应行神经探查手术。当骨折为肱骨头向腋窝脱位的四部分骨折脱位时,应警惕腋动脉损伤的可能。即使触及桡动脉搏动,也并不能完全排除血管损伤的可能性,必要时行血管超声和造影检查。不管什么损伤机制,都应检查整个上肢以排除其他损伤。高能量损伤的患者应注意是否合并肋骨骨折、肩胛骨骨折、头部或脊椎损伤及腹腔或胸腔内的损伤。

3.影像学评估　一般来说,X 线检查就可完成对肱骨近端骨折的评估及分类,通常包括肩胛骨前后位片、腋位片、Velpeau 腋侧位及肩胛骨 Y 位片。

(1)肩胛骨前后位(纯正位)片:需要对肩关节解剖充分理解,才能准确获得图像。肩胛骨与冠状面向前呈 30°~40°。为了获得正位片,健侧肩膀应与 X 线方向呈约 40°,以使患侧能平对 X 线接收器。摄正位片时外旋(大结节)、内旋(小结节)上臂对评估大小结节骨折很有帮助。

(2)腋位片:对于评估大结节、关节盂关节面,以及肱骨头与关节盂的匹配关系至关重要。获得片子的方法是将暗盒置于肩关节上方,上肢外展离开身体,X 线自肩关节下方,对准腋窝向头侧投照。

(3)Velpeau 腋侧位:这是为那些在拍摄腋位片时不能忍受肩关节外展而改良的投照位。拍片时患肢悬吊,将暗盒平放在桌面,患者上身向后倾斜使肩部正对暗盒上方,X 线从上向下投照到暗盒上。

(4)肩胛骨 Y 位片:当维持上肢悬吊时可拍摄该片。患肩关节前面正对 X 线板,并旋转使健侧肩膀与 X 线方向呈约 40°。

CT 平扫+三维重建是肱骨近端骨折评估和分型的一种有效的辅助检查手段。其可以详细地显示出骨折的细节,准确地判断大小结节移位、肱骨头劈裂,骨折块间压缩情况、粉碎程度及关节盂软骨面受累的情况。磁共振(MR)平扫的作用有限,可对诊断无移位的新鲜肱骨大结节骨折提供帮助。

四、骨折分型

1934 年 Codman 根据与骨骺线的关系描述了肱骨近端骨折,他定义了四种可能的骨折块:关节面、肱骨干、大结节和小结节。同时,Codman 强调了血管因素对肱骨近端骨折关节内骨折块的重要性。尽管该分型系统没有被广泛应用于临床,但其所提出的骨折块分类及血供和骨折移位的相关性,为以后分型系统的制定和提出指明了正确的方向。

目前,临床上最常用的肱骨近端骨折分型为 Neer 分型系统(图 1-7)和 AO/OTA 分型系统(图 1-8)。这两种分型都是在 Codman 分型基础上提出的,都是基于关节面受累情况、骨折部位及粉碎程度、骨折脱位情况进行相应分型。它们注意到了骨折块移位对软组织附着的破坏,强调失去软组织附着后,肱骨头坏死概率的升高。通过这些分型系统,能够指导外科医师做出最恰当的治疗选择。

图 1-7 Neer 分型

Neer 分型:一部分骨折是指一条或多条骨折线,但无骨折块移位;二部分骨折是包括肱骨外科颈骨折、大结节或小结节撕脱骨折及肱骨解剖颈骨折;三部分骨折分为大结节同肱骨头相连或小结节同肱骨头相连两种骨折;四部分骨折指大小结节、肱骨头、肱骨干移位的骨折。

图 1-8　AO/OTA 分型系统

　　在 Neer 分型中,以肱骨头为参照物来判定骨折的移位程度。参照肱骨头,骨折块成角≥45°或骨折块间距离超过 1cm 时视为移位;如果移位没有达到标准,无论骨折块数量有多少,骨折块都将被视为无移位。

　　有两种特殊类型骨折值得医师注意:①肱骨解剖颈骨折,属于 Neer 分型的两部分骨折,但预后同四部分骨折,非常罕见。此类骨折肱骨头的血运破坏严重,一些学者认为内固定治疗继发肱骨头坏死的概率较大,主张一期采用肩关节置换术;②外翻压缩性骨折,属于 Neer 分型的四部分骨折,肱骨头≥45°成角移位和大、小结节移位。尽管骨折块粉碎严重、移位较大,但完整的肱骨内侧软组织能够保证肱骨头的血供,预后比其他四部分骨折好(图 1-9)。

图1-9 外翻压缩性的四部分骨折

骨折移位,肱骨内侧软组织完整,保留了肱骨头的部分血液供应

五、治疗原则

1.非手术治疗 大多数的肱骨近端骨折为骨质疏松性骨折,其中约85%为无移位或轻度移位的骨折,可通过非手术治疗获得满意的效果。此外,对于那些患有多种疾病,不能耐受麻醉或手术的体弱患者,也可以采用非手术治疗。当老年患者骨折前合并严重的肩袖损伤或重度盂肱关节炎时,其对功能需求低,也可以考虑非手术治疗。

当决定对患者采用非手术治疗时,应该从影像学和体格检查两方面对骨折的稳定性进行评估。影像学评估方面,主要骨折块之间表现为嵌顿或压缩。最常见的是累及外科颈的两部分骨折,即肱骨干嵌入肱骨头内。此外,外翻压缩性四部分骨折也是稳定型骨折之一。之后,应对骨折断端进行体格检查,将一只手放在骨折断端的体表前方(一般位于喙突远端),另一只手被动旋转患肩,体会骨折断端是否存在骨擦感。如果骨擦感缺失,考虑为稳定型骨折。

非手术治疗最常用的方法是三角巾悬吊贴胸固定,根据具体的骨折类型,决定是否在患侧腋下置入衬垫对抗胸大肌的牵拉力。建议患者第1个月每周复查X线监测骨折块移位和力线情况。伤后2周开始患肩关节被动功能锻炼(如钟摆运动和前屈外展)。之后每2周复查X线明确骨折愈合情况直至伤后3个月。骨折愈合后患者可以进行肩关节主动功能锻炼。

2.手术治疗 一般而言,对于移位明显的骨折块和畸形愈合的骨折,都推荐采用手术治疗。根据手术创伤的大小,可将手术治疗分为微创手术、切开复位内固定和关节置换术三大类。其中,微创手术包括闭合复位经皮克氏针固定,有限切开张力带固定、经皮微创钢板内固定和髓内钉内固定。应根据患者的年龄、活动需求、骨折的粉碎程度、内侧肱骨距支撑是否能够重建,以及骨质强度选择不同的手术方式。例如,当肱骨近端骨折为中青年患者且骨质良好,推荐选用内固定术,而不是关节置换术。

微创手术多用于骨质良好的外科颈骨折,以及一、三部分骨折和外翻压缩性四部分

骨折。当内侧肱骨距支撑无法手术重建时,建议优先选择第三代肱骨近端髓内钉作为固定方式。畸形愈合的翻修手术也是髓内钉的手术适应证之一。采用闭合复位经皮克氏针固定时,应警惕固定针移位和腋神经损伤风险,配合外固定架同时使用有助于提高固定稳定性;干骺端粉碎是其相对禁忌证。有限切开张力带可以用于单纯的大结节骨折。

切开复位解剖型锁定钢板固定是目前临床上最常用的治疗方式,其适用于各种类型的肱骨近端骨折和畸形愈合的翻修手术,并大大降低了患者和外科医师对关节置换术的需求,成为年轻患者和功能需求高患者的首选治疗方式之一。但是,当肱骨距内侧支撑无法重建时,由于钢板偏心固定的特点,增加了骨折复位丢失和螺钉切出的风险。这时,可以联合内侧附加钢板或髓腔内结构性植骨(同种异体骨或自体腓骨、自体髂骨块),也可以选择第三代肱骨近端髓内钉,达到内侧支撑稳定的目的。

肩关节置换术的绝对适应证包括肱骨头粉碎性骨折、肱骨头关节面压缩超过40%的压缩性骨折和因手术延迟致使肱骨头严重吸收并影响肩关节功能的陈旧性骨折。骨折合并肱骨头脱位、肱骨头劈裂性骨折、严重骨质疏松性骨折是其相对适应证。肱骨大结节重建是肱骨头或全肩关节置换术成功与否的关键。无法修复的肩袖是全肩关节置换术或肱骨头置换术的手术禁忌。此时,可以选择反肩关节置换术。但是,相比其在盂肱关节炎良好预后,反肩关节置换术在肱骨近端骨折方面却存在较多的并发症和较高的翻修率。同时,三角肌功能丧失(腋神经损伤或机械性外伤)是反肩关节置换术的禁忌证。局部伴有急性软组织感染、慢性骨髓炎是所有类型关节置换术的绝对禁忌证。

六、髓内钉的固定理念

虽然内固定装置已经取得了显著的进步,但肱骨近端骨折理想的固定技术尚不明确。经皮克氏针固定,虽然手术创伤小、血供保护好,但往往由于担心骨折块移位的风险而不允许患者术后立即活动,关节僵直的风险较高。钢板虽然具有非常强的把持力和成角稳定性,以及对抗肱骨头软骨下骨折的承托,但由于过多的组织剥离,增加了肱骨头缺血性坏死的风险;并由于其是偏心固定,无法解决内侧支撑,增加复位丢失、螺钉切出和钢板断裂的风险。

因此,对于肱骨近端骨折,交锁髓内钉内固定是一种有吸引力的选择。髓内钉可以通过最小限度的软组织剥离提供更好的中轴稳定性。当然,和其他固定方式的目标一样,髓内钉固定的目标是对复位后的骨折提供足够的稳定性,同时允许患肩早期进行功能锻炼,最终使患肩功能和患者生活质量得到明显改善与提高。

肱骨近端骨折顺行髓内钉固定在临床应用已超过40年,其置入技术和髓内钉的结构设计发生了明显的创新和进步。以Rush钉为代表的第一代肱骨近端髓内钉,由于无法固定不稳定的骨折块和控制旋转,常继发严重的术后并发症,如髓内钉断裂和退钉、骨折不愈合和畸形愈合。为了对肱骨近端骨折提供更好的稳定性,在借鉴下肢锁定髓内钉的设计基础上,肱骨髓内钉的设计也进行了相应改进。Polaris钉便是第二代肱骨近端髓内钉的代表产品之一。该钉采用的是非扩髓空心设计,主钉的近端有一定外翻角,通过肱骨近端外侧进行置入,其近端配备带体外瞄准器的螺旋形锁定螺钉。然而,其依然不能提供角稳定的固定结构,并不适用于合并严重骨质疏松的患者。因此,只有累及肱骨外科颈的两部分骨折是当时髓内钉的手术适应证。

和前两代髓内钉不同,第三代肱骨近端髓内钉的设计发生了巨大的变化。其设计主要关注的是置入位置和固定效果。首先,髓内钉的进钉点从大结节进钉转变为从肱骨头关节面的顶部正中进钉,这样可以改善进钉点软骨下骨和主钉近端的接触,从而提高了固定的稳定性。其次,第三代髓内钉近端锁定孔可以对大小结节和肱骨头进行固定(图1-10)。带螺纹的近端锁定交锁螺钉设计,增加了螺钉的把持力;同时,近端螺钉尾部增加了用于缝合修复肩袖的设计。最后,更短的髓内钉避免了在透视下徒手钻孔锁定远端交锁螺钉。

图1-10 近端锁定孔可以对大小结节和肱骨头进行固定

以 Multiloc 髓内钉为例,这是一款专门为肱骨近端骨折设计的髓内稳定装置,其是基于五个原则,即固定结节骨块、支撑肱骨头、角度稳定地锁定横锁钉、置于髓腔中心和关节内的进钉点设计,从而在髓内钉固定骨折过程中只需剥离较少组织,最大限度地保留骨折块的血运;近端固定具有角度稳定性和极佳的固定结节骨块的螺钉方向,能够为结节和肱骨头的固定提供更好的角度稳定性;斜行置入肱骨距螺钉还可以增加存在内侧骨质缺损的骨折稳定性。此外,主钉的直型设计避免了从肩袖腱性部分进钉,并减少了肱骨近端内翻的可能性。

由于第三代肱骨近端髓内钉设计上具有角度稳定固定、直的进钉点、斜行肱骨距螺钉、远端多平面(角度稳定)锁定螺钉的特点,扩大了髓内钉的手术适应证。目前,髓内钉固定的主要手术适应证仍然是两部分骨折中移位的外科颈骨折,尤其是当骨折线向远端延伸至肱骨干时。对于累及肱骨干的肱骨近端骨折采用髓内钉固定时,应注意评估神经损伤情况,术前明确未合并神经损伤(特别是桡神经),术中在骨折复位过程中应警惕神经被卡压在骨折断端。合并大结节骨折的三部分骨折也可以通过髓内钉进行复位固定。此外,髓内钉还可以用于骨不连、畸形愈合的翻修手术及病理性骨折(预防和治疗)。

当然,髓内钉的临床应用也有其局限性。对于累及肱骨头的内翻型四部分骨折和肱骨头劈裂的骨折不推荐采用髓内钉。由于术中确认正确的进钉点需要肩关节后伸至少

30°,所以如果患者术前肩关节活动受限明显或僵直(如重度的盂肱关节炎和冷凝肩)时,不推荐选用髓内钉。此外,对于青少年和儿童患者,由于存在骺板损伤的风险,也不推荐选用髓内钉。

七、髓内钉的手术技术

1.术前准备和体位

(1)术前应完成肩关节的影像学评估:肩关节的正侧位片和腋位片。由于行腋位片时患者常由于剧烈疼痛无法耐受,所以 3D-CT 对肱骨头、大小结节的位置和移位方向评估有着重要价值。此外,还应对腋神经是否损伤进行评估。

(2)在臂丛神经阻滞麻醉或全身麻醉下,患者处于 45°沙滩椅位,头部被固定以避免对臂丛神经的牵拉。患肩下方垫高,患肢位于手术床的外侧并允许后伸 20°~30°,使肱骨头位于肩峰前方,便于确定进钉点。在消毒铺巾前,对整个肩部及肱骨近端区域进行前后位和轴位的透视,以确认手术过程中可以完成肱骨近端的透视。

2.手术入路　采用肩峰前入路进行髓内钉的置入。该切口的体表投影为从肩峰前端向外侧和远端切开皮肤。切口的长度取决于骨折的类型。对于简单的两部分骨折,3cm 的切口长度通常足够。如果术中需要显露和复位大结节,可以向远端适当延长切口。从肩峰前缘向远端分离三角肌 2cm,然后从三角肌下方向前和后剥离 2cm,注意不要损伤位于三角肌深处的腋神经(图 1-11)。手术结束时,应将切开分离的组织进行细致的缝合修复。

图 1-11　切开三角肌

沿三角肌纤维走行方向锐性切开,向远端和前后方向分离。如有必要可向远端适当延长切口,用于三或四部分肱骨近端骨折显露和复位

3.骨折复位　骨折复位应在确认进钉点和近端开口之前完成。复位应满足以下标准:①关节内的骨折移位完全纠正;②肱骨头无内翻和外翻成角;③肱骨头相对肱骨干的前倾角或后倾角<20°;④任何方向上大小结节骨折块的移位均<3mm;⑤肱骨头和肱骨干之间的移位<5mm。其中最重要的标准是恢复肱骨头和肱骨干的对线对位。

所有的骨折在切开复位前,均应尝试进行闭合手法复位(图 1-12)。这样做可以最大限度地保护断端周围的血供,减少对肱骨头血供的干扰,降低肱骨头缺血坏死的风险。当然,对于不同的骨折类型,其骨折复位方式有很大差异。对于两部分骨折,骨折复位往

往比较容易,如果手法复位失败或结果不理想,可以采用克氏针或小的骨撬进行撬拨复位(图1-13)。

对于累及结节的三部分或四部分骨折,复位相对困难。首先必须恢复肱骨头相对于肩胛盂的位置。当肱骨头解剖复位后,再行处理移位大结节骨折块。大结节的复位质量和重建的稳定性很大程度上决定了患肩关节预后。大结节骨折块的移位>3mm就会造成机械撞击,改变肩袖的作用力和肩关节的动力学。

图1-12   手法复位肱骨近端骨折

图1-13   采用骨撬或克氏针对两部分骨折进行撬拨复位

由于大、小结节处的骨质强度有限,在复位过程中应避免过度地用点式复位钳等钳夹,以免加重骨折块破碎。克氏针可用于固定结节骨块,但对于严重骨质疏松或结节骨折块粉碎的患者,缝线捆绑缝合可能是更好的选择。牢固的缝线可以将肩袖重建固定在肌腱位于肱骨上的止点。

可以将切口适当向远端延长,便于更好地显露肱骨大、结节。在肩袖附着点的腱性部分预置缝线,注意不要经结节骨块预置缝线。如果肱骨头的位置相对关节盂良好,可利于"蛋壳效应":先将冈上肌肌腱的缝线向远端牵拉,然后将大结节的缝线对位打结,最后将冈上肌肌腱的缝线打结,包裹肱骨头,重建形成肱骨近端的"蛋杯"结构,从而通过复位的肩袖肌腱和肌肉使肱骨头"陷入"盂肱关节得以稳定(图1-14)。之后,可以使用1.5~2.0mm克氏针横向穿过复位后的肱骨头将其固定在肩胛盂上以维持复位。为了增加复位的稳定性,间隔约2mm再钻入另一枚克氏针控制肱骨头的旋转。如果肱骨头存在明显的内外翻或旋转移位时,应经骨折线用骨撬对其进行撬拨复位。如果为年轻患者,且肱骨近端骨质良好,也可以采用克氏针对大、小结节和肱骨头进行固定,此时应注意不要造成医源性神经血管损伤。

图 1-14　通过"蛋壳效应"复位稳定肱骨近端骨折块

最后,将肱骨干部分与接近解剖复位的肱骨近端进行复位。通常通过简单的牵引和闭合手法复位就可以达到骨折复位目的,但有时也需要插入骨撬进行辅助复位。恢复肱骨近端内侧的支撑结构(肱骨距)是复位成功的标志,其对于防止肱骨头内翻移位有着重要意义。复位过程中,必须非常小心,以避免损伤腋神经或肱骨距内侧的旋肱后动脉。在恢复主要骨折块对线的基础上,才能确定正确的髓内钉进钉点。此外,还应将患肢置于中立位,以利于旋转对线,这样可以使肱骨干相对于肱骨头获得正确的旋转对线,完成骨折复位后必须透视下确认。

4.进钉点　髓内钉的进钉点取决于所选用髓内钉的类型。准确的进钉点是后期复位结果满意的前提。临床上常用的肱骨近端髓内钉有直钉和弯钉两种。直钉的进钉点位于肱二头肌后方肱骨头顶点,位于肱骨干正侧位片的解剖轴线上。通过在冈上肌腱性部分的内侧,劈开或切开肌纤维进钉,避免了经肩袖进入肱骨,目的是自中间进入肱骨头,距离关节软骨外侧缘约 5mm。弯钉的进钉点位于大结节的内侧、结节间沟的外侧。在冈上肌大结节止点肱二头肌肌腱内侧后方 1cm 处切开冈上肌肌腱,根据肌腱纤维方向做长约 2cm 的纵向切开。使用缝线或小拉钩牵拉以保护肌腱,显露肱骨头。常见的错误是进钉点太过偏外或偏前,而这都将导致骨折复位不良,因为髓内钉的近端终点不在最佳骨质部位并有可能损伤冈上肌止点,并影响髓内钉的固定强度。

相比弯钉,肱骨近端直钉设计具有很多生物学和生物力学优势(表 1-1)。第一,弯钉偏外侧的进钉点会损伤冈上肌的腱性部分和在大结节的附着处,造成医源性的肩袖损伤。第二,肱骨近端大结节处骨质条件差,在某些严重骨质疏松患者甚至出现骨小梁缺失,偏外侧进钉使髓内钉在该区域缺乏足够的把持力。第三,对于三部分和四部分骨折,当采用髓内钉时,偏外侧进钉往往需要经过大结节和肱骨头的骨折线之间,这会影响大结节的复位,甚至加重大结节的损伤。第四,经中轴线插入髓内钉时,近端交锁螺钉的偏心应力会明显减少,螺钉断裂和退出的可能性降低。

表 1-1　直型和弯型肱骨近端髓内钉的比较

比较要点	直钉	弯钉
进钉点	肱骨头顶点	肱骨头向大结节移行部
是否经关节面进钉	是	否
和冈上肌关系	经肌腹进钉	经肌腱进钉
和肩袖止点关系	不损伤肩袖附着点	损伤肩袖附着点
在肱骨近端内通道	经大结节骨质薄弱区	经肱骨头骨质良好区
和大结节骨折线关系	不经骨折线进钉,不影响骨折复位固定	常经骨折线进钉,影响大结节的复位固定
肱骨近端的交锁螺钉分布	中轴固定,螺钉分布均匀,便于小结节固定	偏心固定,切除退钉风险低

5.主钉的置入　在透视引导下,将导针从合适的进钉点置入肱骨头颈内,并在肱骨的正侧位确认导针位置良好。然后,以导针为中心,沿冈上肌纤维或腱性部分的长轴切开,显露骨性进钉点,准备近端开口扩髓。开口时,应注意使用软组织保护套筒,避免医源性肩袖损伤。选择合适直径的主钉,一般选择和髓腔刚好匹配或小于髓腔直径的主钉。如果患者肱骨的髓腔过小,即使采用直径最小的髓内钉也无法插入时,可以采用手动扩髓或选择钢板固定。

将主钉连接在装配架导向器上,连同装配架插入,主钉轻柔地从肱骨头顶点上方进入肱骨。注意一定要将髓内钉尽量贴近坚硬的软骨下骨,因此髓内钉必须进入软骨下 $2\sim3mm$。主钉的位置过浅,会导致肩峰下撞击;主钉的位置过深,不但会影响肱骨距螺钉的位置,还会增加腋神经损伤的风险。主钉插入过程中,应手动轻柔地旋入主钉。不要采用锤子暴力直接敲入。此外,前臂必须放置在旋转中立位,后倾导向杆与前臂对齐。这样可以使主钉在肱骨髓腔内获得正确的旋转对线,从而使近端和远端的横锁钉获得准确的定位。

6.锁钉的置入　近端锁钉通常采用瞄准臂置入。螺钉置入的数量取决于髓内钉本身的设计、骨质疏松的程度和骨折粉碎的程度。一般来说,推荐至少置入 3 枚螺钉。以 Multiloc 为例,2 枚锁定螺钉置入大结节处,以相同的方式置入小结节螺钉,完成重建。如有需要,为了从内侧稳定肱骨头,可以在"肱骨距"水平增加第 4 枚螺钉。

近端交锁螺钉注意不要穿透关节面,以免造成对侧关节盂磨损和破坏。骨折复位的优劣、交锁螺钉锁定技术、螺钉的钝头设计及纠正主钉旋转都有利于减少该并发症的发生。肱骨头相对肱骨干过度的后倾或前倾,会导致螺钉分布的异常,增加其穿透或切出的风险。正确的主钉位置对于预防近端螺钉切出至关重要,同时也有利于保护在结节间沟内的肱二头肌长头腱。有些肱骨近端髓内钉采用近端螺钉锁定设计,即当交锁螺钉穿过主钉时,主钉上的聚乙烯锁定装置会"感知"并与其啮合在一起。这种锁定技术应用在主钉上意味着没有必要使用过长的近端螺钉来增加把持力,由于被主钉锁定,短钉(32mm 或 36mm)就足够了,最终降低了螺钉穿出关节的风险,并且避免了退钉的可能。

对于累及大、小结节的粉碎性骨折,其稳定的固定对于维持肱骨头复位有着重要的作用。交锁髓内钉专门为优化结节骨块的固定并为肱骨头提供稳定支撑而设计,它改善了骨质疏松患者肱骨近端骨折后的重建和固定效果。对于骨质量好的大结节骨块,可以直接通过螺钉进行稳定。对于大结节粉碎或骨质疏松患者,缝线固定特别重要,缝合技术详见骨折复位部分。有些交锁螺钉的尾帽预留了孔道,为大、小结节的修复固定做准备。肱骨距螺钉的设计也可以增加髓内钉的稳定性。肱骨距螺钉从侧方向上135°插入近端内侧,支撑肱骨头前内侧并加强骨折端内侧支撑。对于原始骨折为内翻移位或骨折内侧粉碎的肱骨近端骨折尤其需要使用肱骨距螺钉。

肱骨头后内侧是骨质强度最好的部位。然而,相比锁定钢板技术,髓内钉无法实现对该部位的固定,从而降低了髓内钉对骨折的把持力。因此,Multiloc 髓内钉提出"screw-in-screw"的设计,即通过近端的交锁螺钉的尾端可以再置入螺钉稳定后内侧骨块或提供额外的多平面角稳定性(图1-15)。

图1-15 Multiloc 肱骨近端髓内钉的"screw-in-screw"设计

远端交锁螺钉应优先选择多平面稳定或角度稳定固定,这样可以最大限度地减少髓内钉摆动和旋转。当选用短钉时,远端螺钉可通过瞄准器实现置入。如果选用长钉时,远端螺钉常需徒手锁定,此时应注意避免损伤桡神经。远端螺钉一般置入2枚,首先插入远端第1枚静态锁钉的穿刺套管,以校准钻头钻孔。遵循"同心圆"技术,通过透视确认螺钉的准确位置。远端第2枚锁钉确保主钉位于肱骨干的中心。不推荐在主钉远端使用动态锁定,因为上肢骨折端受到的是分离而不是加压(如股骨或胫骨)的力量。

对于简单的两部分骨折,建议先置入远端螺钉,可以在主钉上连接滑锤,利用"反向锤击"为骨折端加压,避免骨折分离移位造成骨折不愈合。然后,通过透视确认骨折端加压及将主钉放置于准确的高度。导向杆确保在加压过程中骨折断端位置正确的对线对位。最后,再置入近端交锁螺钉。

螺钉固定完成后,通过内旋和外旋上肢,多平面透视确认螺钉的位置和骨折的对线对位情况。在动态透视过程中,确认骨折固定是否足够稳定。固定确认无误后,冲洗伤口,修复冈上肌,依次关闭筋膜、皮下和皮肤组织。

八、术后处理

如果固定可靠,建议患者尽早行功能锻炼,避免肩关节僵直。当然,骨折粉碎程度、骨质量、患者的耐受性和顺应性也决定了功能锻炼开始的时机与程度。术后推荐患肢悬吊固定2~4周。如果情况允许,术后第1天开始被动运动和辅助的主动运动。和被动运动相比,笔者更推荐辅助的主动运动,因为被动运动会导致对抗的肌肉不自主收缩,而辅助主动运动则可以放松对抗肌肉。术后1个月内,患者可以逐步进行肩关节外展运动,活动范围可逐渐增加至90°。一般来说,如果骨折愈合,术后3个月后允许患者进行负重功能锻炼和体育运动。

九、术后并发症及其防治策略

尽管肱骨近端骨折术后并发症的种类较多,但实际发生率普遍较低。其发生主要归咎于骨折本身的严重程度,手术方式选择是否恰当,手术技术和内置物设计,以及局部的骨质量。由于患者个体因素无法控制,因此合理的手术适应证和内置物选择,以及正确的手术技术是改善患者预后至关重要的因素。常见的并发症包括肱骨头和大结节的缺血性坏死、骨折不愈合、畸形愈合、肩关节僵直、肩袖损伤、感染和内固定失效等。

1.手术技术和内置物相关性并发症 这一类并发症的发生与医师的手术技术和内固定选择方式密切相关。常见的并发症包括骨折复位不良(尤其是肱骨头内翻和大结节移位)、进钉点不正确、肩袖损伤、肩峰下撞击、固定不稳定、近端交锁螺钉穿出关节面或退钉。

肱骨近端的内翻移位畸形常见于合并肱骨粉碎的患者,常会继发近端螺钉的切出和固定失败。因此,必须重视后内侧皮质支撑的重要性,需要通过骨性接触或肱骨距螺钉重建内侧的支撑,防止内翻畸形。大结节骨折块的复位和固定失败会引起两块独立的肩关节外旋肌(冈下肌和小圆肌)明显的挛缩和萎缩,继发假性肌肉麻痹和肩关节僵硬。相比之下,如果大结节在解剖位置愈合,且无螺钉切出并磨损肩胛盂,即使发生创伤后肱骨头坏死也容易被接受,再次翻修手术的远期预后也会更好。因此,大结节的复位和固定非常重要。

不正确的进钉点常见于过于偏前或偏外。这是由于骨折复位尚未实现便开始进行导针的置入。在错误的进钉点基础上,再次矫正骨折对线对位会非常困难。

肩峰下撞击通常由于内置物位置过高,髓内钉的尾端深度不足突出到肩峰下间隙,影响患肢外展角度,造成疼痛。在近端交锁螺钉置入前,需要在正侧位确认髓内钉的深度。另一个造成肩峰下撞击的原因是对大结节没有行良好的固定术,术后向近端移位,引起肩峰撞击。

髓内钉置入需要经过肩袖完成,因此会造成医源性肩袖损伤。这正是因为这一缺陷导致早年髓内钉治疗肱骨近端骨折遭到批评。肩袖缝合修复不当也会加重其损伤。第三代髓内钉直型且埋头的设计优势在于可以通过冈上肌肌腹(而非腱性)部分进钉,减少对肩袖腱性止点的破坏,降低了肩袖损伤的程度和概率。

固定不稳定常是由于骨折粉碎程度,内侧失支撑,严重骨质疏松,螺钉退钉等造成。因此,建议近端至少固定3枚螺钉,远端固定2枚螺钉。近端交锁螺钉的锁定设计、远端交锁螺钉的多平面设计及肱骨距螺钉都有利于提高固定的稳定性。此外,直型设计的髓内钉,使其通过肱骨头上方骨质坚强的部分进入肱骨,也有利于提高固定稳定。

　　近端螺钉穿出关节面可能造成肩关节疼痛,并磨损破坏盂肱关节面。一定要术中在透视下多角度仔细检查螺钉长度,并被动活动肩关节确认是否存在异常摩擦或弹响。如果术中或术后发现螺钉穿出关节面,应立即取出长螺钉,必要时更换短的螺钉,减少关节软骨的损伤。

　　2.肱骨头和结节的缺血性坏死　肱骨头缺血性坏死常因供应关节软骨和软骨下骨的血管遭到破坏,继而发生关节塌陷和纤维僵直。个体因素、骨折粉碎程度、手术创伤大小都可能和该病的发生相关。吸烟、酗酒、长期服用激素的患者更易发生肱骨头缺血性坏死。骨折类型(三部分骨折、四部分骨折),内侧骨膜不完整更易发生该并发症。手术过程中软组织剥离范围过大同样会增加该病发生的概率。影像学上,X 线片显示肱骨头的硬化、塌陷和吸收;CT 和 MRI 有利于判断缺血坏死的范围和程度。临床上,患者可以表现为患肩疼痛,关节僵直和功能丧失。然而,多数患者却常无症状,且功能预后良好。

　　对于不合并明显症状的患者,推荐行非手术治疗。当肱骨头缺血坏死合并骨折不愈合时,常提示患肢功能预后不良。当患者出现症状加重且功能较差时,需要考虑行手术治疗。关节置换术是最主要的翻修手术选择。当肩袖完整,大结节位置及愈合良好,且关节盂表面软骨正常,可行肱骨头置换术。当肩袖完整且大结节位置及愈合良好,但关节盂表面软骨损伤严重时,可行全肩关节置换术。在此基础上,如果合并肩袖严重损伤且大结节畸形愈合或不愈合时,可考虑行反肩关节置换术。

　　大、小结节均可以发生缺血性坏死,影像学检查可表现为吸收、硬化和塌陷。该并发症的出现可能和年龄、骨折粉碎程度相关。结节的血供主要来源于骨膜内血管和经肩袖附着处的穿支血管,因此,骨折粉碎程度越重、骨块移位越明显、年龄越大,这些供应结节的血供就越差。当其发生后,患者常表现为患肩疼痛和功能丧失。目前,尚无有效的治疗方法预防该病的发生。

　　3.骨折不愈合　骨折不愈合分为两种:肱骨头和肱骨干;肱骨头和结节。这些不愈合较少见,有研究报道,其总体不愈合率只有 1.1%,当合并干骺端粉碎和外科颈明显移位时,其不愈合率会相应提高到 8% 和 10%。多种因素都可能导致该并发症的发生,包括患者相关因素、骨折本身的类型及治疗相关因素。采用髓内钉治疗肱骨近端骨折时,如果选用的髓内钉过长或远端直径过大,在进入远端髓腔时受阻导致过早的"锁定"及骨折端的分离,可导致骨不连的发生。这种并发症可通过使用短的、小直径的髓内钉及术中对骨折端加压来避免。

　　骨不连一旦发生,患者常表现为局部疼痛、关节僵直和功能丧失。通过 X 线检查一般可以初步确诊。CT 和 MRI 不仅有利进一步明确诊断,还可以判断残余骨量和骨质,关节软骨的损伤情况,以及是否存在潜在的感染风险。这些都有助于医师决定翻修手术的方案。常用的手术方式为切开复位内固定和关节置换。如果术前明确不合并感染,肱骨头的骨量充足,不合并严重的大结节畸形愈合,以及关节面不存在明显的退变和(或)塌陷时,应首先选择切开复位内固定术。否则,应考虑行关节置换术。

　　4.畸形愈合　肱骨近端畸形愈合可发生于术中复位不良,也可发生于固定不稳定的骨折术后再移位。常见的畸形愈合为肱骨头的旋转和成角,以及大结节向近端和(或)后方移位。当选择髓内钉固定骨折时,常发生肱骨头的内旋内翻畸形,这和缺乏合适的配套设备控制骨折端及髓内钉的旋转有关。当上肢内旋位(患者手部置于腹部)固定骨折,导致肱骨干相对头部内旋位畸形愈合,因此,控制肱骨的后倾和髓内钉的旋转是至关重要的。此外,采用髓内钉治疗三部分和四部分骨折时,大结节的复位固定应引起重视,适当地向远端延长切口显露大结节,并采用正确的缝线复位固定技术对骨块进行有效的固定,对防治肱骨大结节向后方向近端移位尤为重要。

对于老年患者且活动需求低时,患者常可以耐受这些畸形所诱发的症状。然而,对活动需求高的患者或年轻患者,如果发生畸形愈合,会改变肩袖的运动机制,从而继发不能耐受的疼痛和活动受限。对于这类患者,可能需要行翻修手术治疗。术前 CT 平扫+3 维重建对于明确畸形类型和严重程度有重要的帮助。MRI 检查可用于判断肩袖损伤情况及关节软骨和软骨下骨情况。

对于单纯的大结节畸形愈合,可采用肩关节镜手术。此外,也可采用劈开三角肌直视下对大结节畸形矫正。术中确认大结节愈合情况和畸形程度,予以缝线修复固定,如果允许可附加螺钉增加固定强度。同时,需要行肩峰下减压和肩峰成形术,降低撞击风险。对于肱骨头畸形愈合,外翻截骨矫形联合第三代髓内钉或解剖锁定钢板+内侧支撑是常用的畸形矫正手术方式。对于严重的畸形愈合患者,当骨量不足或畸形难以矫正时,可考虑采用关节置换术。值得注意的是,对于畸形愈合,翻修手术的临床预后不确定性较大,应慎重选择,术前进行详细的规划和设计。

5.肩关节僵直　外伤后的肩关节僵直常是多因素作用的结果。关节囊挛缩是最主要的原因,其他因素包括畸形愈合、肩峰下撞击、肩袖损伤、复杂局部疼痛综合征等,也可能造成创伤性肩关节僵直。多数患者表现为外展和外旋活动受限。这些问题在早期可通过加强物理治疗和康复来避免。术后 1 年以内患肩的功能都有机会获得改善和提高。一旦患者在功能锻炼时出现明显的僵直感,无法再进一步增加活动度,提示可能存在机械性阻挡。这时,需要进行手术干预解决僵直问题。对于不合并畸形愈合的患者,可以在全身麻痹下对僵硬的关节进行手法松解。此时,必须牢记这样做可能会导致内置物松动或骨折。如果手法松解术未能改善患肩功能,建议可行肩关节镜手术,包括镜下行关节内外的松解,肩峰下清理和减压,并取出可疑存在导致肩峰下撞击的内固定物。如果是畸形愈合导致的关节僵直,则需要行截骨矫形手术才能解决关节僵直。所有的患者术后早期可行被动的关节活动度训练,并需要物理治疗师对其康复过程进行严密而长期的随访和指导。

6.感染　由于肩关节周围丰富的血供和良好的软组织覆盖,肱骨近端骨折感染的发生率很低。感染可以发生在术后,也可以出现在行非手术治疗的患者身上。粉碎性骨折、开放性骨折、软组织挫伤严重及高龄都是感染发生的高危因素。除此之外,手术时间过长、软组织剥离过大和术者手术技术不熟练也会增加感染发生的风险。感染一旦发生,应首先明确是浅表感染还是深部感染,是急性期还是慢性期。对于浅表性感染,行局部的清创,并根据细菌培养+药敏结果选用敏感抗生素静脉治疗,可以予以控制和治疗。如果有深部脓肿形成、窦道和死骨出现,则需要取出内固定,彻底清创,占位器置入,并准备行二期翻修手术治疗。如果感染发生在急性期(术后早期),在明确髓内钉固定稳定的前提下,可以尝试先行有限的清创、充分的灌洗引流,并根据细菌培养+药敏结果选用敏感抗生素静脉和口服序贯治疗,有时感染可以控制和治疗。对于慢性期感染,应积极考虑翻修手术计划,即内固定取出,彻底清创、占位器置入,并准备二期手术。

7.异位骨化　肱骨近端骨折的异位骨化发生并不罕见,相关危险因素有推迟手术超过7天、软组织损伤程度及中枢神经的损伤。对于高危险性的病例,可以在术后口服吲哚美辛25mg,每天3次,或行局部放疗以预防异位骨化的形成。异位骨化形成后,如果影响患肢运动,必须行二次手术进行松解。

第二节　肱骨干骨折

一、流行病学

肱骨干骨折占全身骨折的1%~2%,占肱骨骨折的14%。对年龄60岁以下的患者,其发病率未见明显的性别差异。年龄超过60岁的患者,80%的骨折见于女性,且随年龄增长其发病率也增加。根据AO分型,该病的发病比例为A型63%、B型26%、C型10%;中段1/3处骨折最常见,近端1/3处骨折次之;病理性骨折为6%~8%,开放性骨折为2%~5%。肱骨干骨折容易合并桡神经损伤,出现桡神经麻痹,发病率占骨折的12%。但是,伴随的血管损伤少见,发生率约为3%;伴随正中神经和尺神经损伤罕见。

二、应用解剖

肱骨干是指位于肱骨大、小结节以远,肱骨髁上以之间的部分。在水平面上髓腔呈现一个自上而下的过渡形态:上端呈不规则的圆形;中段呈一顶角朝前的三角形,分为前内侧面、前外侧面和后侧面;远端逐渐变得扁平。桡神经沟位于肱骨中部后面,自内上斜向外下走行,内有桡神经、肱深血管走行。肱骨干的血供来自旋肱后动脉和肱深动脉的分支,主要营养动脉在肱骨中远段进入骨干。

丰富的肌肉组织包裹在肱骨干周围,分布在前、后两个间室内。前间室内肌肉主要用于屈肘,包括肱二头肌、肱肌和肱桡肌。后间室内肌肉主要作用为伸肘,包括肱三头肌的长头、内侧头和外侧头。肱骨近端的肌肉主要为胸大肌、大圆肌、背阔肌和三角肌。这些肌肉不同的附着点对于理解骨折移位的方式有重要作用。以肱骨干近端骨折为例,骨折移位常表现为近端部分内收移位(胸大肌、大圆肌和背阔肌),远端部分外展短缩移位(三角肌)。

肱骨干周围分布着大量的神经血管,任何手术操作时都应予以小心保护。桡神经位于肱三头肌内、外侧头之间走行,在肱骨中下1/3交界处穿出外侧肌间隔(肱骨外上髁以近10~15cm)进入前间室,在此处桡神经位置较为固定,因此肱骨中下1/3部分的骨折移位容易造成桡神经损伤。肱动脉和正中神经伴行在前间室的内侧。尺神经在肱骨内上髁以近约8cm处穿入后间室。肌皮神经也位于前间室内,肌支穿入肱肌支配其运动,感觉支经肱肌表面向远端走行于肘前。前后方向置入髓内钉远端交锁螺钉时,肌皮神经的感觉支容易发生医源性损伤。

三、损伤机制和临床评估

1.损伤机制　交通事故和跌倒是导致肱骨干骨折发生的最主要原因。年轻人多为车祸等高能量损伤所致,老年人多为跌倒等低能量所致。根据暴力方式不同,分为直接暴力和间接暴力。直接暴力多为高能量损伤,如直接打击、机械挤压、火器伤等;骨折粉碎程度高,骨折块间常有软组织卡压,影响骨折复位和愈合。间接暴力包括运动损伤(如扭曲机制的摔跤运动)、跌倒(手或肘着地伴有身体的旋转)和投掷(肌肉过度牵拉);此种暴力多导致螺旋形或斜形骨折,骨折块间常有软组织卡压,影响骨折复位和愈合。

2.临床评估　意识清醒的患者能够准确地描述其受伤机制,引导医师进行下一步的诊断和处理。其典型的临床表现为局部剧烈的疼痛,患肢的肿胀和畸形、肢体短缩。患者常用健侧上肢支撑保护患侧,以减轻症状。除此之外,还应仔细评估血管和神经损伤情况。检查尺、桡动脉搏动,与健侧对比,判断血管是否损伤,必要时行多普勒动脉超声检查。检查手部虎口区感觉、腕背伸和拇指背伸功能来评估桡神经是否损伤。在行手法复位前及手法复位后,均应仔细评估桡神经是否损伤,避免在复位过程中桡神经卡在骨块之间。尤其是高暴力损伤所致的粉碎性骨折,应评估皮肤软组织情况(包括腋窝),明确是否存在开放性骨折。对于低暴力损伤和轻微外伤所致的骨折,应明确区分是骨质疏松性骨折还是病理性骨折。详细的病史,包括并发症、内科用药情况、既往肿瘤病史、手术史和嗜烟酒病史,有利于疾病的进一步诊断。

对于多发伤的患者,常合并其他脏器的损伤,使患者处于昏迷状态,无法配合检查以明确骨折及其合并损伤情况。患肢远端的动脉搏动、皮温和毛细血管充盈情况有利于间接判断是否合并血管损伤。但对于神经损伤,缺乏有效的方法进行评估。总体来说,对这类患者应遵循高级创伤生命支持(ATIS)的治疗原则,在全身情况稳定后再行肱骨干骨折的治疗。在此期间,上臂石膏外固定对于患者非常重要。

3.影像学评估　肱骨的正侧位X线片对于肱骨干骨折诊断是必要的。X线片应包括患侧肩、肘关节,以便排除骨干外部位的骨折或伴随肘关节损伤(如鹰嘴骨折),评估骨折移位、短缩及粉碎程度。如果前臂肿胀或骨折不稳定,则需拍摄前臂影像来确定是否存在漂浮肘损伤(如同侧的肱骨干骨折合并前臂双骨折)。如果骨折线累及邻近关节,CT平扫+三维重建有助于关节内骨折的评估。骨扫描和MRI,多用于排除病理性骨折。对于怀疑血管损伤的患者,应行血管多普勒超声明确诊断,必要时行血管造影术。当怀疑神经损伤时,局部的神经超声可以初步判断神经的连续性及其骨折断端之间的关系;肌电图检查可用于神经损伤的诊断、随访和预后评估。

四、骨折分型

目前对于长骨干的骨折多采用AO/OTA分型。该分型为全身系统性分型,第一位阿拉伯数字代表骨的编号,第二位阿拉伯数字代表长骨的近端、骨干、远端。进而根据骨折的形态分为A、B、C三个基本类型(图1-16);①A型为简单骨折,仅有1条骨折线,其中A1型为螺旋形骨折,A2型为斜形骨折,A3型为横行骨折;②B型为楔形骨折,有3个以上的骨折块,复位后主要骨折块之间有接触,其中 B1 型存在螺旋楔形骨片,B2 型存在折弯楔形骨折块,B3 型存在碎裂楔形骨折块;③C 型为复杂骨折块,有 3 个以上的骨折块,复位后主要骨折块之间没有接触,其中 C1 型两端的主骨折块为螺旋形骨折,C2 型为多节段骨折,C3 为不规则形的粉碎性骨折。

图 1-16　肱骨干骨折的 AO/OTA 分型

也有学者认为 AO 分型过于烦琐,不利于提高日常临床工作的效率。因此,Gamavos 提出了新的分型系统(图 1-17),该分型适用于所有的长骨干性骨折。根据骨折线的解剖位置分为 P(proximal,近端)、M(middle,中部)、D(distal,远端)。根据骨折线是否累及临近关节,标记为 J(joint,关节)。不同的骨折形态,也有不同的标记:S(simple)为简单骨折,包括 St(transverse 或 oblique,横行或斜行)和 Ss(spiral,螺旋形);I(intermediate)为中间 1~2 块蝶形骨折块;C(complex)为至少 3 块蝶形骨折块或严重粉碎性骨折。

图 1-17　Gamnavos 分型系统

五、治疗原则

肱骨干周围肌肉丰富,血供良好,该部位的骨折对于一定程度的成角、旋转、短缩畸形都可以通过临近关节的活动加以代偿,因此大多数肱骨干骨折可以通过非手术治疗获得良好的疗效。非手术治疗推荐使用"U"形支具夹板固定,三角巾悬吊贴胸固定;合并桡神经麻痹时,前臂及腕部也应同时固定于功能位;如果存在骨折内翻畸形时,可以在患肢和胸壁之间置入三角枕,使患肢外展位固定。

肱骨干骨折的绝对手术指征:①难以复位或复位后难以维持复位,即短缩>3cm,旋转畸形>30°,成角畸形>20°;②贯穿伤导致骨折合并神经损伤;③肱骨干骨折合并动脉或神经损伤;④骨筋膜室综合征;⑤肱骨干骨不连;⑥双侧肱骨干骨折或多发伤,漂浮肘;⑦骨折线延伸至临近关节;⑧桡神经麻痹出现进行加重或石膏固定后新发的桡神经麻痹;⑨病理性骨折。相对手术指征:①开放性骨折;②累及肱骨近端的长斜形骨折;③多段骨折;④肥胖或巨乳患者;⑤假体周围骨折;⑥短斜形和横行骨折。当骨折线位于三角肌止点以近时,其骨折类型常为螺旋形粉碎性骨折,骨折近端外翻向内成角移位,远端向近端短缩移位。对于这种为肱骨干近1/3的骨折,由于临近肌肉的牵拉常导致断端没有足够的接触,研究显示手术治疗相比非手术治疗对该类型骨折能获得更好的临床预后。手术的目的是纠正肱骨干旋转、短缩及成角畸形,恢复血供及神经的连续性。常用的手术方式包括钢板、髓内钉和外固定架。

六、髓内钉的固定理念

和髓内钉在股骨和胫骨成功应用有所不同,肱骨干骨折髓内钉固定虽然临床应用已经数十年,仍然存在较多争议。这主要是因为肱骨干所承载的外力主要是旋转应力,和下肢长骨轴线负荷为主的应力截然不同,而髓内钉最大的缺点便是抗旋转能力不足。此外,进钉时需要经过关节腔,并且对肩关节、肘关节的肌肉肌腱动力装置损伤较大,使患者术后出现关节周围疼痛僵直,影响患肢预后。

Kuntscher 教授,作为现代髓内钉之父,最早推出肱骨干髓内钉,并报道了一系列成功的病例。随后,Rush-Pins 钉、Hackethal 钉和 Ender 钉也陆续应用于临床。然而,由于这些髓内钉都是非交锁固定设计,其没有抗旋转能力,造成很多严重的术后并发症。髓内钉向临近关节移位,突入关节影响关节活动;抗旋转稳定性不足,导致骨折延迟愈合/不愈合率明显增加。20 世纪 80 年代,第一款肱骨干交锁髓内钉——Seidel 钉开始应用于临床,这是一种扩髓顺行髓内钉。但其远端阻挡机制常失效和扩髓继发的严重肩袖破坏很快受到临床医师的质疑。为了改进锁定机制,膨胀髓内钉开始用于肱骨干骨折,但生物力学显示这种设计并没有提高髓内钉的抗旋转稳定性,同时还增加了髓内钉取出的难度。因此,该型髓内钉很快退出了肱骨干骨折中的应用。20 世纪 90 年代以后,非扩髓交锁髓内钉开始广泛应用于临床,并获得了满意的临床预后。

相比其他治疗手段,非扩髓交锁髓内钉有其独特的优势。外固定架虽然具有微创、骨折断端干扰小的优点,但该技术存在复位效果差、稳定性不足和患者佩戴不适等问题,因此,外固定架仅推荐用于严重的开放性骨折和慢性骨髓炎。长期以来,对于很多骨科医师,锁定钢板技术是首选治疗方式。其具有良好的力学稳定性(尤其是抗旋转稳定性),且容易实现骨折复位,适合大多数需要手术的肱骨干骨折。当然,手术创伤大、切口长、组织剥离范围广和桡神经损伤风险都是其不足之处。而髓内钉技术具有良好的生物力学和生物学优势,其微创性和骨折断端不显露的特点大大减小了手术创伤,同时其所能提供的力学强度要明显优于外固定架。

当然,髓内钉也有一定的局限性和不足。其主要和以下四个因素相关:①肱骨干的解剖结构特点:肱骨干髓腔的形态个体差异大,青少年和儿童的肱骨干远 1/3 髓腔可能不存在或狭窄,有些成年人群髓腔发育狭窄,从而限制了髓内钉的应用;②骨折的位置:早年的非扩髓交锁髓内钉只适用于单纯的肱骨干骨折(肱骨头下 3cm 至鹰嘴窝上 5cm 的区域)。新一代的髓内钉通过改进近端交锁螺钉的设计,将其变成多平面交锁或螺旋刀片交锁螺钉,使髓内钉能够同时完成对肱骨干和肱骨近端骨折的固定;③骨折的形态:对于横形骨折,通过髓内钉回敲进行断端加压可以提高骨折固定的力学稳定性,同时增加骨折愈合概率。但是,对合并移位明显长螺旋骨块的肱骨干骨折,髓内钉和该螺旋形骨折块在较长的距离没有接触,并且也不能为该种类型的骨折提供更有效的力学稳定性。因此,采用髓内钉治疗这种形态骨折时需要辅助其他固定措施(如环扎或钢板)增加骨折断端接触和稳定性;④骨质量:当骨折合并明显的骨质量下降时,增宽的髓腔和变薄的皮质骨会增加髓内钉的摆动和降低交锁螺钉的把持力。选用更大直径的髓内钉并配合多平面角锁定螺钉可以克服该问题。

肱骨干髓内钉技术包括顺行和逆行两种,明确各自的不足和缺陷有利于合理地选择相应的技术。肩部疼痛及肩关节功能障碍是顺行髓内钉的主要并发症。顺行髓内钉的进钉点需要在肩关节内操作,锐性切开、近端开口和扩髓时不可避免损伤冈上肌肌腱及肩峰下滑膜囊,造成肩袖及周围组织损伤,甚至有时会发生大结节骨折。此外,髓内钉尾端埋入深度不足,会造成术后肩峰下撞击综合征,加重肩袖损伤。只要术中避免粗暴,保证钉尾位于关节面下 0.5cm 及锁钉牢靠不致钉尾上浮,顺行髓内钉术后对肩关节功能的影响能够控制在可接受的范围之内。当然,由于顺行髓内钉治疗肱骨干骨折可导致肩关节功能障碍,因此有学者推荐用逆行髓内钉。逆行髓内钉经后方入路进钉,局部解剖简单,无重要的血管神经等组织,不易造成损伤,有利于肩、肘关节早期功能锻炼。需要注意的是,进钉点骨皮质边缘的应力增高,操作不当可造成皮质劈裂、对侧皮质穿破、髁上骨折等严重并发症。总体来说,顺行髓内钉多用于年轻患者,或髓腔狭窄的患者;逆行髓内钉多用于髓腔宽大的患者,或之前存在明显肩关节疾病的患者。

除了新鲜骨折外,髓内钉在病理性骨折和骨不连上也有重要的应用价值。髓内钉固定主要适用于非原发性骨肿瘤引起的已发生或即将发生的病理性肱骨干骨折,这种转移应表现为广泛浸润的病灶。作为一种姑息性治疗手段,髓内钉固定具有手术创伤小、手术时间短和患者耐受性好的优点,主要目的在于缓解疼痛和提高生活质量。而对原发性肿瘤和单发孤立的转移病灶,不推荐使用髓内钉固定。当采用髓内钉固定病理性骨折时,应用更长和更粗的髓内钉,同时尽可能在非肿瘤区域用多平面交锁固定。对于肱骨干骨折不愈合,既往常采用钢板固定,并取得良好的临床预后。但是,过大的手术创伤和软组织剥离会对患肢功能的愈合造成负面影响。随着多平面非扩髓交锁髓内钉成功应用于临床,其所能提供的更好的力学稳定性和微创性,使髓内钉在肱骨干骨不连的治疗中占有一席之地。髓内钉主要适用于非手术治疗失败和髓内钉术后的肥大型骨不连。选择粗的髓内钉联合断端加压有利于促进骨折愈合。此外,对于一些萎缩型骨不连,通过有限的断端显露、清理和植骨,再联合髓内钉固定也可以取得成功。

总之,对于绝大多数的肱骨干骨折(无论开放性还是闭合性),均可以采用髓内钉进行固定。此外,髓内钉还可用于肱骨干骨折延迟愈合和不愈合及转移性病理性骨折。

七、髓内钉的手术技术

1.顺行髓内钉技术

(1)术前准备、体位、手术入路和进钉点:参考肱骨近端骨折手术技术部分。

(2)主钉的置入:当透视下确认导针位置正确后,沿克氏针导针置入尖锥或空心钻,在肱骨近端皮质开口。为了让圆头导针更容易通过骨折断端,可以适当将其前端折弯,这样可以通过改变导针的方向,在透视下通过骨折断端。如果复位有困难,可以在骨折断端外侧切开一小口,置入一把 Kocher 钳,协助控制骨折断端方向,将导针置入骨折远端髓腔。髓内钉末端位于肱骨远端 16mm 以上,否则有可能损伤远端骨皮质,甚至误入鹰嘴窝。随后,测量髓内钉长度,应选择尽可能长的髓内钉。沿导针徒手插入髓内钉,此步骤严禁锤击打入,否则有进钉点及其他部位发生医源性骨折的危险。插入髓内钉后应透视确定髓内钉尾端的位置,因为髓内钉完成远端固定后可适当回敲,但必须将髓内钉尾端完全插入肱骨大结节顶点水平以下。

主钉置入过程中应注意以下几点。

1)术前明确髓腔大小,尤其是肱骨干中远端:因为对于一些人群(尤其是儿童和青少年),其肱骨干远 1/3 常不存在髓腔或其直径过小不能通过髓内钉。

2)术前应仔细评估桡神经损伤情况:桡神经是肱骨干骨折中最常合并的神经损伤情况,由于其在肱骨干中远 1/3 交界处穿入肌间隔到达上臂前方间室,桡神经在该位置固定,不能耐受过度牵拉和旋转。如果术前不合并桡神经损伤,术中一定要避免过牵或旋转过度,提示助手稳定肱骨干远端骨折块。

3)髓内钉直径的选择:一般推荐选择小于髓腔直径的髓内钉,不推荐进行扩髓。这是因为扩髓会加重肩袖损伤的风险,同时可能会损伤嵌顿在骨折块间的桡神经。

4)髓内钉长度的选择:应选择尽可能长的髓内钉,以便为骨折提供更好的稳定性。

5)骨折复位:对于大多数的肱骨干骨折,适当手法牵引复位,初步恢复成角、旋转移位之后,即可以实现髓内钉的置入;对于一些合并大的蝶形骨折块的骨折,通过小切口显露骨折断端,复位钳或环扎提供更好的骨折复位和稳定性。

6)髓内钉近端的深度控制:没入大结节皮质为佳,可避免髓内钉撞击肩峰,影响肩关节功能。如果先锁远端锁定螺钉、断端回敲技术实现断端加压,切记远端锁定以前,髓内钉插入深度一定没入大结节稍多,为断端回敲、加压留有余地,否则髓内钉近端会突出大结节皮质。即使髓内钉不超过肩袖表面,也会影响肩关节功能。

（3）交锁螺钉的置入：远端交锁螺钉一般采用徒手锁定。调整C形臂机为垂直位投射，并将影像接收器表面铺无菌巾单，贴近手术台，升高至肩关节水平将上臂平放于影像接收器上；保持肱骨滑车、髓内钉手持在水平位，通过调整上臂位置，使用髓内钉远端钉孔为正圆形；由前向后，切开皮肤后用止血钳分离软组织直到骨表面，使用尖头的克氏针，透视下调整钻的方向钻孔，多角度透视确认克氏针穿过螺钉孔，拔出克氏针，拧入锁定螺钉。螺钉拧入前，应将其尾部拴一根缝线，避免螺钉脱落进入肌肉软组织，导致找寻困难。当然，还有一些公司的配套器械中，其改锥远端和螺钉存在自锁功能，也可以避免螺钉脱落。

在近端交锁螺钉置入前，应再次在透视下进一步调整骨折复位情况，注意对比骨折近端、远端骨皮质厚度，骨皮质厚度不同意味着旋转畸形没有恢复。通过控制和调整前臂、髓内钉手柄的角度，进一步矫正旋转移位。完成复位后，用滑锤轻轻回敲插入手柄，使骨折断端接触并加压。确定髓内钉尾端位置完全没入大结节顶端，在手柄上连接瞄准器，通过瞄准器锁定近端螺钉。根据髓内钉末端的位置，决定需要的尾帽长度。近端交锁螺钉置入时，其钉尾应尽可能没入骨皮质水平。越靠近端的锁钉，如果其拧入过浅，也会造成肩峰撞击。此外，还应注意保护腋神经和旋肱后动脉，避免医源性损伤。最后，近端锁钉长度应避免穿透关节面，进入盂肱关节，造成关节磨损和术后疼痛。

2.顺行髓内钉技术　由于顺行髓内钉置入过程经过肩关节，常会导致患肩疼痛，而逆行穿钉对肩袖和肱骨下区无影响，因此有些临床医师建议采用逆行髓内钉技术。同时，肱骨内外侧髁相对于肱骨干远端不在一个平面上，这为肱骨干逆行髓内钉置入提供了重要的解剖学基础。髓内钉可以经髁间窝近端背侧（肘关节囊外）逆行置入。值得注意的是，逆行置钉存在肱骨髁上医源性骨折的风险，进钉点的骨窗需要扩展至10mm，长20mm，以预防医源性骨折。进钉点上方骨质的完整性对逆行插入髓内钉十分重要，所用髓内钉越硬，所需完整骨的长度越长，这一点常限制了逆行插入技术的应用。因此，在实际应用时，通常选用直径较细的、弹性大的髓内钉，以适应非线性入路的特点。

（1）术前准备和体位：患者取俯卧位或侧卧位。放置透X线的上臂支架，患肢外展90°，并予以上臂支架支持。前臂屈曲90°悬吊在上臂支架外缘上方。C形臂X线机放置在手术床头侧，以便通过旋转C形臂X线机获得整个肱骨的前后位和侧位像。

（2）手术入路：自鹰嘴尖部向近端延长，做6~8cm的纵向切口。沿肱三头肌纤维方向正中分开肱三头肌的腱性和肌肉部分，从而显露鹰嘴窝近端的三角形骨性结构。该三角形区域位于肘关节囊外，是逆行髓内钉的进钉点。

（3）进钉点：进钉点紧靠鹰嘴窝的近端缘约2.5cm。首先，垂直于背侧骨皮质钻3个孔，形成一个小的三角形。然后，使用圆锥形骨凿以3个孔为边界去除背侧皮质。接着，用开口钻进行扩口，钻的方向从垂直于皮质逐渐转向水平方向，最终和髓腔方向一致。最后，要在肱骨后方皮质做一个10mm×20mm的椭圆形开口，作为髓内钉的入点。如果进钉点太偏向远端，有可能会破坏肘关节囊，增加异位骨化的风险，从而导致肘关节伸直困难。

（4）主钉的置入：逆行髓内钉从鹰嘴窝以近开始，止于肱骨外科颈水平，一般短于顺行髓内钉所需长度。和顺行髓内钉一样,应徒手旋转轻柔地插入髓内钉主钉。如果进钉点开口过小或髓内钉的直径选择过大,会导致骨裂甚至肱骨髁上骨折。如果在轻柔地旋转主钉置入过程中存在明显的阻力,建议更换直径小的髓内钉或重新开口和扩髓。推荐手动使用弹性髓腔锉进行扩髓,避免穿透前方皮质。当髓内钉到达骨折断端远端时,在术中透视下手法复位骨折即可实现髓内钉通过顺利骨折断端,到达近端骨折块。对于合并移位的陈旧性骨折,应有限切开复位,探查并保护神经。髓内钉末端应在鹰嘴窝上 1~2cm。对于粉碎性骨折,应注意过度牵拉会造成断端分离,导致骨折延迟愈合或不愈合。

(5)交锁螺钉的置入:远、近端交锁螺钉的存在对于控制骨折端的旋转不稳有着重要作用。推荐远、近端采用静力锁定,各置入 2 枚螺钉。首先置入的是近端交锁螺钉,应注意保护腋神经,避免损伤。远端螺钉通过瞄准臂从后向前置入。

八、术后处理

术后应立即评估桡神经情况,明确其是否在术中发生损伤。术后一般不需要三角巾悬吊固定患肢。应尽早进行患侧肩关节被动屈曲外展运动,以及肘关节被动屈伸功能锻炼。相应的主动活动应在术后 10~15 天开始,旋转运动应在明确出现骨折愈合迹象以后再进行。如果患者合并多发伤时,康复治疗计划应根据患者的一般情况和并发症进行相应调整。术后每 2 周复查 X 线,明确是否骨折愈合。通常术后 6~8 周骨折就已经愈合,术后 3 个月患者可以获得良好的功能预后。

九、术后并发症及其防治策略

肱骨干骨折髓内钉术后并发症可分成两大类:①与骨折直接相关的并发症,包括骨折不愈合、感染和神经损伤;②髓内钉相关并发症,包括继发于交锁螺钉固定的血管神经损伤、顺行髓内钉尾部所致的肩关节撞击综合征、交锁螺钉的退钉、医源性骨折等。

1.肩痛及肩关节活动受限　肩痛是顺行髓内钉的最常见并发症。其原因包括采用外侧经三角肌入路导致的肩轴损伤,或髓内钉近端未完全埋入骨皮质的肩部撞击。肩关节活动与髓内钉插入路径有关。顺行插入直钉时,其进钉点位于肱骨头关节面,常损伤肩轴和肱骨头外侧关节面,所以肩关节活动面会受到不同程度限制。而顺行插入弧形钉时,进钉点位于大结节内侧,虽然不侵犯关节面,但是会损伤冈上肌腱,导致肩关节疼痛和活动受限。带锁髓内钉治疗肱骨骨折后肩关节的恢复因人而异,有些患者术后短时间即可完全恢复肩关节活动,有些患者术后则需半年左右方可恢复肩关节功能。最终恢复的程度和速度在很大程度上取决于原发性创伤的轻重,而与髓内钉技术本身无明显关系。

2.医源性骨折　医源性骨折包括入点处骨折劈裂、髓内钉穿出骨髓腔、锁钉时劈裂。骨质劈裂在顺行和逆行髓内钉中均可发生。例如,顺行进钉时,进钉点距大结节较远外侧骨皮质开窗,置钉时可撞击对侧骨皮质造成骨折;逆行进钉时,进钉开口不足或方向和髓腔方向不一致时,也可能造成肱骨髁上骨折。仔细选择进钉入点可避免发生此类并发症。髓内钉穿出骨髓腔可发生于粉碎性骨折和骨质疏松症患者。前者因为粉碎性骨折,常可致骨折部位塌陷,这样髓内钉可经骨折端穿出髓腔。后者因为骨质疏松骨皮质变薄,在主钉置入时主钉远端在骨皮质遇到阻力仍继续暴力插钉,可穿破骨皮质。避免此类问题发生,可选择直径小的髓内钉,并在主钉置入有阻力时应将髓内钉稍稍退出并改变方向后,再行主钉置入。

3.桡神经麻痹 桡神经麻痹的发病率约为11.8%,多发生于肱骨中下1/3。桡神经麻痹常发生在受伤当时,由神经挫伤、牵拉伤导致,还可以发生在闭合或切开治疗过程中。横断和长螺旋形骨折多见,斜行和粉碎性骨折少见。约88.1%的桡神经麻痹最终可以恢复,其中神经自主恢复的比例约70%,且多见于低暴力损伤。应用髓内钉治疗肱骨干骨折,特别是中、下1/3骨折,应减少复位次数和掌握准确的远端徒手锁定技术,可以避免神经损伤的发生。

4.骨折不愈合 肱骨干骨折非手术治疗后骨不连的发生率为1%~10%,手术后骨不连的发生率为10%~15%。从发病率的差异可以推断出,对于肱骨干骨折准确把握手术适应证才能从根本上降低骨折不愈合的发生。开放性骨折、粉碎性骨折、多段骨折、简单横行骨折和严重多发伤患者都是骨折不愈合发生的危险因素。手术后骨折不愈合的发生常与手术技术错误及内固定选择错误密切相关。以髓内钉为例,肱骨干骨折所承载的旋转负荷明显高于轴向负荷,因此髓内钉的抗旋转能力不足是骨不连发生的最主要因素;其次,对于简单横断和短斜形骨折,骨折断端分离移位和加压不足也是骨不连发生常见原因之一;最后,对于一些特殊类型的骨折,如长螺旋形骨折,髓内钉不能改善骨折复位,而且髓内钉-骨接触界面不充分还会降低固定的力学稳定性,也会增加骨不连发生的概率。一旦骨不连发生,应根据骨不连的类型、部位,骨缺损程度和先前治疗方式,选择合适的翻修手术方式。提高骨折断端力学稳定性、改善骨折愈合环境、消除骨折断端间隙及增加骨折断端接触才能最大程度地提高骨折愈合率。

第二章　股骨骨折

第一节　股骨转子间骨折

一、流行病学

随着人口老龄化的加重,髋部骨折逐渐成为一种严重的公共卫生问题。其发生率在全球范围内持续增加。在美国,髋部骨折已成为创伤骨科中发病率最高的疾病,每年有超过 25 万患者,其相应的医疗费用支出每年高达 100 亿美元;在未来的 30 年,这一支出将翻倍。全世界范围内估计,到 2025 年将有 260 万髋部骨折患者,而到 2050 年这一人数将达到 450 万。因亚洲人口众多,2025—2050 年期间,将有近一半的髋部骨折人数发生在亚洲国家。

股骨转子间骨折是发生在股骨近端大小转子之间的骨折,占股骨骨折的 24.56%,占股骨近端骨折的 50%。其作为髋部骨折的最重要组成部分,具有极高的致死率及致残率。骨折后 1 个月内病死率 10% ~ 13.3%,1 年内病死率 22% ~ 29%。存活者仅 50% ~ 60%能恢复伤前行走水平,10% ~ 15%仅能室内活动,20%终身丧失活动能力。

为了降低该病的病死率和病残率,减少庞大的医疗支出,医护人员应清楚地认知该骨折发生的危险因素。一般来说,其常见的危险因素包括年龄、性别、种族、内科并发症和骨密度。90%的股骨转子间骨折发生于 65 岁以上的老年人,平均发病年龄为 66 ~ 76 岁。有研究发现,超过 50 岁以后,随着年龄增长,每 10 年该病的发病率会翻倍。性别同样也是其中一个重要的危险因素,超过 65 岁的患者中,男女发病比例为 1∶(2 ~ 8),女性的高发病率与绝经后骨骼的代谢异常密切相关。此外,重度骨质疏松和骨折的发病率正相关。研究发现,当骨密度>1.0g/cm² 时很少发生转子间骨折,而当骨密度<0.6g/cm² 时,其发病率为 16.6%。和髋部骨折的另一种类型——股骨颈骨折相比,股骨转子间骨折的患者年龄平均偏大,合并的内科疾病偏多。过多的内科疾病会导致老年患者骨质量下降,跌倒时保护性反应不足,以及髋周肌肉软组织的缓冲下降,这些都会增加股骨转子间骨折的风险。

二、应用解剖

股骨转子间骨折是位于股骨颈和股骨干之间的骨折,该区域是力学传导重要的组成部分。其内紧密的骨小梁结构为力学传导提供支撑,并耐受强大的张应力和压应力。Ward 最早描述股骨近端的骨小梁结构:①主要压力骨小梁,起自内侧股骨距止于股骨头的上方;②主要张力骨小梁,起自股骨头凹区域止于股骨大转子外侧缘;③次要压力骨小梁,起自小转子止于大转子;④次要张力骨小梁,起自股骨颈基底中间部分止于股骨大转子外侧缘;⑤股骨大转子本身有独立的骨小梁结构。因此,相比对压应力的良好耐受,该部位对张应力的耐受较差,从而使得局部在接受外力刺激时骨折会沿最小承受能力的部位发生。这也就是转子间骨折的发病基础。而逆转子间骨折的发生是因为该部位是骨小梁结构和髓腔结构的交界区域。

转子间骨折的稳定性取决于股骨近端后内侧皮质和外侧壁的完整性。首先,股骨近端后内侧皮质起主要作用的结构是股骨距。该结构位于股骨颈与股骨干连接部的后内侧,由多层致密的纵行骨板构成,是股骨近端负重系统的重要组成部分,被称为"真性股骨颈"的基石。它能够对由股骨转子部的骨小梁与股骨头部的骨小梁组成三角吊臂样结构起到内侧支撑作用。如果股骨距保持完整且对位正常,则该类型的骨折稳定性较好;如果股骨距断裂、分离或小转子骨折块较大,意味着骨折不稳定。其次,外侧壁的完整性对于骨折稳定性也非常重要,其是由次要骨小梁和大转子骨小梁结构交错支撑构成,起到承托股骨头和对抗髋部强大的内翻应力的作用。外侧壁的完整与否,不仅决定了骨折的稳定性,而且决定了内置物的选择。髓外固定系统的手术禁忌证正是外侧壁的不完整。髓内固定系统则可以通过其近端粗大的金属结构,重建外侧壁,提高固定的稳定性。

然而,股骨转子间的独特解剖结构,使其骨折愈合率很高。这是因为:①该骨折为关节囊外骨折,股骨头供血很少受到影响;②该部位以松质骨结构为主,愈合能力强;③该部位的血供由旋股内侧动脉和旋股外侧动脉的分支供应,血运丰富;④髓内钉技术对其周围软组织干扰小,且不对骨膜进行剥离。因此,与股骨颈骨折不同,转子间骨折发生骨不连和股骨头坏死的概率很低。

股骨近端有大量的肌肉附着,不同肌肉群会产生不同方向的牵拉力,从而导致不同的骨折移位方式。髂腰肌附着在小转子上,产生屈曲、外旋的牵拉力。臀中肌、臀小肌分别附着于大转子后方和前方,产生外展的牵拉力。长收肌、短收肌、大收肌和股薄肌构成髋部内收肌群,产生内收和内翻的牵拉力。外旋肌群(梨状肌、上下孖肌、内外闭孔肌、股四头肌)附着于转子间区域,产生外旋牵拉力。所有的肌肉牵拉力都会导致股骨短缩畸形。明确这些肌肉的牵拉方式,有助于术中选用有效的间接和直接复位方式。

三、损伤机制和临床评估

1.损伤机制 绝大多数股骨转子间骨折的损伤机制为低能量损伤。跌倒是导致该骨折发生的最主要原因,约占90%。年龄的增长会使老年人容易跌倒,而视力下降、肌力减弱、反应能力下降、心脑血管意外又增加了跌倒发生的概率。有时,跌倒时患者由于应激反应引起肌肉紧张,也会导致骨折发生。臀中肌和臀小肌强力收缩会导致大转子部位骨折;髂腰肌强烈收缩会导致小转子撕脱性骨折。

对于年轻患者,如果发生转子间骨折,多为高能量损伤,如车祸伤、高坠伤等。高能量损伤会导致明显的软组织损伤(如 Morel-Lavallee 损伤)或合并其他部位的骨折。应根据不同类型的高能量损伤类型,对患者进行全面的评估。

2.临床评估 临床评估应包括局部评估和全身评估。外伤后患者常表现为髋部疼痛,活动受限,无法站立或行走。患肢查体可见下肢短缩、外旋畸形通常>45°;患侧大转子部出现肿胀或瘀斑;转子部压痛明显;轴向叩击足跟引发髋部剧烈疼痛。

应重视对患者全身状况的评估。明确致伤原因,有些患者是由于心脑血管意外(心肌梗死、脑梗死、脑出血)导致跌倒引发骨折,有些患者是被他人撞倒所致。不同的损伤机制决定患者应首先接受何种急救治疗方案。同时,询问患者内科并发症情况,合并用药情况,骨折前的生活自理程度,初步判断患者手术风险和功能预期。由于股骨转子间骨折患者常合并重度骨质疏松症,因此应注意是否合并桡骨远端骨折、肱骨近端骨折、肋骨骨折、脊柱压缩性骨折等。这些骨折的发生一方面会增加出血,加重血流动力学不稳定,甚至休克;另一方可能会导致肺部损伤和感染,引发呼吸衰竭。此外,老年患者骨折后,治疗常会有延误、饮食摄入减少,因此还应注意生化检查,评估水、电解质情况,避免脱水、电解质平衡紊乱和应激性溃疡等并发症的发生。最后,老年髋部骨折容易合并下肢深静脉血栓形成,一旦血栓脱落会继发肺栓塞,危及患者生命,所以应术前常规行下肢静脉超声检查,评估下肢静脉血栓情况,并采用抗凝药物预防或治疗。

3.影响学评估 标准的影像学评估包括骨盆正位及患侧髋关节侧位片。骨盆的正位片有利于通过健侧对照,发现移位不明显的转子间骨折。此外,健侧股骨的颈干角有助于临床医师术前规划治疗方案和选择内置物,还可以指导术中复位。髋关节侧位片可以帮助医师判断后内侧是否受累及粉碎程度。当转子间骨折线向下延伸时,还需要加摄股骨正侧位 X 线片全面评估骨折情况。有时还需要行 CT 和 MR 检查,以行进一步的影像学评估。CT 平扫+三维重建可进一步判断骨折移位程度和方向,观察隐匿的骨折线,排除肿瘤病变。当影像学检查阴性,但高度怀疑骨折时,MRI 检查的灵敏度和特异度更高。

四、骨折分型

1.常用的骨折分型 股骨转子间骨折的分型系统很多,其中最重要的只有两种:Evans 分型和 AO/OTA 分型。近年来,唐佩福团队采用人工智能技术,将转子间骨折线数据进行了 Hausdorff 距离的定量描述,并通过非监督学习的 K-means 聚类分析算法把骨折模型进行分类,从而提出了一种新型转子间骨折的三维骨折分型系统。

(1)Evans 分型:对股骨转子间骨折做出了重要贡献,其不仅有助于临床医师区分稳定和不稳定型骨折,而且明确了稳定性复位的标准(图 2-1)。该分型以骨折复位后的后内侧皮质是否完整作为判断骨折稳定与否的重要标准。稳定型骨折表现为后内侧的骨皮质保持完整,或仅有少许粉碎。不稳定型骨折主要以后内侧骨皮质粉碎为特征,或是横行和斜形骨折类型(Evans 2 型)。即使对于某些不稳定型骨折,如果可以恢复后内侧支撑和连续性,这些不稳定型骨折仍有机会获得稳定性复位。

(2)AO/OTA 分型:是在 Evans 分型的基础上,根据骨折线的方向和粉碎性程度进行分型。该分型既强调后内侧皮质支撑的重要性,同时也强调外侧壁的完整对骨折稳定的重要影响。AO 将转子间骨折归为股骨近端骨折中的 31-A 类型,分为 A1、A2、A3 三种类型,每型中根据骨折形态又分为 3 个亚型(图 2-2)。一般来说,A1.1、A1.2、A1.3、A2.1 为稳定型骨折;A2.2、A2.3、A3.1、A3.2、A3.3 均为不稳定型骨折。

图 2-1　Evans 分型

　　Ⅰ型,骨折线顺转子间骨折:Ⅰa,两部分骨折,无移位,稳定;Ⅰb,三部分骨折,有轻度移位但可以复位,内侧皮质可以获得支撑,复位后稳定;Ⅰc,三部分骨折,有移位难以复位,内侧皮质不能获得支撑,不稳定;Ⅰd,粉碎性骨折,通常为四部分或以上,内侧皮质破碎,不能获得支撑,不稳定。Ⅱ型,逆转子间骨折,不稳定型骨折

图 2-2　AO/OTA 分型(2007 年版)

　　A1 型,简单的两部分骨折,骨折线从大转子到远端内侧皮质,内侧皮质只在一处断开:A1.1 型,骨折表现为内侧皮质骨折部位恰位于小转子上;A1.2 型,骨折表现为内侧皮质骨折部位有嵌插;A1.3 型,骨折表现为骨折线延伸至小转子下,小转子与近端骨折连为一体,骨折近端受髂腰肌的牵拉易发生旋转移位。A2 型骨折,经转子的多块骨折,内侧皮质至少两处断开:A2.1 型,转子间有一个中间骨折块;A2.2 型,转子间有多个中间骨折块;A2.3 型,骨折线延伸超过小转子下 1cm。A3 型骨折,骨折线向小转子下延伸或反斜形骨折,又称为逆转子间骨折,骨折难以复位和固定困难:A3.1型,斜形骨折;A3.2 型,横断骨折;A3.3 型,粉碎性骨折

2018 年 AO 联合 OTA 再次推出了新的股骨转子间骨折 AO/OTA 分型(图 2-3)。该分型基于卫生经济学、骨折稳定性和外侧壁情况,为临床医师在髓内和髓外固定方式选择时提供参考和建议。但是,这一改良的分型系统的尚需要临床实践的进一步验证,因此本章节后续讨论的内容依然基于传统的 AO/OTA 分型。

图 2-3　AO/OTA 分型(2018 年版)

A1 型,顺转子间骨折。A1.1 型:孤立的单个转子骨折(大转子或小转子);A1.2 型:二部分骨折;A1.3 型:外侧壁完整型骨折(20.5mm)。A2 型,顺转子间粉碎性骨折。A2.2 型,只有一个中间骨块;A2.3 型:≥2 个中间骨块。A3 型,逆转子间骨折(同 2007 版)

(3)人工智能分型系统:基于股骨近端三角形稳定的固定理念,纳入了对于转子间骨折术后影响较大的结构性因素,如大转子、小转子、内侧支撑皮质残余、后外侧转子间嵴撕脱、外侧壁波及等结构,以髓内钉固定术后稳定性结局为指标,通过人工智能算法总结得出。该分型系统避免了传统分型系统对于经验的依赖,使其更具有客观性。该分型系统共分为五型,其中Ⅰ型、Ⅱ型、Ⅲ型为稳定型骨折,Ⅳ型和Ⅴ型为不稳定型骨折(图 2-4)。

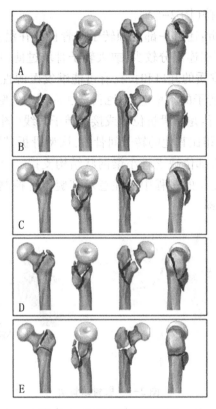

图 2-4 人工智能分型系统

A. I 型稳定型骨折,股骨外侧壁完整,大转子破裂;B. II 型稳定型骨折,股骨外侧壁完整,小转子撕脱;C. III 型稳定型骨折,股骨转子间嵴骨折,累及远端小转子和近端大转子,股骨外侧壁完整;D. IV 型不稳定型骨折,股骨转子间嵴剥离较大,大、小转子剥离骨块较大,累及部分外侧壁,内侧皮质遗留支撑较少;E. V 型不稳定型骨折,主骨折线合并外侧壁骨折线,外侧壁完全破裂,伴随小转子撕脱

2.骨折稳定性的评估 绝大多数的失败病例源于不稳定型骨折,因此对骨折稳定性的准确预判对指导治疗和判断预后至关重要。以下情况提示不稳定型骨折:①体格检查,见严重的旋转畸形,或严重的肢体短缩畸形;②影像学检查,见小转子骨折块较大,间接提示骨折失去后内侧支撑;股骨头颈部和股骨干失去接触,移位明显;严重粉碎性骨折,骨块分离移位明显;③重度骨质疏松症,Singh-index 低于 3;④逆转子间骨折(A3型),该型的骨折线自股骨近端内侧皮质延伸到至远端外侧骨皮质,属于极不稳定性的骨折。臀中、小肌向外上方牵拉近端骨块,内收肌向内侧牵拉远端的股骨干,骨折断端形成较大的剪力。使用髓外固定时,近端整体外移导致内固定失败。

3.特殊的骨折类型

(1)A1.3 型骨折:该型的骨折线延伸至小转子下,小转子与股骨近端骨块相连。髂腰肌牵拉小转子,使近端骨块极度外旋,并向前、向内侧移位;臀中、小肌牵拉使骨折远端向上、向外移位,内收肌等牵拉使肢体上移短缩。骨折往往复位困难,术中须控制旋转,复位后骨折对位对线难以维持(图2-5A)。

(2)潜在不稳定型骨折:还有一部分顺转子间骨折存在潜在的不稳定性。这类骨折的特点为大转子与股骨干相连部分较少,或大转子骨块过薄(图2-5B)。在近端头颈螺钉置入过程中,股骨外侧皮质的开口和扩孔有可能继发医源性骨折,使得 A1-A2.1 型稳定型骨折转化为 A3 型逆转子的不稳定型骨折,增加内固定失败的风险。

(3)股骨颈基底部骨折:是指骨折位于或接近转子间线(图2-5C)。通常认为该型骨折也属于囊外骨折。但是相比其他的转子间骨折,该型骨折其股骨头缺血坏死的发病率更高。此外,由于该型骨折部位缺乏骨小梁网状结构支撑,在内置物置入过程中易发生旋转移位。因此,在骨折复位的过程中应注意对其旋转的控制,并需要使用更具抗旋转的内固定器材稳定骨折断端。

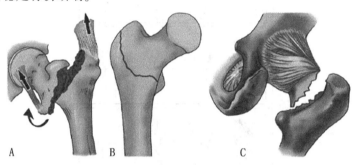

图2-5　股骨颈骨折

A.股骨转子间骨折(A1.3型):小转子下骨折,与近端骨块连接为一体。髂腰肌牵拉使近端骨块极度外旋,并向前、向内侧移位;术中需要矫正旋转移位,复位困难,复位不良则容易出现术后不稳定;B.潜在不稳定型骨折:当顺转子间骨折,大转子与股骨干相连部分较少,或大转子骨块过薄,可能造成医源性骨折,转化为 A3 型逆转子间不稳定骨折,导致固定失败;C.股骨颈基底部骨折:骨折位于髋关节囊外,接近转子间线,易发生旋转移位

五、治疗原则

股骨转子间骨折的治疗目标是在最短的时间内实现骨折的稳定固定,帮助患者尽快恢复到受伤前的生活自理水平,且治疗相关的并发症发生最少。对于每一个患者,骨科医师都应及时制订出一套有效的综合治疗方案和固定方式,最大限度地改善患者的预后。随着患者老龄化的加剧,内科并发症的增多,老年转子间骨折的围术期综合救治显得尤为重要,是治疗成败的最关键因素。

1.非手术治疗　非手术治疗的适应证:①内科疾病重,不能耐受麻醉和手术的患者;②意识不清,不能自主活动的患者;③伤前已经失去活动能力的患者;④局部疼痛、缺失的患者。多学科协助治疗是非手术治疗成功的关键,包括患肢的制动和牵引,内科并发症的控制,疼痛的控制,康复医师的指导等。期间,应注意压疮发生,营养支持,水、电解质平衡控制,坠积性肺炎和下肢深静脉血栓形成的预防。尽管如此,非手术治疗的病死率远高于手术治疗。即使非手术治疗成功,存活的老年患者也会伴发下肢明显的旋转短缩畸形,独立生活能力丧失,所在家庭还将面对巨额的医疗花费和严重的家庭社会负担。对于伤前能够行走,如果因内科疾病不能实施手术的患者,应行牵引治疗和防旋鞋固定患肢。持续牵引8~12周后复查X线片,若骨折愈合,则逐步负重行走。对于伤前失去行走能力的患者,可在控制疼痛的基础上,鼓励患者尽早坐轮椅到户外活动,避免卧床导致的相关并发症的发生。

2.手术治疗　只要患者能够耐受手术,均应尽早接受手术治疗。

(1)手术治疗目的:①对骨折进行坚强固定,消除疼痛,实现患者早期离床活动,避免卧床并发症的发生,降低病死率;②恢复髋关节的正常功能,防止内翻、短缩畸形等并发症,使患者恢复伤前生活自理能力,降低病残率。

(2)手术时机:①无内科疾病,或内科疾病稳定的患者,应在48小时内尽快完成手术;②内科疾病较重,须进行内科调整,一旦病情允许,应尽快手术;③内科疾病严重,手术风险非常大,或不能耐受手术,应放弃手术,否则会加速患者死亡;④对于多发伤的年轻患者,其手术时机应特殊考虑,严格遵循损伤控制原则。

3.手术方式的旋转　最常用的手术方式有三种:髓内固定、髓外固定和关节置换术。

(1)关节置换术:通常用于初次内固定手术失败后的患者,可作为一种挽救性翻修手术。对于新鲜骨折,其可用于某些特定合并严重骨质疏松、髋关节重度骨关节炎或骨折粉碎的患者。但是,作为初次治疗方式,关节置换术对技术的要求高,内侧股骨距失支撑和外侧大转子骨折愈合不良都会严重影响关节假体稳定和髋关节外展功能。

(2)髓外固定:早在20世纪40年代,髓外固定就开始治疗股骨转子间骨折。最经典的固定装置是动力髋螺钉(DHS),还包括角度可调节的滑动髋螺钉(VHS)、动力髁螺钉(DCS)、经皮加压钢板(PCCP)、转子稳定钢板(TSP)和股骨近端锁定加压钢板(PF-ICP)。髓外固定主要适用于转子间稳定型骨折,其中只有DCS可用于逆转子间骨折。其优势在于术中透视条件要求低,容易实施;技术容易掌握,容易翻修,费用低。但不足之处也很明显,对于缺乏后内侧支撑和外侧壁不完整的不稳定型骨折,髓外固定所提供的机械稳定性不足,且容易发生头顶切出、股骨干内移、髋内翻畸形等严重并发症,导致手术失败风险较高。对于潜在不稳定型骨折,采取DHS固定时,头颈拉力螺钉扩孔时,可能造成医源性骨折,因此不推荐使用髓外固定。尽管后期对其进行改进,通过大转子钢板重建外侧壁,通过头钉双钉设计增加对股骨头颈旋转的控制,但是随之而来的更大的手术创伤、更多的术中出血和过长的手术麻醉时间,反而增加了老年患者围术期的死亡风险。因此,该技术逐渐被髓内固定所取代。

(3)髓内固定:是目前最常用的固定方式。其适用于各种类型的转子间骨折,尤其是不稳定型骨折。在生物力学方面,髓内钉的轴心固定承载负荷均匀,力学传导更合理,疲劳断裂的风险更低。在解剖重建结构上,首先,髓内钉更贴近股骨距,容易获得后内侧的支持,同时减少了三角吊臂样结构的力臂,增加了骨折固定后的抗剪切能力,减少了内置物承受的应力;其次,髓内钉近端宽大的金属支撑结构,可以作为股骨外侧壁的有力补充,重获其稳定性。在手术创伤和临床预后方面,经皮微创化操作,术中失血少,手术时间短,而且术后并发症少、住院时间短,可满足早期下地负重活动。尽管如此,髓内固定也有其不足之处,包括术中透视条件要求高,医师 X 线职业暴露风险高,翻修较困难等。

六、髓内钉的固定理念

1.概况 早在 20 世纪 80 年代,髓内钉固定便开始用于治疗股骨转子间骨折。随着其技术的提高和设计的不断完善,髓内钉已经从第一代发展到第四代,其在生物力学稳定性和临床预后上取得了长足的进步和提高。该固定方式越来越被骨科医师接受和喜爱。据统计,在美国,髓内钉治疗转子间骨折的比例从 2009 年的 23%,提高到 2016 年的 67%。

髓内钉固定理念对股骨近端骨折的治疗,乃至整个长骨骨折治疗理念的发展都具有里程碑式意义。髓内钉依然采用髓外固定系统的髋部滑动加压螺钉,使可控的骨折断端加压优势得以保留。同时,股骨近端骨折的髓内固定方式具有微创、软组织干扰小、保护血运好、愈合率高等优点。术中扩髓,不仅能起到刺激骨膜的作用,还可以实现骨折断端的植骨,对骨折愈合具有促进作用。髓内钉的手术操作技术容易掌握、切口小、出血少。相比以 DHS 为代表的髓外固定系统,髓内钉主钉的近端部分具有重建外侧壁的作用,显著增强了骨折近端的稳定程度。这些潜在的优势使得髓内钉治疗股骨转子间骨折取得了满意的临床预后,并成为治疗的首选。

2.主要的髓内钉类型

(1)Gamma 钉:20 世纪 80 年代早期,Gamma 钉引入并应用于临床。它由髓内主钉及与其交联的头颈螺钉构成,头钉实现对股骨近端骨折块加压,而远端辅以交锁固定,加强了防旋锁定和阻止髓内钉下沉的作用。但是,早期 Gamma 髓内钉直径过大和 10°外翻角容易造成股骨近端的医源性骨折,过大直径的头端锁定也会增加髓内钉断裂的风险。经历数次的设计改变,在第一代 Gamma 钉的基础上设计生产了第 3 代 Gamma 钉,近端直径由 17mm 减为 15.5mm,外翻角由 10°变为 4°,近端头顶直径降低到 10.55mm,且无须扩髓,适用于各型股骨转子间骨折。随着其在临床上的广泛应用,相关的缺点也逐渐显现,如抗旋能力差,近端拉力螺钉易切除股骨头,主钉与远端锁钉处应力集中,导致锁钉断裂甚至股骨干骨折等。

(2)股骨近端髓内钉:为了克服 Gamma 钉对近端旋转控制不足,在借鉴经皮加压钢板(PCCP)近端双钉设计特点基础上,设计生产出股骨近端髓内钉(proximal femoral nail,PFN)以治疗股骨转子间骨折。其将 Gamma 的单枚头钉改为两枚滑动螺钉,上方较粗的螺钉为拉力螺钉,下方略细的螺钉为防旋钉,主钉采用 6°外翻角。其优势在于:①近端 2 枚螺钉增加了把持力、防旋能力,可减少螺钉切割、断钉、穿出等并发症的发生;②增加了远端螺钉与主钉尾部的距离,减少了应力集中导致的假体周围骨折。然而,临床应用不久后,广泛出现的近端拉力钉切出,防旋钉退钉的"Z"字效应,使其发展受到了很大的制约。

(3)股骨近端防旋髓内钉:经历头顶的双钉设计失败后,股骨近端髓内钉又重新回归到头钉的单钉设计。之后,股骨近端防旋髓内钉(proximal femoral nail anti-rotation,PF-NA)被推出。其采用螺旋刀片设计的单头钉,解决了旋转、滑动和骨质压缩这 3 个问题。

其优势在于：①PFNA 创新性地使用螺旋刀片来代替拉力钉，避免了"Z"字效应的出现；②螺旋刀片具有宽大的表面积和递增芯直径，不需要预先钻孔可直接打入，大大简化了头钉置入的操作；③螺旋刀片通过挤压自旋转进入股骨头，在减少骨量丢失的同时还可对周围骨质起到挤压填塞的作用，牢靠地固定了股骨头颈部分；④螺旋刀片与头钉自动锁定，抗旋转能力和抗拔除能力更强，降低了骨质疏松症患者螺钉切出的风险。以上的设计优势，使 PFNA 特别适用于合并重度骨质疏松的老年骨折患者。通过广泛临床应用发现患者的预后良好，术后 1 年的骨折愈合率近 90%。

然而，基于欧美人设计的这一款髓内钉系统，在亚洲人群使用过程中，却遇到很多问题。亚洲人群的股骨干直径、股骨颈长度和直径更小，大转子的高度较低，外偏角转折点较高，骨干前弓曲率也更小，使 PFNA 的几何构型与亚洲人群股骨结构不匹配。过于粗大的近端，容易增加外侧壁医源性骨折的风险和复位的困难。主钉尾端极易超过股骨生理前弓顶端，增加假体周围骨折发生的可能。远端锁定过长的尾端还会在患者行走时与大腿周围软组织发生摩擦，导致术后大腿外侧疼痛。

因此，根据亚洲人的解剖特点，推出了更适合于亚洲人股骨近端解剖结构的 PFNA Ⅱ。其设计的主要优势将主钉近端外侧的几何形状由圆形改为平面设计，使主钉更易插入髓腔中央，减少了主钉对外侧壁的压力，降低了对内侧皮质撞击的可能，同时降低了主钉插入髓腔时再骨折及复位丢失的风险。此外，其主钉的外翻角由 6° 改为 5°，外翻角转折点升高，有利于进钉和减少对外侧壁的损伤（国人大转子的高度较低）。

（4）联合加压交锁髓内钉系统：联合加压交锁髓内钉系统（InterTAN）是 Smith-Nephew 公司于 2009 年针对股骨近端骨折设计的新型髓内钉装置。其主要特点为近端的双子头钉和远端的音叉样结构。InterTAN 的近端头钉为联合交锁双钉，加压螺钉的螺纹齿与拉力螺钉相嵌套，互相维持，产生了更好的防旋效果，避免产生"Z"字效应；两枚头颈螺钉通过螺纹紧密连接，产生线性加压，提高了头钉的把持力。远端的音叉样设计能有效地分散远端的应力，减少远端假体周围骨折的风险和术后大腿疼痛的发生。此外，其主钉近端采用近似梯形横截面设计，可加强主钉在髓腔内的旋转稳定性，增加了对外侧壁的支持作用。但是，在临床应用中，不少研究人员发现 InterTAN 过于复杂的头钉操作过程，会增加手术操作难度和时间，术中出血也会随之增多；医师的学习曲线相对较长；近端的梯形设计在增加稳定性的同时，对近端扩髓的要求更高。扩髓不足，可能会导致主钉的插入困难，反而会增加难以调整的旋转畸形，这在年轻患者中尤为明显；充分扩髓，可能会增加股骨近端医源性骨折的风险，这在重度骨质疏松的老年患者中风险更高。

（5）转子间加强型髓内钉：转子间加强型髓内钉（trochanteric fixation nail advanced，TFNA）主钉规格较 Synthes 公司前期产品（PFN、TFN、PFNA）具有明显改进。主钉近端设计为更为纤细的 15.66mm 直径，且近端外侧进行了工艺上切削操作，使外侧面更为平整，主钉外翻角为 5°（传统髓内钉为 6°）。以上参数的改进使术中置入 TFNA 主钉更简便，并减少了髓内钉对股骨近端外侧皮质的干扰，避免股骨近端假体周围骨折的发生。髓内钉头钉为一个整体，相较于 PFNA 分体式设计具有更强的结构刚度。头钉螺旋刀片的旋转加压过程通过配套的置入器械实现。螺旋刀片的刀刃数量由传统的 4 条改为 3 条，头钉尾部的凹槽及辅助置钉器械的特殊标识,保证螺旋刀片置入后形成倒三角形状:2 个底角朝上,托住股骨头,1 个顶角朝下。这样的构型可以避免负重时偶发的单一刀刃对股骨头骨质的切割。头钉末端设计有孔洞结构,与头钉的中空轴线相通。针对严重骨质疏松的患者,可通过头钉尾端向股骨头内注射骨水泥,以增加头钉在股骨头内部的把持力。推荐注入骨水泥不超过 6mL,这样既保证足够的把持强度,又能避免股骨头坏死的发生。TFNA 的头钉在主钉内的锁定固定装置与 TFN 类似,通过主钉近端的插销锁定,维持头钉在股骨近端的位置,并具有一定距离的滑动空间。

3.髓内钉固定后骨折断端的二次稳定理论 在理解骨折断端二次稳定理论前,需要明确以下几个概念。

(1)望远镜型移位:DHS 中的拉力螺钉在实现颈干固定的同时还可以实现与股骨干钢板在 135°角的套筒中滑动,这种滑动的方式称为望远镜效应。由于髓内钉保留髋部拉力螺钉,应用髓内钉固定股骨转子间骨折可以观察到股骨头颈与拉力螺钉(或螺旋刀片)共同向外滑动,早期文献将这种现象称为"股骨干内移",近期的文献称之为"望远镜型移位"。

(2)初次稳定:骨折导致骨皮质失去原有的连续性,经手术治疗后,通过复位、固定恢复原有解剖结构和力学稳定性,获得了初次稳定。

(3)二次稳定:骨折固定后在髋周肌肉的收缩运动及负重行走作用下,骨折块与骨端之间,或者骨端与内置物之间,进一步接触、契合、夯实,最终获得新的力学稳定性。

对于绝大多数骨折,特别是稳定型骨折,经过复位固定后骨折断端可以直接接触对合获得稳定,二次稳定现象并不明显。但是不稳定型骨折,除了骨折断端直接接触外,骨折断端还可以通过与内置物接触获得支撑,实现二次稳定。其主要表现在:股骨颈干角的改变、骨折部位压缩所造成的股骨颈短缩及股骨头颈部沿固定器械主轴的旋转运动。

髓外固定时(以 DHS 为例),大转子外壁不完整,或潜在不稳定型骨折在固定时造成医源性大转子外壁骨折,或大转子外壁较薄近端骨块接触后有可能造成该部位继发性骨折,使患者失去了二次稳定机会,最终可导致内固定失败。

而髓内固定属于中心性固定,主钉插入髓腔内,不稳定骨折,股骨近端发生望远镜型移位时,除了骨折断端可以直接接触外,尚可与主钉钉体接触构成支点,获得二次稳定。由此可见,髓内固定不需要对内侧骨块解剖复位固定,不干预内侧的生物学环境,自然增加了骨折的愈合率。中国人民解放军总医院(301 医院)创伤骨科通过动态 X 线片和 CT 测量连续观察了 150 例转子间骨折术后的再稳定情况,发现骨折的愈合与骨折断端的二次稳定密切相关。因此,由于髓内固定能够获得有效的二次稳定,使其适用于任何类型的骨折固定,尤其是在不稳定型骨折固定中表现优异。

七、髓内钉的手术技术

以 PFNA 为例介绍股骨近端髓内钉固定技术。

1.术前准备和体位 本手术对体位要求较高,只有正确的体位和良好的透视角度才能获得最佳的复位。对于高龄患者,推荐使用局部神经阻滞麻醉;其他患者根据个体情况选用全身麻醉或硬膜外阻滞。

患者仰卧位于可透视的牵引床上,牵引床的优势在于能够解放医师的双手以进行持续稳定的轴向和旋转复位。患者平卧于下肢牵引床上,两腿分开,双足固定于可内外旋的牵引脚踏板上。健侧肢体伸直外展或屈膝、屈髋、外展、外旋位稍微对抗牵引;患肢通过外旋外展位牵引,然后内旋内收复位骨折,并维持牵引。应注意对双下肢和会阴部保护,良好松软的衬垫能够避免双足和会阴区在持续牵引时受压出现损伤。上半身偏向对侧,患者患侧臀部尽量靠近手术台边缘,同侧上肢应该悬吊于胸前,并将上身向健侧倾斜10°～15°,患肢内收10°～15°以显露进针点,为手术操作提供更好的空间。这一点对于肥胖患者尤其重要。

体位摆放好后,应准备 C 形臂机或 G 形臂机做术中透视准备。应在患肢消毒铺中开始前,调整影像增强器的位置,以便术中获得准确的透视角度。如果采用 C 形臂机进行透视,还应检测在前后位和侧位转换过程中健侧肢体是否会对其阻挡。推荐使用 G 形臂机,它能够同时获得前后位和侧位像的影像学表现,明显减少术中透视和手术时间。标准的前后位影像要求图像采集器与患者躯体的水平面相垂直。侧位影像要求图像采集器应与股骨颈的纵轴同处一个平面,并与股骨颈纵轴垂直,即影像采集器与地面呈10°～30°的倾斜角,同时与下肢轴线成 40°。

采用侧卧位对股骨转子间骨折进行手术和固定也是一种有效的方法,对于无牵引床的医院而言,是一种很好的选择。该体位有以下优点:①术前准备简单,无须牵引床的安置及影像增强器准备;②避免牵引床相关的并发症,包括会阴部压伤、下肢神经牵拉伤等;③不需要进行术前复位;④容易确认髓内钉的进钉点。该体位更适用于单纯的单侧股骨转子间骨折。当合并其他部位骨折和损伤时,如脊柱骨折、对侧肢体骨折、骨盆骨折、胸腹部外伤,是该体位使用的禁忌证。

使用侧卧位时,应注意以下问题:①体位准备时,应牢固稳定骨盆,便于术中复位和确认透视角度;②双下肢之间应放置好衬垫,有利于维持下肢中立位;③手术时至少需要额外 1 名医师对肢体进行牵引复位;④骨折复位依然是所有手术步骤的第一位,因此可在预置头顶螺钉的部位先行予以有限切开,用于辅助复位;⑤术中透视要求更高,应用全透视骨科床进行手术,正确识别健侧和患侧的头颈部和大转子影像,避免出现透视死角及将健侧影像误认为患侧影像,导致进钉点和头颈螺钉定位错误。

2.骨折复位　骨折复位必须在髓内钉固定之前完成。任何试图借助髓内钉复位,或插入髓内钉后再行复位往往会徒劳无功。对于大多数转子间骨折,只需要足部轻度内旋,持续牵引即可复位。复位过程中髋关节内收还是外展位、屈曲位或内收位,取决于骨折的类型及其所造成的畸形。如果不能实现骨折的闭合复位,有限切开直接复位是非常必要的。

复位完成后,须在透视下检查复位效果。转子间骨折复位的标准如下:①髋关节前后位像上,内翻<5°,外翻<20°。对于内翻畸形的复位严格程度明显高于外翻畸形。这是因为适度的外翻可以减少偏心力矩,从而减少内置物的剪切应力和肢体的短缩畸形(图2-6);②侧位像上,成角<10°;③旋转移位<15°。

图 2-6　转子间骨折复位的标准

　　良好的骨折复位或适度的外翻可以减少偏心力矩,从而减少内置物的剪切应力和肢体的短缩畸形;轻度的内翻畸形会降低骨折固定的稳定性,导致头颈部内翻,下沉甚至旋转,导致手术失败

　　对于 A1.3 型骨折,由于小转子附着于近端骨折块,髂腰肌的牵拉导致近端骨块极度外旋,并向前、向内侧移位,所以该类骨折靠牵引难以复位。因此,可以采用以下复位方法:①有限切开,通过一把复位钳,一端置于小转子附近,一端置于远端骨折块外侧,钳夹复位;②在股骨近端骨折块打入 2 枚粗克氏针作为摇杆,下压并推向近端辅助复位;③在股骨近端前内侧插入顶棒,向后下方加压复位骨折;④线缆捆绑技术。对于非常不稳定的骨折,由于骨折复位后容易发生再移位,可以打入克氏针临时固定。对于逆转子间骨折,可参见股骨转子下骨折复位的辅助复位技巧。

　　值得注意的是,当骨折复位完成后,在后续置钉过程中由于不恰当的操作,依然有可能造成骨折断端分离,多发生于逆转子间骨折。如果术中没有及时发现,使断端在分离位置上固定,负重时骨折断端的接触减少,不能有效分担应力载荷,应力将全部集中在内固定装置上,会增加骨折不愈合或内固定断裂的风险。为避免该情况的发生,应适时放松患肢牵引,并在透视下确定骨块之间获得接触,方可完成拉力螺钉加压和远端锁定等操作。

　　3.进钉点　由于外翻角型顺向髓内钉广泛用于临床,因此大转子顶点是目前最常用的进钉点。确认正确的进钉点是髓内钉技术的最重要一环,它既可以保证骨折生物力学稳定性,又可以避免不必要的软组织损伤。应该注意的是,不同的内固定器材由于其外翻角度设计不同,进钉点也有所差异。尽管大转子顶点进钉具有手术操作时间短、术中透视次数少、术中失血少、软组织损伤小等优势,但仍会造成周围肌肉附着点的损伤。因此,如何正确地选择进钉点非常重要。

　　首先选择正确的手术切口。手术切口的体表投影沿股骨干轴线向近端延伸,越过大转子画线,以其与经过髂前上棘垂直于地面的直线交点为中心做切口。如果患者较胖,可以适当向近端延长切口,避免过厚的软组织影响操作。逐层分离皮下组织至阔筋膜,切开阔筋膜,寻找大转子顶点。

　　应在影像增强器监视下寻找正确的进钉点。前后位显示进钉点位于大转子顶点或稍偏内侧。侧位显示进钉点的方向与股骨髓腔平行。解剖学上,进钉点应位于股骨大转

子中部,因为该部位是股骨大转子的"裸区",能够最大限度地避免对周围肌肉附着点的损伤,尤其是臀中肌。该区域前方与臀小肌止点相邻,后方与臀中肌止点相邻,近似圆形,直径约为 21mm;外面观显示该区域中心位于大转子顶点下方 11mm 和大转子中线偏前 5mm 的交点处,面积约为 354mm²。

进钉点偏外是最常发生的错误。常见的原因包括错误的进钉点选择、肥胖患者软组织的阻挡、体位准备不足、手术铺单的影响、扩髓时保护套筒使用不当。在偏外的进钉点插钉,一方面会导致复位丢失,出现髋内翻;另一方面置入股骨头内的螺钉位置会偏高,增加了头颈螺钉切割的风险。充分的体位准备、准确的解剖认识、良好的透视配合和合理的扩髓都可避免该问题的发生。

4.扩髓　在骨折尚未复位之前,切勿扩髓,否则即使调整位置,髓内钉仍然会沿着错误的方向进入。正确插入导针后,准备近端开口扩髓。一般常用电动近端开口扩髓钻沿导针进行扩髓。对于严重骨质疏松患者,有时也可考虑使用手动扩髓钻或开口凿。对于不稳定型骨折,当选择长的髓内钉固定时,应根据患者的年龄、髓腔的宽度决定是否需要对股骨干进行扩髓。

在扩髓过程中维持骨折复位非常重要,并应避免开口外移的发生:①在此过程中,需要施加一个向内的力量来维持复位,否则容易造成大转子部位的骨折再次移位;②应在套筒保护下进行扩髓操作,过程中向躯体侧推压套筒,避免髓腔开口和扩髓过程中铰刀逐渐外移,造成钉道偏向外侧;③扩髓的过程要求"快钻慢进",也就是要求高转速,但不能向远端用力顶着钻,使靠扩髓钻自身旋转磨锉进入髓腔,避免扩髓钻经骨折线挤入髓腔,加重骨折移位,引起髋内翻畸形,同时降低了骨折内固定后的稳定性。

导向套筒还能够保护软组织,避免术后出现切口内脂肪液化。

5.主钉的置入　对于大多数患者,应选择标准长度的股骨近端髓内钉。对不稳定型转子间骨折,尤其是逆转子间骨折,髓内钉会承受更大的应力,推荐选择更长的髓内钉。长髓内钉可将应力更多地分布到股骨干上,避免局部应力集中所致的并发症。

徒手插入主钉,如果遇到阻力可以旋转手柄。尽量不要锤打入钉,这有可能造成医源性股骨干骨折或近端骨折。应在术中透视下确定主钉的深度和旋转。在"股骨颈侧位"上,调整手柄的角度,使其位于股骨颈的正侧方。在前后位上,要保证恢复>130°的颈干角。如果颈干角<130°为髋内翻,此时应该退出头钉导针,并稍稍外展患肢或牵引健侧患肢,调整完成后进一步插入主钉,再次钻入头钉导针。

6.头钉的植入

(1)螺旋刀片的置入和骨折断端加压:主钉位置满意后,使用导向套筒打入头钉导针。透视下确认导针的正确位置:前后位像上,应当平行于股骨颈轴线,位于股骨颈长轴中线偏下的位置,其尖端位于软骨下骨表面 5mm;侧位像上,平行股骨颈轴线,位于股骨颈中线部分。测量导针深度,螺旋刀片的长度应为测量深度数减去 10mm。

敲击螺旋刀片至股骨头软骨下骨。注意在打入头钉过程中逐渐松开牵引。完全松开牵引后,进行骨折断端加压,加压方式如下:①大多数情况下,通过旋转手柄锁紧螺旋刀片,可以实现加压;②在头钉尾部旋入术中加压螺栓,反向旋转套筒上的限位螺栓,让套筒尾部与术中加压螺栓接触,进一步旋转,用瞄准臂为支点实现术中加压。完成加压后,须注意螺旋刀片的加压空隙是否消失。当间隙消失后,螺旋刀片才能锁定而不能旋转。如果该空隙不能完全消失,需要重新置入螺旋刀片。

(2)头钉的选择:对于合并严重骨质疏松患者或老年患者,推荐选用螺旋刀片。其优势在于:①能够同时解决防旋和承重;②螺旋刀片直接打入,不需要预先钻孔,不会造成骨质丢失;③螺旋刀片对其周围的松质骨造成挤压,可以夯实疏松的骨质,使其变得更加结实、密集,增加螺钉的锚合力。对于中青年患者,推荐选用普通螺纹头钉,因其股骨颈内骨质较好,如果直接打入螺旋刀片很可能造成股骨颈的医源性骨折。

(3)头钉置入位置的评价:拉力螺钉在股骨头中的位置是影响转子间骨折内固定稳定性最重要的因素之一,尤其对于合并重度骨质疏松的高龄患者。骨折复位不良,尤其侧位上骨折复位不良,是导致头颈螺钉位置不良的主要原因。一般认为股骨头颈内螺钉的位置应当中线偏下,偶尔还可以偏后,确保螺钉的上方及前方可以保留更多的骨质。评价头钉位置最常采用尖顶距(TAD),其可以对股骨头内拉力螺钉的深度和中心化程度进行准确评估,并预测手术是否成功。

尖顶距是指在矫正放大率后,正、侧位 X 线片上所测得的拉力钉尖端到股骨头顶点距离的总和(图 2-7)。头颈螺钉在正、侧位影像上均位于软骨下骨 10mm 以内,并在股骨头的中央,才能避免尖顶距过长,减少螺钉的切出率。一般要求头颈螺钉的尖顶距<25mm。研究发现,TAD<20mm 可能会增加头钉内侧切出的风险;TAD>30mm 可能会增加头钉近端切出的风险。

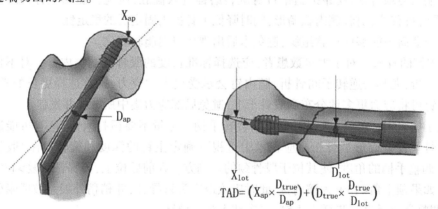

$$TAD=\left(X_{ap}\times\frac{D_{true}}{D_{ap}}\right)+\left(D_{true}\times\frac{D_{true}}{D_{lot}}\right)$$

图 2-7　尖顶距(TAD)示意

X_{ap}是指前后位 X 线片上拉力钉尖端到股骨头顶点的距离;X_{lot}是指侧位 X 线片上拉力钉尖端到股骨头顶点的距离;D_{true}是指拉力钉的实际直径;D_{ap}是指前后位 X 线片上拉力钉的直径;D_{lot}是指侧位 X 线片上拉力钉的直径

7.远端锁钉的置入　使用导向器锁定远端锁钉,无论是稳定型还是不稳定型转子间骨折,推荐采用静力锁定。远端动力锁定或多枚螺钉锁定都可能会增加假体周围骨折的风险。这是因为这种锁定方式会使内置物的尖端会产生应力集中,导致骨折发生。对于有 2 枚远端交锁螺钉的髓内钉,可选择近端 1 枚螺钉交锁,远端钉孔旷置,减少应力集中。由于转子间骨折患者通常不需要取出内固定物,因此大多数情况下不需要置入尾帽。冲洗后逐层缝合切口。

八、术后处理

任何接受了髓内钉固定手术的患者都应允许其进行术后负重功能锻炼。医护人员不仅应协助患者早期下地活动,助其恢复回归家庭和社会的信心,而且还应对患者及其家属和陪护人员进行家庭教育,预防跌倒再骨折。

推荐术后第 1 天应该完成 X 线和髋关节 CT 三维重建的影像学评估。这有利于医师更准确地判断骨折复位情况和拉力螺钉在股骨颈的位置,从而决定患者术后处理计划。一般来说,术后第 1 天早晨,一方面嘱患者开始下肢肌肉等长收缩训练和股四头肌训练。另一方面,要求患者处于坐姿,这不仅有利于降低肺部并发症的风险,还有利于为下一步患者下地负重活动提前做准备(避免直立性低血压)。影像学评估完成后,患者在医师指导下由患者家属或陪护人员协助在助行器保护下下地负重活动。

在固定稳定的前提下,关于早期是完全还是部分负重功能锻炼,目前存在争议。尝试部分负重时,下肢肌肉会在髋部产生相当大的压力。此外,床上活动和使用便盆所产生的应力和正常行走时所产生的应力相当。甚至,足踝关节运动也会对股骨头产生较大的继发于肌肉收缩的负荷。有研究表明,股骨转子间骨折内固定术后不限制负重并未增加并发症的发生。因此,推荐对于固定稳定的骨折,不需要限制负重功能锻炼。对于复杂的不稳定型骨折,推荐术后 1 个月进行下地负重功能锻炼,且应在严密影像学检查基础上逐渐增加负重锻炼。

术后的康复不应仅局限于骨折,还应关注下肢血栓形成的预防、骨质疏松的治疗、跌倒的预防和内科疾病的管理。术后 5 周内建议口服抗凝药物预防下肢深静脉血栓形成。钙剂和骨化三醇可治疗骨质疏松症,特立帕肽的使用不仅可以治疗骨质疏松,还可能有利于骨折愈合。当骨折愈合后加用双膦酸盐类药物,加强对骨质疏松的治疗,降低再骨折风险。重视家庭教育,增加患者室内外活动时的保护措施,预防跌倒。内科疾病的控制也有利于减少骨折不愈合风险,并减少跌倒的发生。

九、术后并发症及其预防策略

采用髓内钉固定髋部骨折具有明显的力学优势,包括经内置物近端向股骨距应力传导更充分,轴向固定使内置物作用力臂更短和所承受的应力更小,软组织和骨膜干扰更少,手术时间和住院时间更短,围术期输血需求更少,术后行走功能更好,肢体短缩发病率更低。尽管如此,随着髓内钉在临床上广泛应用,也带来了一系列新的髓内钉相关并发症,其发生更多与手术技术相关。常见的并发症将在下面分别介绍。

1.内科并发症　由于发生股骨转子间骨折多为老年患者,其内科并发症发生和加重是这类患者围术期最常见的并发症。即使患者术前一般情况良好,且不合并明确的内科疾病,内科并发症的发病率仍高达 20%。认知功能障碍和神经系统病变是围术期比较常见的并发症,其更容易发生在术后,往往持续时间较短。急性肾功损害发病率约为 25%,贫血的发病率高达 45%,心血管疾病和血栓的发病率约为 5%。心力衰竭和心肌梗死是患者死亡的最常见原因。医院获得性肺炎和尿路感染也会影响患者的预后,其所继发的血源播散性感染会导致内置物松动和骨折不愈合。值得注意的是,如果患者在术后发生胸部感染,其30天内的病死率可高达50%。

2.对位对线不良　对位对线不良是髓内钉固定失败常见的原因之一,包括复位丢失、机械力学稳定性不足、髋内翻畸形、拉力螺钉的切出及髓内钉远端的假体周围骨折。任何在冠状面>5°、矢状面>10°、轴面>15°的移位都可能导致髋关节内压力分布异常,最终导致手术失败或关节退变加速。不正确的进钉点也可能会增加外侧皮质的间隙,加重髋关节内翻畸形。当逆转子间骨折线向转子下延伸时,更容易出现内翻、旋转和短缩畸形。

根据其发生时间,可将其分为原发性和继发性。原发性的力线不良发生于患者即刻离开手术室后,其往往是不正确的进钉点和骨折复位不良所致。术者精细的外科技术是避免该并发症发生的关键。骨折的复位不能仅通过简单的髓内钉插入来实现。在进钉之前,应实现良好的骨折复位并选择正确的进钉点,这对于逆转子间骨折尤为重要。不对称肌肉牵拉会导致外侧入路的大转子顶点的进钉点困难,增加力线对位不良的风险,因此有时可以考虑梨状窝入路的梨状窝进针点。继发性的力线不良是发生在术后某一时段,因骨折块移位所致。常见的原因包括严重的骨质疏松症,对不稳定的骨折髓内钉类型选择不当,过早的动力化,患者对术后严格负重限制依从性不够。静力锁定、合适髓内钉的直径和严格的限制负重可减少这类并发症的发生。

3.头钉切出　头钉切出是指由于颈干角变小使头颈部分内翻和旋转,从而导致拉力螺钉从股骨头中切出(图2-8)。据文献报道,其发病率为1.0%~6.3%。其是导致该部位髓内钉失败的主要原因,约占85%。导致其发生常见的原因包括患者年龄、骨质量、骨折类型、复位程度、拉力螺钉的位置、内置物的设计和髓内钉角度的选择。

图2-8　在股骨颈内不正确的拉力螺钉位置导致头钉切出

预测该并发症发生最常见的四大因素:不稳定型骨折、骨折复位欠佳、股骨颈内拉力螺钉位置不理想和髓内钉的设计。其中最重要的是骨折复位和拉力螺钉在股骨颈内的位置。良好的骨折复位是骨折内固定的前提,理想的拉力螺钉位置在正位像应位于股骨颈中下区域,在侧位像应位于股骨颈正中。其中侧位像居中尤为重要。如果前3种因素同时存在,可大大增加头钉切出的风险。头钉切出并发症在复杂的不稳定型骨折中更为常见,因为该型骨折的解剖复位更困难,从而导致在股骨颈内合适的头顶位置难以实现。避免其发生的关键在于:详细的术前规划,正确的骨折评估和分型,以及准确的手术技术。

4.假体周围骨折　假体周围骨折常发生于髓内钉远端,是一种严重的并发症。应用早期设计的髓内钉治疗骨折时,这种并发症更为常见。第一代 Gamma 钉其假体周围骨折的发病率是髓外固定装置的 4.5 倍,这可能和其近端过大的外翻角、髓内钉没有正常的生理前弓和远端动力化交锁螺钉相关(图 2-9)。随着髓内钉设计的进步和外科技术的提高,现代髓内钉的外翻角为 4°~6°,使得髓内钉和股骨近端解剖结构更加匹配。相比动力锁定,远端交锁采用静力锁定更能减少假体周围骨折的发生。有些髓内钉的远端为音叉样设计,能有效分散远端的应力,也可减少远端假体周围骨折的风险。选用髓内钉的长短和假体骨折的发病率没有必然联系。

图 2-9　早期 Gamma 钉

由于其远端双螺钉设计,导致局部应力集中,继发假体周围骨折

此外,还有一种比较少见的术中假体周围骨折并发症——股骨前方皮质的撞击和穿出,多发生于身材矮小(身高<160cm)且伴股骨前弓较大的患者。周密的术前规划和选择偏后的进钉点可避免该并发症的发生。

5.“Z”字效应和逆“Z”字效应　2002 年,有学者报道这种特殊的并发症。其发生于特定设计的髓内钉系统,该款髓内钉有两枚独立的头颈螺钉,如 PFN(图 2-10)。由于股骨近端复杂的力学传导方式,有时双钉滑动加压难以实现,因此出现了“Z”字退钉,即下方的螺钉向外侧移位、骨折内翻畸形和上方螺钉穿出股骨头。逆“Z”字效应是指上方的螺钉向外侧移位,下方的螺钉向内侧移位。这类并发症的生物力学原因尚不清楚,但是骨折复位后存在的内翻畸形、进钉点选择不当和股骨内侧失支撑都可能是其重要的危险因素。

图 2-10　PFN 固定术后

由于双拉力螺钉设计导致同时滑动加压失败,继发"Z"字效应和逆"Z"字效应

6.拉力螺钉向骨盆内移位　拉力螺钉向骨盆内移位是一种少见的并发症,其主要和拉力螺钉的位置不良有关,多见于不稳定型骨折(图 2-11)。拉力螺钉穿透骨盆会带来严重的后果,如乙状结肠穿孔、腹膜后脓肿形成和神经血管损伤。其发生可能和髓内钉设计本身有关,也可能是一种特殊的逆"Z"字效应。

图 2-11　拉力螺钉向骨盆内移位

7.内置物断裂　髓内钉断裂主要发生于主钉和交锁螺钉交界处,也可发生于主钉本身。发生的原因可能和早期过度负重活动有关,也可与骨折延迟愈合或不愈合导致髓内钉所承受的循环负荷时间过长有关。通过增加髓内钉的长度和直径,或使用特殊交锁固定的螺钉可以降低内固定断裂的风险。

8.感染　感染的发病率为 1.1%~3.2%。由于髋关节周围软组织包裹良好且开放性骨折发生率低,因此该部位的感染发病率明显低于其他部位的髓内钉手术。感染的危险因素包括开放性骨折,预防性抗生素延迟,伤口愈合不良,手术时间过长,之前接受过外固定架固定,以及内科并发症等。

感染的治疗对医师和患者都是巨大的挑战。术后急性期感染,建议立即行冲洗和清创,全身应用抗菌药物。如果在彻底清创的基础上,没有内置物松动和骨折不稳定的迹象,可以保留髓内钉。一旦感染无法控制,保留髓内钉会大大增加手术失败的风险。应严密观察病情和内置物的稳定性,必要时取出髓内钉并采用其他固定方式。

9.骨折延迟愈合和不愈合　骨折延迟愈合和不愈合的发病率为 1%~2%。如此低的发病率得益于:①解剖学特点:股骨转子间丰富的血运和良好的松质骨结构;②手术方式:闭合复位髓内钉的广泛应用减少了对骨折断端血供和软组织干扰。骨折不愈合的发生多是由于患者的个体因素,如高龄患者所带来的骨折愈合能力严重下降、内科疾病(尤其是内分泌系统疾病)及其相关用药等。其他危险因素还包括复杂的不稳定型骨折、严重骨质疏松、内置物位置欠佳、开放性骨折、吸烟等。

如果发生骨折不愈合,建议行翻修手术。髓内钉动力化可增加轴向负荷和股骨断端的压力,有促进骨折愈合的可能。但目前对该方法仍存在较大争议。推荐采用更换更粗、更长的髓内钉或髋关节置换术。

10.神经血管损伤　神经血管损伤常发生在术中,常为医源性损伤。过度牵引,以及导针、钻头、螺钉尖端和螺旋刀片都可能会损伤神经血管,移位的骨块也可能会造成该损伤。

血管损伤最常受累的是股深血管,其次是股浅血管、臀上血管和腹壁下血管。由于患者多为老年人群,其下肢常伴有不同程度的动脉硬化,此类血管内皮脆性增加,易发生破裂出血或血栓形成,导致急性下肢缺血性病变。医源性的血管损伤可分为出血性疾病(由锐器所致,如克氏针、导针、钻头、螺钉尖端和刀)和栓塞性疾病(由拉钩、牵开器或钳子所致)。应根据不同的血管损伤情况进行治疗。对于急性出血,可采用选择性的血管栓塞术。对于假性动脉瘤形成,可行切开进行修复。

股神经、坐骨神经和臀上神经更易受累。移位的小转子骨块可能会损伤股神经,髋关节周围的异位骨化会损伤坐骨神经,通过牵引床骨折复位置钉的过程也会损伤臀上神经。治疗的关键在于解除物理压迫。

第二节　股骨转子下骨折

一、流行病学

股骨转子下骨折是一种发生于股骨干的特殊骨折,通常认为其是发生于从小转子下缘至其远端 5cm 之内的骨折。该骨折多发生于以下三类人群:①年轻患者,多由高能量损伤所致;②老年骨质疏松患者,多由低能量损伤所致;③不典型骨折,多为长期服用或一次性高剂量使用双膦酸盐类药物的骨质疏松患者。值得注意的是,该区域也多发生病理性骨折,据统计 17%~35% 的股骨转子下骨折是病理性骨折。

二、应用解剖

由于骨折近端和远端强大肌肉力量的牵拉导致骨折畸形严重且复位困难,使股骨转子下骨折的治疗具有很大的挑战性。骨折断端移位的特点,源于骨折后近端、远端骨块所受到的肌肉张力不平衡。股骨近端由于髂腰肌、臀中小肌和短外旋肌群的牵拉,多发生屈曲、外展、外旋畸形。股骨远端由于大收肌和长收肌的牵拉,多发生短缩和内收畸形。

股骨转子下区域不仅是股骨近端松质骨和股骨干皮质骨的交界处,而且还是股骨干处应力传导最为集中的部位。转子下内侧和后侧骨皮质承受很高的压力,外侧皮质承受很高的张力,因此,粉碎性骨折十分常见。这种双侧不对称的力学特征决定了髓内钉轴心固定比钢板偏心固定更有力学优势。髓内固定,尤其是股骨近端髓内钉,不仅能提供更好的机械力学稳定性,还可有效地减少内置物和骨折断端微动。

三、损伤机制和临床评估

1.损伤机制　对于年轻患者,导致转子下骨折通常为高能量损伤,常见的原因包括车祸伤、高坠伤、工业生产事故等。对于老年骨质疏松患者,导致该骨折通常为低能量损伤,最常见的原因就是跌倒。对于发生不典型骨折的患者,其多合并长期的双膦酸盐用药病史,骨折的损伤机制和老年骨质疏松患者相似,但有时也可为自发性骨折。此外,转子下骨折还可发生于股骨颈骨折空心钉内固定术后。由于空心钉直径为 6.5~7.3mm,3枚螺钉削弱了股骨近端张力侧皮质的坚固性,从而造成股骨转子下骨折。因此,为了避免该类骨折的发生,建议螺钉在股骨外侧皮质的位置不应低于股骨小转子水平。

2.临床评估

(1)骨折的评估:通常骨折后患肢活动受限明显,不能负重,伴下肢短缩畸形。仔细询问患者病史,除外肿瘤转移造成的病理性骨折。该骨折常合并较大的出血量,局部常表现为明显的水肿和淤血,应注意患侧下肢腿围变化,动态监测血红蛋白及血容量变化,警惕休克的发生。尽管开放性骨折和血管神经损伤的情况并不常见,但还是应进行详细的体检,以评估是否发生这些情况。

(2)相关损伤的评估:对于高能量损伤所致的转子下骨折,应警惕合并脏器损伤的可能,评估是否存在头、胸、腹和盆腔脏器损伤。如果存在,应遵循生命支持治疗的原则先挽救生命。在成功的复苏治疗后,才可以考虑行骨折的确定性手术。如果复苏后生命体征仍不稳定,应遵循损伤控制原则,先行外固定架或骨牵引,防止局部肌肉挛缩。除了全身情况,还应检查是否合并其他骨折,包括股骨颈骨折、骨盆骨折、髋臼骨折、脊柱骨折等。

对于低能量所致的老年转子下骨折,因其多数为跌倒所致,应明确跌倒的原因。晕厥、癫痫发作、胸痛、呼吸困难等常见的老年跌倒的病因,应详细询问患者及其家属。跌倒过程中,有无损伤头、颈部导致颅内出血或颈部骨折脱位,也是评估检查的重要一环。除此之外,跌倒时应了解患者有无保护性上肢支撑,这可能会继发桡骨远端骨折、肱骨干骨折、肩关节骨折脱位。

3.影像学评估　该病的诊断主要依靠 X 线检查。应摄患侧髋关节和股骨的正侧位及骨盆正位片。髋关节正位片判断骨折近端外展畸形的情况,髋关节侧位片判断骨折近端外旋和屈曲畸形的情况。还应该辨识骨折线是否累及梨状窝、大转子、小转子,这对于内固定物的选择非常重要。股骨的正侧位片应包含膝关节,用于判断股骨的长度、髓腔峡部的直径和合并损伤的情况。骨盆正位片能够获得健侧髋关节的影像,有利于明确患者颈干角的大小,从而选择合适的股骨近端髓内钉。如果考虑为不典型骨折,必须评估对侧转子下区域的皮质厚度,明确是否存在骨折或发生骨折倾向。如果通过 X 线检查不能获得足够的术前信息,应行 CT 检查。这样一方面有利于判断骨折线和邻近结构的解剖关节,另一方面可以明确是否存在股骨颈骨折和骨盆环损伤。

四、骨折分型

由于股骨转子下骨折的复杂性,其相应的骨折分型也较多。目前已报道的股骨转子下骨折的分型系统有 15 种,最常用的分型系统有以下两种:AO/OTA 分型(图 2-12)和 Seinsheimer 分型(图 2-13)。这两种分型系统都关注于骨折近端的完整性、骨折块的几何形态和骨折的粉碎程度。通过这些分型系统有利于提高对骨折的认识和明确对内置物的选择。这两种分型最大的区别在于 AO/OTA 分型仅将小转子下 3cm 以内定义为转子下区域,而 Seinsheimer 分型则将小转子区域一并定义为转子下区域。

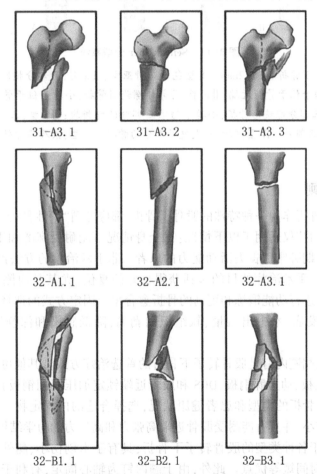

图 2-12　AO/OTA 分型系统

该分型将股骨转子下骨折分为横断、斜形和粉碎性骨折 3 种类型

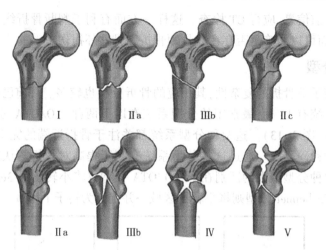

图 2-13 Seinsheimer 分型系统

Ⅰ型,任何转子下骨折移位<2mm。Ⅱ型包括三种亚型:Ⅱa型,两部分横断骨折;Ⅱb型,两部分螺旋形骨折,小转子位于骨折近端;Ⅱc型,两部分螺旋断骨折,小转子位于骨折远端。Ⅲ型包括两种亚型:Ⅲa型,三部分螺旋形骨折,小转子为第三部分的骨折块;Ⅲb型,三部分螺旋形骨折,外侧蝶形骨折块为第三部分。Ⅳ型:四部分或更多部分的骨折。Ⅴ型:累及股骨转子间的转子下骨折结构特征

五、治疗原则

股骨转子下骨折作为一种特殊的股骨干骨折,都应遵循"干性骨折"处理原则选择手术治疗。非手术治疗仅适用于以下情况:①全身情况不能耐受麻醉和手术;②患者拒绝手术;③受伤前长期卧床已丧失活动能力的患者。非手术治疗的方法推荐采取屈髋90°的股骨髁上牵引。手术治疗的目的包括获得良好的复位(尤其是内侧),足够力学稳定性,允许患者更早进行功能锻炼和更高的骨折愈合率。固定方式的选择应最大限度地减少围术期全身并发症、术中出血量、软组织的剥离,降低感染和深静脉血栓形成的发病率。

目前,股骨近端髓内钉是股骨转子下骨折的首选治疗方式。其他可用的手术方式包括钢板(传统的钢板、动力髁钢板、DCS 和股骨近端锁定加压解剖钢板)和外固定架。应根据损伤的特点、骨折的类型和患者健康状况,选择合适的内固定物。所选用的内置物应操作简单、创伤小,并具有能耐受股骨近端高张力和高压力的力学结构特征。

髓内钉适用于各种类型的股骨转子下骨折,具有手术创伤小、髓外软组织血供保护好、出血少、手术时间短等优点。此外,由于髓内钉为轴心固定,有利于对抗股骨近端的高张力和高压力结构特征,可以允许患者进行早期功能锻炼。但是,使用髓内钉时最大的缺点是骨折闭合复位困难且技术要求高,旋转和内翻畸形不能得到纠正往往是手术失败的重要原因。

切开复位钢板螺钉内固定的优势在于能够直接实现骨折块的准确复位,尤其是内侧支撑的完整性。但是这种解剖复位并不意味着更好的临床预后和更高的骨折愈合率。

相反,相应的术后并发症更多,包括骨折块周围血供破坏严重、手术时间长、骨和软组织感染率高、负重功能锻炼晚,以及内置物去除后再骨折风险高。因此,钢板一般作为该部位骨折不愈合时翻修手术的选择,内固定物推荐选用 DCS 和股骨近端锁定加压解剖钢板。外固定架很少作为最终手术治疗方案用于股骨转子下骨折,对于多发伤患者损伤控制时,其可以作为临时固定方式。

六、髓内钉的固定理念

作为股骨转子下骨折的治疗首选,髓内钉(尤其股骨近端髓内钉)的优势:①更好的生物力学优势,能够有效地对抗旋转、轴向和剪切负荷;②更小的手术创伤,有利于骨折愈合;③允许早期进行负重功能锻炼,其住院时间更短和术后并发症更少。

股骨近端锁定方式的进步和提高是髓内钉固定获得临床成功的关键。根据其近端锁定方式的不同,将髓内钉分为单枚锁钉(从大转子指向小转子)、重建钉(指向股骨颈的双枚螺钉)、交叉锁钉(一枚向股骨颈方向,另一枚向小转子方向)和头颈螺钉(位于股骨头颈内粗大头钉,如 Gamma3、PFNA、InterTan 等)。对于合并重度骨质疏松的患者,应选用大直径的头颈螺钉以获得更好的力学稳定性。对于骨质较好的年轻患者,不推荐选用头颈螺钉,而应选择直径较小的重建钉或交叉锁钉,以减少对股骨颈内骨质和血供的破坏。

尽管髓内钉适用于绝大多数孤立的转子下骨折(即使是 Gustilo ⅢA 型开放性骨折),但也应认识到其在临床使用中的局限性和不足。当出现以下情况时,应谨慎选择或不选择髓内钉固定。

1.多发伤患者　外固定架是损伤控制外科中重要的组成部分,也是对于生命体征不稳定患者早期临时固定的首选。当患者生命体征不稳定、复苏延迟时,过早地使用髓内钉固定,会使髓腔压力增高、大量脂肪入血,增加肺部并发症的风险。应在成功复苏,血流动力学和心肺功能稳定后,再行髓内钉固定。分期手术、延迟使用髓内钉、减少扩髓操作、选择小直径的髓内钉或选择其他固定方式是避免其发生的相关措施。

2.多部位长骨干性骨折　多个长骨干骨折,尤其是双侧股骨干骨折,同时都选用髓内钉固定可能并不是正确的决策。因为这样会明显增加骨髓入血的量,增加系统性炎症反应综合征(SIRS)和肺栓塞的风险,从而对患者造成不必要的伤害。

3.Gustilo Ⅲ型开放性骨折　这类损伤常伴有严重的骨与软组织污染、软组织的破坏和缺损,在彻底清创和软组织修复覆盖的基础上,是选择一期还是二期的髓内钉手术存在困难,需要有丰富经验的高年资医师进行决断。一般来说,Gustilo ⅢB 和ⅢC 或是污染特别严重的患者不建议行一期髓内钉固定。

4.骨折不愈合　对于骨不连患者,需要综合评估骨不连的类型、畸形程度,选择合适的固定方式。对于不合并畸形的患者,更换更粗、更长的髓内钉可以提供更好的力学稳定性和有效的自体植骨。对于合并畸形的患者,常需截骨矫形和广泛植骨,选择钢板固定可能会容易成功。

5.个体解剖结构差异　股骨前倾角过大、颈干角过小、股骨颈过短、股骨前弓过大、股骨干髓腔过小都会影响内置物的选择。如果现有的髓内钉系统不能与之匹配,也应是髓内钉的手术禁忌证。

6.生长发育活跃的儿童和青少年 顺行股骨近端髓内钉不仅会破坏股骨近端生发中心,还可能导致股骨头缺血坏死。因此,对于年龄<8岁的患儿,推荐采用弹性髓内针;>8岁的患儿,可以考虑使用强度更大的髓内钉。选用髓内钉时建议使用外翻角更大的髓内钉类型,以避开近端的骺板。

七、髓内钉的手术技术

1.术前准备和体位 由于短小的股骨近端骨折部分受强大肌肉牵拉,往往畸形严重。因此,患者如无明显禁忌,推荐选用全身麻醉和肌肉松弛剂,有利于术中复位。常用的体位有两种:侧卧位不上牵引床和仰卧位联合牵引床。它们各有利弊,应根据医院的条件、医师的习惯选择和患者病情选择合适体位进行手术。骨科医师应当熟悉这两种体位复位理念上的差异。

当选择侧卧位不上牵引床时,应将患者置于全透视骨科手术床上,患肢稍屈髋屈膝,此时臀中肌、髂腰肌放松,由助手移动牵引骨折远端,恢复与近端的位置关系。该体位的优点:①进钉点的显露方便,适用于病理性肥胖患者;②造成骨折近端的肌肉处于松弛状态,复位更容易实现。该体位的缺点:①侧位透视较为困难,需要一定的经验;②旋转畸形不易控制;③多发伤患者,尤其是合并脊柱骨折、胸腹腔脏器损伤时,并不适合选用侧卧位。

当选用仰卧位联合牵引床复位时,患者取平卧位,固定骨折远端,用器械操作调整近端位置,进行闭合复位或有限切开复位。股骨转子下骨折不能依靠牵引床提供复位,仅为提供良好透视所需的体位,因此不必过度牵引患肢,避免牵引造成肌肉收缩导致骨折块进一步移位加重。其他术前准备和透视要求见股骨转子间骨折部分。

2.骨折复位 大多数情况下,可以实现骨折的闭合复位,矫正旋转、成角畸形,恢复肢体长度。所选用的体位不同,其骨折复位原则明显不同。无论何种体位,在扩髓和置钉前,必须实现复位。旋转、成角、长度复位标准见股骨干骨折部分。当骨折的近端和远端部分未能复位便行髓内钉的置入时,会造成骨折断端间的接触明显减少,最终导致骨折延迟愈合、不愈合或内固定失败。

侧卧位时,骨折复位的原则是远端对近端。复位的难点在于控制旋转,应透视下调整,纠正旋转畸形。仰卧位联合牵引床时,骨折复位的原则是近端对远端。虽然对于转子间骨折,通过牵引床内旋和牵拉肢体远端可以实现骨折复位,但是这种方法并不适用于转子下骨折。这是因为通过闭合复位内旋牵拉肢体远端并不能影响骨折近端的位置,反而会加重患肢内旋畸形。因此,患肢稍牵引,足极度内旋,以保持髌骨朝向正上方。这样可以方便术中纠正旋转移位。同时,了解股骨近端骨折移位的方向和机制是转子下骨折复位的基础:①当小转子骨块附着于股骨远端时,近端骨块移位相对简单,主要是外展移位;②当小转子附着于股骨近端时,近端骨块移位较为复杂,同时存在外展、外旋、屈曲移位。因单纯牵引不能纠正畸形,须对近端骨折块采取辅助复位操作。

常用的闭合辅助复位操作技术有以下几种。

（1）手法复位：对于较小外展、屈曲移位，向内、向下压迫骨折近端，进行复位。

（2）顶棒技术：在近端骨块外侧和前方经小切口分别置入两枚顶棒，下压并向内顶推复位。

（3）Schanz 针/摇杆技术。

（4）骨钩复位技术：远端向内移位的骨折，可以在远端使用骨钩，同时近端配合顶棒进行复位。

（5）复位"金手指"。

（6）阻挡钉技术：由于股骨近端髓腔宽大，可以通过阻挡钉技术纠正内翻和屈曲畸形。一枚阻挡钉从前后方向置入髓内钉预计轨迹的内侧，控制内翻畸形；另一枚阻挡钉从侧方由外向内置入髓内钉预计轨迹的后方，控制屈曲畸形。

当通过以上手段无法实现闭合复位时，应果断行切开复位内固定术。常用的方法：①复位钳：近端外展畸形的骨折，可以用点状复位钳，沿大转子和股骨干方向临时固定；②线缆捆绑技术：通过股骨外侧 2~3cm 的切口，在股骨的背侧和腹侧分别置入线缆通道装置；在确认骨折复位满意后，将背侧和腹侧的通道装置连接收紧；通过线缆通道置入足够长度的线缆或钢丝，然后移除线缆通道装置；连接线缆收紧器，在透视下逐渐收紧线缆或钢丝实现骨折复位固定。这些方法通常用于长斜形和螺旋形骨折。当转子下骨折为简单横行骨折时，很难通过以上方法进行有效的复位和稳定。可以通过复位钳夹持骨折近端，将其复位至正常的解剖位置，而暂时不处理骨折远端，这样便于确认正确的进针点和近端扩髓。

对于后内侧皮质粉碎的股骨转子下骨折，无论是采用闭合辅助复位技术，还是有限切开复位，都应避免在复位时对内侧骨块使用较大的拉钩，或直接分离其表面的软组织，否则会增加骨折延迟愈合或不愈合的风险。

3.进针点 正确的进针点是维持复位和手术顺利的关键（图 2-14）。由于转子下骨折的稳定性差，不恰当的进针点的位置和方向会导致骨折复位后的再次移位。例如，进针点偏外时，会使髓内钉在插入过程中指向过度偏内，从而使股骨近端部分过度被髓内钉挤向内侧造成内翻畸形。正确的术中正侧位透视影像，对于判断是否获得最佳进针位置是必要的。

图 2-14 在冠状面上将股骨干分为三份，进针点应在前中 1/3 交汇水平

不同的内置物、股骨近端解剖结构和骨折类型，其进针点也会不同。对于高位的转子下骨折，进针点应偏内以提高髓内钉对近端的把持力。对于骨折线经梨状窝的转子下

骨折,进钉点偏外能够避免髓内钉经骨折线固定,减少对骨折愈合的干扰。

4.扩髓 骨折复位完成并获得稳定的维持是扩髓开始的前提。因为近端髓腔宽大,即使导针通过骨折断端插入到股骨远端,其过细的直径也无法维持骨折复位,骨折近端依然处于屈曲畸形。这时进行扩髓会造成股骨近端后方皮质过度磨损,甚至缺损,从而减少骨折断端间的接触,增加复位困难,并降低了内置物的稳定性。

正确的进针点确认后,应用空心弯曲的尖锥或电动近端开口扩髓钻沿导针进行扩髓。通常选择股骨髓腔全长的髓内钉进行固定,因此应在透视下在股骨远端确认导针的位置。对于髓腔较窄的年轻患者,可从直径 8.5mm 的软钻开始,每次直径递增 0.5mm,直至比预计置入的主钉直径大 1.5mm 为止。扩髓时,用力要均匀温和,否则用力过大会带来新的移位或对股骨远端前侧骨皮质带来损伤,导致术中或术后的股骨髁上骨折。扩髓时,可以局部反复移动,以去除小的碎片。仰卧位扩髓时,容易偏向外后侧导致进针方向改变从而引起内翻,因此应注意使用套筒把持软钻的方向,保护外后侧皮质。

5.主钉的置入 连接主钉和导向器,注意固定螺丝一定要旋紧,否则在置入头钉的导向会不准确。对有前弓角度的解剖型长重建钉,置入时应先将导向器置于大腿前方,使前弓角适合入钉处的外翻角度。在透视监视下通过骨折断端。在置入主钉的后 1/3 时,逐渐旋转导向器90°至大腿外侧。注意在旋转主钉时,应透视检查骨折断端是否存在旋转移位,如果出现旋转移位,应拔出主钉,纠正旋转移位后重新置入主钉。如有需要可以在导向器上连接打砸器,用锤子轻轻敲入主钉。

6.头钉的置入 连接瞄准器和套筒,正侧位透视下钻入两枚导针,使针尖位于软骨下5mm。调整其置入的深度,确保两枚重建钉均可置入股骨头颈内。如果发现导针成"强斜位",即从股骨颈下方进入而头端位于股骨头上部,则可能是近端骨块存在内翻畸形,也可能是选择主钉颈干角偏大。调整并拧入相应长度的重建钉至软骨下 5~10mm。重复上述步骤,拧入第二枚重建螺钉(图 2-15)。

图 2-15　头钉的置入

A~C.安装瞄准器和套筒,打入导针后用阶梯钻开髓,然后拧入重建螺钉;D.如果发现重建螺钉成"强斜位",即从股骨颈下方进入而头端位于股骨头上部,则可能是近端骨折块存在内翻畸形

7.远端锁钉和尾帽置入 远端锁钉和尾帽置入同股骨干骨折部分。

八、术后处理

除了骨折断端缺乏接触或节段性骨缺损患者外,大多数患者允许其早期进行负重功能锻炼。负重量的大小主要取决于骨折类型和骨质量。术后 6~12 周,允许患者进行 10~

15kg 部分负重活动。术后 1 个月、2 个月、3 个月、6 个月、12 个月复查 X 线明确骨折愈合情况,根据骨折愈合的进展和患者的耐受程度逐渐增加负重量。

九、术后并发症及其防治策略

过去的研究显示,股骨转子下骨折的手术并发症发生率高达 21%。随着内置物设计的改进和手术技术的规范,相应的并发症有所减少。常见的并发症包括畸形愈合、骨不连、感染、血肿、局部疼痛和内置物失败。其中以前三种并发症最为常见,髓内钉术后因这些并发症的再手术率高达 4.7%。

1.畸形愈合　股骨转子下骨折畸形愈合的实际发病率远高于目前的临床报道。畸形愈合分为 3 种,即旋转畸形、患肢不等长和内翻畸形。其中,以内翻畸形对临床预后的负面影响最大。股骨近端外侧不完整、后内侧皮质粉碎失支撑、骨折复位不良、进钉点偏外等,都有可能造成内翻畸形。内翻畸形不仅会减弱髋关节外展肌肉的力量,影响髋关节功能,还会伴发明显的下肢短缩和旋转畸形,增加头钉切出的风险。

解剖复位和正确的髓内钉操作技术是避免该并发症的关键,必要时果断地有限切开复位也可以减小畸形愈合的概率。术中可根据大转子顶点和股骨头中心的关系判断是否存在内翻畸形。两者在一条水平线上,颈干角即可在 130° 左右,如果大转子顶点明显高于股骨头中心,则提示存在内翻畸形。避免畸形愈合的具体措施:①髋内翻畸形,应避免进钉点过度偏外;在扩髓前和扩髓过程中,实现并维持骨折复位;②旋转畸形,在内固定置入前应完成复位;术前评估对侧髋关节的前倾角度选择合适的内置物;③患肢短缩畸形,在内固定置入前应完成复位;术前测量健侧股骨长度作为参照。

如果畸形严重,患者可能需要接受截骨矫形手术。应根据原有内置物的种类、骨质量、有效骨量和股骨头内骨缺损的位置,选择合适的内置物用于截骨矫形术。其中,DCS是一种较为理想的选择,其优势在于:①该钢板可以跨越整个截骨区域,并位于其近端;②相比髓内钉,实现内翻、旋转和长度复位更容易;③DCS 的头钉通常置于股骨头的下方,该区域一般受原有内置物干扰较小,骨量保留更多。

2.骨不连　早年,采用髓外固定治疗股骨转子下骨折时,术后骨不连的发病率高达 20%。随着髓内钉的广泛应用,骨不连的发病率明显降低,文献报道约为 1%。骨不连常由以下原因造成:①由于周围强大的肌肉牵拉,导致该部位的骨折极不稳定;②该处骨折多为高能量损伤,其继发的周围软组织损伤多较为严重;③作为解剖结构的交界区域,该部位的血供较少,骨折愈合能力本身较弱;④手术复位过程中,闭合复位不满意或切开复位剥离过度,也会影响骨折愈合。

骨不连的治疗方法较多,应根据骨折的畸形程度选择合适的治疗方案。如果骨折的力线良好,内置物未失效,可以保留髓内钉行附加钢板治疗。如果骨折畸形严重或是内置物失效,应行更换内置物+截骨矫形术。多个临床研究结果显示,骨折近端只要能获得足够的稳定性,骨折愈合的概率就大大提高。对于萎缩型骨不连或合并骨缺损时,还应充分植骨治疗。当原有内置物头钉切出继发骨折近端骨缺损严重时,对于老年患者可行关节置换术。

3.感染　感染是转子下骨折术后最严重的并发症。感染的治疗不仅非常困难,而且常继发骨折不愈合。对于术后早期的感染,应该在保留内置物的基础上,彻底清创,并静脉选用敏感抗菌药物治疗。对于慢性感染,应移除原有内置物,彻底清创和创腔灌洗,并使用髓内抗生素占位器。必要时可采用外固定架临时固定。术后静脉选用敏感抗感染药物治疗。待感染控制后,再行确定性手术。

第三节　股骨干骨折

一、流行病学

股骨干骨折的年发病率为(10~37)/10 万,占成年人股骨骨折的 36.27%。按照 AO 分型,A 型占 70.26%,B 型占 18.17%,C 型占 11.57%。按照骨折部位,股骨干中段骨折最常见。由于被肥厚的肌肉软组织所包裹,开放性骨折并不多见,只占约 2%。股骨干骨折发病具有年龄和性别高特异度,常发生于 15~29 岁年轻男性(中位年龄 27 岁)和 70~94 岁老年女性(中位年龄 80 岁)。

股骨干骨折最多由高能量损伤所致,如车祸、高坠伤、枪伤或爆炸伤,以年轻患者多见。这些患者往往合并多发伤。1/3 交通伤合并股骨干骨折的患者常伴发胸部、颅脑、骨盆和对侧下肢的骨折。高坠伤合并股骨干骨折患者,其脏器损伤发生率为 3%。双侧股骨干骨折往往合并其他系统的损伤,病死率高达 1.5%~5.6%;死亡的主要原因包括严重的肺挫伤、肺炎、脂肪栓塞、急性呼吸窘迫综合征(ARDS)和心力衰竭。高暴力损伤和开放性骨折同样会增加骨折延迟愈合和不愈合,以及邻近关节僵直的风险。股骨干骨折的失血量为 0.5~1.5L,其中 1/3 的患者住院早期需要接受输血治疗。筋膜间室的发病率为 1%。

老年患者多由跌倒所致,约占整体发病人群的 25%,多为螺旋形骨折,常是单侧单发骨折。由于患者多为高龄老人,其合并疾病较多,尤其是重度骨质疏松。除了外伤,部分患者的骨折发生比较隐匿,可能是转移性病理骨折或不典型骨折。转移性癌症最常累及的长骨为股骨,其中股骨近 1/3 受累的人群占 50%。不典型骨折在股骨干骨折中的年发病率为 1‰。

二、应用解剖

按照 AO/OTA 分型,股骨干骨折定义为发生于股骨小转子下方以远至股骨内收肌结节近端 5cm 以内的骨折。股骨小转子下方以远 5cm 以内定义为股骨转子下骨折,其作为一种具有特定解剖学特点和力学特性的股骨干骨折,将单独介绍。

股骨是人体最大和最坚强的骨骼,周围被最丰厚的肌肉软组织所覆盖包裹。股骨的解剖形态包括 12°~15° 的生理性前弓,以及 125°~130° 的颈干角。髓内钉设计有适合前弓角度的弯曲;采用髓内钉固定时,必须维持此角度,严格避免向后成角畸形。股骨粗线是确定股骨复位的重要解剖标志。在股骨粗线位置,营养血管进入股骨,因此要避免使用大的 Hoffman、Bennett 等拉钩,减少骨膜的剥离,保护股骨干的血供。

　　股骨的髓腔起自股骨小转子水平,最远至股骨远端髁间窝皮质线末端前方,其近端延长线通过梨状窝,远端投影点位于后交叉韧带止点的前方(图2-16)。按照AO/OTA分型,根据髓腔的大小,将股骨干分为近端非峡部区域、峡部区域和远端非峡部区域(图2-17)。髓腔自股骨大转子至股骨外上髁连线近端1/4处开始狭窄,直至连线中点远端1cm,此线中点近侧2~3cm处是髓腔最狭窄的部位。不同区域的髓腔直径,会影响髓内钉型号的选择、交锁螺钉固定的数量及手术最终获得的力学稳定性,从而影响骨折愈合的结局。

图2-16　股骨髓腔远端投影点位置

　　股骨髓腔远端位于髁间窝皮质线末端前方,其近端延长线通过梨状窝,其远端投影点位于后交叉韧带止点前方

图2-17　股骨干髓腔分区

　　按照AO分型,根据髓腔的大小,将股骨干分为近端非峡部区域、峡部区域和远端非峡部区域

　　股骨的力学特点是内侧骨皮质承受压应力,而外侧骨皮质承受牵张应力。受力模式决定了髓内钉轴心固定是临床上最优的固定方式。而采用钢板偏心固定时,由于其安放

在张力侧,一般要求压力侧骨皮质完整且连续,否则容易形成吊臂样不稳定,导致骨折不愈合或钢板螺钉断裂(图2-18)。

图2-18 钢板偏心固定

钢板偏心固定时,由于其安放在张力侧,对压力侧骨皮质完整性要求较高,否则容易形成吊臂样不稳定,导致骨折不愈合及钢板断裂

股骨周围由三组主要的肌群包裹,包括前方的股四头肌,背侧的股二头肌和半腱半膜肌,以及内侧的内收肌群。各肌肉群的功能不同,导致了不同的骨折平面,断端移位方向不相同:①臀中肌、臀小肌,附着于大转子,作用为外展、屈曲、外旋髋关节;②髂腰肌,附着于小转子,作用为屈髋、外旋;③股四头肌,包括股直肌、股内侧肌、股外侧肌和股中间肌,除股直肌起自髂前下棘和髋臼上部跨越髋关节、膝关节外,其余起自股骨,仅跨越膝关节,主要作用是伸膝;④内收肌群,附着于股骨粗线及其内侧唇,主要作用是髋关节内收,同时有轴向的牵引分量;⑤后侧肌群,包括股二头肌、半膜肌和半腱肌,主要作用是伸髋、屈膝。

股骨干的血供主要来自股深动脉的滋养动脉。其由骨干的近端和后侧的股骨粗线进入髓腔,供应骨内膜,提供髓腔内骨皮质内2/3的血供。骨膜外血管提供骨皮质外1/3的血供。髓内钉固定时,扩髓会不可避免地损伤髓内血供,而髓外的血供得到了保障。同时,髓内的血供可以在术后2~6周自我修复,这样就为骨折愈合提供进一步保障。

三、损伤机制和临床评估

1.损伤机制 股骨干骨折大部分是由外伤所致,分为高能量损伤和低能量损伤。高能量损伤常见于年轻患者,包括两个方面:①直接暴力,如车祸伤、挤压伤、枪伤和爆炸伤等,骨折类型多为横断或粉碎性骨折;②间接暴力,为杠杆作用、扭转作用,如高空坠落、疲劳行军等。低能量损伤常见于老年患者,如跌倒、病理性骨折,多为斜形或螺旋形骨折。此外,部分骨折比较隐匿,且不伴明确的外伤史。其中,有一部分是溶骨性或破骨性

转移癌所致;还有一些是骨质疏松患者长期口服双膦酸盐类药物,导致的不典型骨折。

2.病理生理变化　股骨干是人体最坚强的长骨,其骨折的发生往往是高能力损伤所致。同时,应重视其另外一个重要的解剖学特点,即包裹股骨的是全身最丰厚的肌肉软组织结构。当发生骨折时,会同时伴发大量的肌肉软组织损伤和坏死,并同时释放大量的炎症因子,如激酶、白介素和肿瘤坏死因子,这是激发机体一系列病理生理反应的基础。因此,有学者提出了"早期确定性手术"(early total care,ETC)的治疗理念,期望通过急诊稳定骨折来减轻或阻断继发性的全身炎症反应。

当患者为多发伤时,全身的其他器官损伤也会增加炎症因子的释放,并诱导和加重全身炎症反应。有研究发现,肺是全身某些炎症因子释放最多的器官。因此,相比单发的股骨干骨折,多发损伤(尤其是伴发肺损伤)患者发生SIRS的概率会大大增加。基于该理论,有些学者并不赞同对股骨干骨折的处理遵循ETC原则,他们认为早期附加的骨折固定手术(特别是扩髓髓内钉手术),作为二次打击,可能增加炎症因子的释放,激活粒细胞和内皮细胞的活性,提高的肺通透性,最终导致ARDS和多器官功能障碍综合征(MODS)发生。在此基础上,损伤控制骨科(damage control orthopedics,DCO)被提出指导股骨干骨折的外科治疗,尤其对于多发伤患者。

3.临床评估　既然股骨干骨折存在诱发严重全身炎症反应的风险,对其局部和全身进行全面有效的临床评估则尤为重要。无论是遵循ETC还是DCO原则,股骨干骨折都是急诊手术的指征。早期有效的复苏能够降低并发症发生,增加手术的安全性。

详细询问病史,判断受伤机制,明确是单发骨折还是多发伤。股骨干骨折典型表现包括疼痛、畸形、肿胀、活动受限、患肢短缩等。股骨干骨折平均失血量可>1200mL,监测生命体征,评估血流动力学的稳定性。除此之外,还应仔细评估局部软组织损伤的程度及下肢神经血管情况。如果患肢远端动脉搏动不能触及,应及时行血管超声检查。

对于高能量损伤造成的骨折,须重点排除脊柱、骨盆髋臼、股骨近端、胫骨近端、膝关节、颅脑损伤、盆腹腔实质或空腔脏器等合并伤(表2-1)。40%的患者合并同侧膝关节韧带和半月板损伤。2.5%~6%的患者合并同侧股骨颈骨折。当患者合并同侧髋关节脱位、骨盆髋臼骨折,和(或)合并同侧浮膝损伤时,常提示其他脏器合并伤的存在,应仔细排查和处理。严重的脏器损伤、血流动力学紊乱及局部肌肉软组织毁损,可能会威胁到患肢的存活和患者的生命,并影响到相应的临床决策。

表2-1　严重创伤患者的急救分期

分期	伤后时间	临床表现及救治措施
急性期	1~3小时	临床核心内容是复苏和评估患者全身情况,包括呼吸支持、抗休克、必要的胸腔穿刺、止血等;需要急诊处理的骨科情况,包括骨筋膜室综合征、血管损伤、无法复位的髋关节脱位和开放性骨折
初始期	1~48小时	肢体创伤的手术多在这一时期内完成,包括合并血管损伤、骨筋膜室综合征切开减压和骨折的外固定架固定

（续表）

分期	伤后时间	临床表现及救治措施
第二期	2~10天	患者一般状况有所好转,但应避免长时间的手术
第三期	数周至数月	终极固定和重建手术在患者情况稳定后进行,还包括术后处理治疗

4.影像学评估　高能量所致的股骨干骨折,常合并胫骨、髌骨、股骨近端、髋臼等部位骨折,必须拍摄包含膝关节和髋关节的股骨全长 X 线片。如无法拍摄股骨全长 X 线片,则应分别对髋关节、股骨干及膝关节进行正、侧位摄片检查。必要时可行 CT 扫描,详细了解骨折块情况。怀疑血管损伤者可行血管超声、造影或增强 CT 血管重建检查以明确诊断。

四、骨折分型

对于股骨干骨折的描述一般基于以下三个方面:骨折部位(近端非峡部、峡部、远端非峡部)、骨折的形态(横行、斜形、螺旋形、节段性)及粉碎程度。这也是骨折分型的基础,其中最经典的分型是 Winquist-Hansen 分型(图 2-19)和 AO 分型(图 2-20)。

0级　　Ⅰ级　　Ⅱ级　　Ⅲ级　　Ⅳ级

图 2-19　Winquist-Hansen 分型

0 级,无粉碎;Ⅰ级,小的楔形或粉碎性骨折,断端皮质接触至少 50%;Ⅱ级,大的楔形或粉碎性骨折,断端皮质接触至少 50%;Ⅲ级,大的楔形或粉碎性骨折,断端皮质接触少于 50%;Ⅳ级,粉碎性骨折,主要骨折断端间无皮质接触

图 2-20　股骨干的 AO 分型

A 型为简单骨折;B 型为楔形骨折;C 型为复杂骨折

　　Winquist-Hansen 分型的主要依据是骨折粉碎程度。该分型的提出就是为了指导髓内钉的临床使用,尤其是是否选择交锁固定,以及静态或动态锁定。对于 0 型和 Ⅰ 型骨折髓内钉固定后可以不使用交锁固定;对于后面三种类型的骨折,由于断端旋转和短缩稳定性较差,推荐使用交锁固定。随着研究和随访对交锁固定的肯定,目前临床上应用髓内钉固定时都推荐使用交锁固定,所以该分型逐渐退出临床应用。现在,AO 分型是股骨干骨折最常推荐使用的分型系统,其不但根据骨折的形态和粉碎程度将骨折分为 A、B、C 三型,还根据骨折部分再分为相应的亚型,这有利于临床医师对骨折进行区分并制订相应的外科治疗计划。

五、治疗原则

　　任何成人股骨干骨折,都是不稳定型骨折。除了不能耐受手术外,所有患者都应接受手术治疗。股骨干骨折是有急诊手术指征的,延迟固定会增加患者的病死率和住院时间。目前手术治疗方式有三种:髓内钉、钢板和外固定架。其中髓内钉是治疗选择的金标准,具有并发症发病率最低,骨折复位丢失量少的优点,其适用于绝大多数的患者。

髓内钉固定包括顺行和逆行两种方式。其中顺行髓内钉适用于大多数股骨干骨折,而逆行髓内钉也是一种非常好的替代手段。后者主要适用于以下情况时的股骨干下 1/3 骨折:同侧股骨颈、股骨转子、髋臼、髌骨或胫骨干骨折;双侧股骨干骨折;病理性肥胖患者;怀孕妇女;全膝关节置换术后假体周围骨折;同侧膝关节以远截肢患者的股骨干骨折。

当然髓内钉不能解决所有的股骨干骨折患者,钢板和外固定架也有其更适宜的人群和情况。钢板螺钉内固定的手术适应证:①髓腔狭窄;②股骨畸形;③因感染或先前的非手术治疗出现髓腔闭塞;④骨折线向远、近端延伸至转子周围或股骨髁区;⑤合并血管损伤或筋膜间室综合征的股骨干骨折,探查血管或筋膜间室减压时,同时实施钢板固定;⑥股骨干髓内钉术后骨不连;⑦严重开放伤,髓腔污染严重。

外固定多作为临时固定或辅助固定,是损伤控制手术的重要组成部分,其手术适应证:①修复躯体同侧的动脉损伤,同时进行外固定稳定骨折;②软组织严重污染的损伤,其他固定可能妨碍行二次清创;③股骨干骨折伴大段骨缺损。

对于多发伤的患者,应根据整体病情对股骨干骨折做相应的治疗(表 2-2)。应根据具体情况遵循 ETC 或 DCO 原则。目前,没有明确的证据证明 ETC 会增加围术期并发症的发生,而一些亚组的多发伤患者可从 DCO 中获益。早期有效的复苏能够降低髓内钉固定围术期的风险。在此基础上,对于一些合并明显胸部和颅脑损伤的患者,采用髓内钉固定也是安全的。

表 2-2　多发伤患者合并股骨干骨折的处理原则

患者病情	治疗原则
病情稳定	遵循 ETC 原则,采取终极内固定的方法治疗骨折(如髓内钉)
病情不稳定	仅进行必要的快速挽救性手术,并尽快地转入 ICU,复杂的肢体重建等工作推迟到患者病情稳定
边缘状态	谨慎采取手术,加强监护,并遵循 DCO 原则
濒死	经复苏后仍然病情危重,甚至存在死亡三联征;应立即转送 ICU 进行有创监测,同时开始高级生命支持治疗,仅在床旁进行快速的肢体外固定

六、髓内钉的固定理念

目前,成人股骨干骨折采用髓内钉固定是临床治疗的首选,其最大的优势在于轴心固定。经典的髓内钉固定理念是指将一根坚强没有弹性的钉插入到一个相对软的有弹性的组织中,通过两者之间接触所产生的摩擦力实现稳定。随着对股骨解剖和生物力学的研究进展,越来越多的治疗原则和理念应用于髓内钉的设计。这其中贡献最大的是德国医师提出的弹性锁定、扩髓和交锁三个重要的概念,这些被以后的学者进一步丰富、实践和发展,为现代髓内钉技术奠定了坚实的基础。

1.股骨的生物力学优势　正常活动时,股骨承载三方面的负荷:轴向、侧方和扭转负荷。股骨所能承受轴向负荷最强。有研究发现,予以股骨单纯轴向加压,导致骨折所需的载荷至少要 6230N。因此,侧方和扭转应力是导致股骨干骨折常见的原因,分别只需要 21.2N 和 183N 的载荷就可能会导致股骨干骨折。基于股骨生物力学特点和管状解剖学特点,髓内钉固定治疗股骨干骨折是一种更为理想的选择。由于髓内钉轴心固定的优势,使其对称性地承载了来自横断面的力矩,从而可以很好地对抗侧方应力。而交锁固定技术弥补了髓内钉对抗扭转稳定性的不足。

(1)弹性锁定:弹性锁定是传统 Kuntscher 髓内钉的固定原理。它是通过髓内钉连接骨折的远、近端,通过骨和髓内钉之间的接触面积及其所产生的摩擦力来实现骨折的稳定。为了增加髓内钉的弹性,研究者对髓内钉进行以下的技术改进:①将实心钉设计成空心钉;②将钉的横断面设计成三叶草形;③增加了一条纵形缝隙。这样的改进,既保留了髓内钉抗弯强度,又使其插入的过程更加容易。但是,由于股骨干髓腔呈沙漏状,所以只有峡部简单骨折才能获得确切的固定。

(2)扩髓:为了增加髓内钉对骨折固定的稳定性,Kuntscher 提出了扩髓技术。通过扩髓可以增加股骨干髓腔的直径,从而引起了以下力学效应。首先,增大的髓腔可以增加骨和髓内钉之间的接触面积和摩擦力;其次,扩大了髓内钉的手术适应证范围,靠近髓腔峡部的近端和远端可以采用髓内钉固定;最后,增加的髓腔允许使用直径更大的髓内钉,从而增加其抗弯和抗扭转强度。然而对于粉碎性骨折,弹性锁定和扩髓都无法克服髓内钉固定后短缩畸形的发生,也无法提供足够抗扭转强度。

(3)交锁:为了解决髓内钉抗轴向和扭转应力的不足,交锁固定技术被引入应用于临床。该技术是指通过骨和螺钉孔拧入螺钉,将髓内钉锁定于骨结构上,形成骨-髓内钉-螺钉结构。这样使得弹性锁定的理念在稳定骨折断端中的作用变得并不重要,取而代之的是骨-髓内钉-螺钉结构。该结构能够有效地对抗轴向和扭转应力,即使是用于峡部粉碎性骨折或非峡部骨折,也可以为骨折断端提供足够的稳定性。

交锁螺钉的直径、数量和方向都会影响到固定的稳定性。研究表明,增加交锁螺钉的直径会明显增加其疲劳强度,直径增加 20%,螺钉的疲劳强度增加 70%。还有研究采用螺旋形锁钉用于交锁固定,和传统螺钉相比,其硬度增加 41%,强度增加 20%。这一螺旋形交锁螺钉尤其适用于重度骨质疏松的老年患者。尽管有研究证实顺行髓内钉远端 1 枚和 2 枚交锁螺钉在对抗轴向和扭转应力方面不存在明显差异,但还有很多不确定因素会影响交锁螺钉数量的选择,如股骨干远端的骨折、粉碎性骨折、重度骨质疏松和患者的康复期望。因此,骨折每一端使用至少 2 枚交锁螺钉可能更为稳妥,其所构建的结构能承载更大的载荷。有时,如果交锁螺钉为单平面平行交锁,即使增加其使用数量,对于非峡部骨折和峡部粉碎性骨折,髓内钉依然无法控制骨折断端的摆动,有学者将这种摆动不稳定称为"雨刷器效应"。之后,多平面交锁固定的技术被引入,其不仅可以避免"雨刷器效应"的发生,还可以使髓内钉更加适用于靠近股骨干两端的骨折,甚至是股骨远端关节内骨折。

2.髓内钉固定后生物学优势　由于髓内钉的进钉点远离骨折区域,所以采用闭合髓内钉技术有利于保护骨折断端的血肿,且不破坏骨外膜的血供。此外,扩髓也对骨折愈合有促进作用:①扩髓过程中所产生的碎屑对骨折的愈合有良好的骨诱导和骨传导作用;②扩髓所产生的热效应还会刺激增加骨外膜及其周围软组织血供,从而加速骨折愈合;③扩髓过程中对骨内膜血供的破坏是可逆的,2~6周后其血供会重建,不会对骨折愈合产生不利影响。因此,髓内钉固定术后会产生足够多的骨痂,提高骨折愈合率,并减低了内固定取出后再骨折的风险。

七、髓内钉的手术及时

1.顺行髓内钉固定技术

(1)体位:可选择仰卧位、侧卧位及是否使用牵引床。各种体位都存在一定的优缺点(表2-3)。对于单发的股骨干骨折,推荐使用仰卧位合并牵引床,或侧卧位。对于多发伤患者,尤其是合并同侧肢体多发骨折或双侧股骨干骨折时,推荐使用仰卧位。侧卧位合并牵引床,由于牵引装置组装复杂且术前体位准备及消毒时间过长,目前临床上使用较少。

表2-3 股骨干骨折手术体位的优缺点

体位	仰卧位	侧卧位	仰卧位合并牵引床
优点	①术前体位准备简单快速;②多发伤需要多部位手术时不需要重新消毒铺巾;③术中可参照健侧股骨减少畸形发生	①进钉点确认容易;②消毒铺巾简单	①持续有效地牵引;②减少对助手的需求
缺点	需要助手牵引复位	①不适合多发伤患者,尤其是脊柱、胸部和颅脑损伤;②术中透视困难;③骨折旋转畸形发生率高	①牵引床引起的并发症;②术前准备时间长,并增加麻醉时间;③过度牵引和旋转畸形发生率

牵引床的优势在于能够提供持续有效的轴向牵引力。但使用牵引床也会带来一些并发症,应引起临床医师重视,主要为:①术前准备时间、手术整体时间和麻醉时间增加;②断端过度牵引和旋转畸形的发生率更高;③阴部神经和男性勃起功能障碍;④健侧肢体的筋膜间室综合征。应根据患者病情,合并损伤的严重程度,多发骨折的部位和严重程度,选择有利于简化手术过程,提高复位标准的手术体位。

(2)进钉点:常用的进钉点有两种——梨状窝和股骨大转子。正确的进钉点是获得和维持复位的关键。不同的内置物类型,其进钉点也会不同。判断是否获得最佳进钉位置的关键在于术中正侧位透视影像。正位像上,髓腔的沿线通过梨状窝,即为梨状窝进顶点;外侧入路进钉点位于股骨大转子尖附近,其具体位置视髓内钉的外翻角度而定。侧位像上,由于股骨干前弓的存在,梨状窝进针点位于中后1/3;以大转子进针点位于前中1/3(图2-21)。错误进钉点的位置和方向会导致骨折复位后的再次移位。

图 2-21　股骨大转子进钉点

经梨状窝的髓内钉,更符合轴心固定的原则。但是,其也会带来一系列的问题:①当进钉点过于偏内时,存在医源性股骨颈骨折风险;②过度的髋关节内收,虽然有利于进钉点的确定,但是会导致髂胫束的张力增高,导致复位困难;③扩髓会损伤髋部周围肌肉,影响髋关节功能;④扩髓会带出大量的骨碎屑,增加了髋关节周围异位骨化的发生概率。

因此,作为股骨顺行髓内钉梨状窝进钉的替代方式,股骨大转子进钉点广泛应用于临床。选择该进钉点,可以减少对髋关节周围肌肉的损伤,操作更加简单,缩短了手术时间和透视暴露时间。但是,该进钉点也带来了新的问题:①潜在的医源性股骨近端骨折(内外侧壁);②对于近端非峡部骨折,骨折复位常不满意,导致髓内翻畸形;③股骨大转子解剖变异大和不同厂家的髓内钉其近端外翻角差异,导致进钉点确定困难;④经外侧入路术后功能随访结果和理论上功能不符,63%患者可以正常行走,而只有45%的患者髋关节可以主动正常屈曲活动。

(3)骨折复位技巧

1)侧卧位复位技巧:在扩髓及置入髓内钉之前,必须先复位。术中由助手牵引患肢并屈髋,在透视下调整远端对近端,让导针通过骨折断端进入远端髓腔完成复位。测量患肢长度,与术前测量的健侧肢体比较,确认肢体长度的恢复。

此方法难点在于控制旋转,应透视下调整,纠正旋转畸形。首先,透视膝关节,调整双踝后侧连线重叠,此后膝关节维持位置不再变动;然后,旋转 C 形臂机 10°~15°(或设计好的股骨颈前倾角),透视股骨近端,此时股骨颈和股骨干应在同一轴线上。

2)平卧位复位技巧:患肢稍牵引,骨折远端内旋,保持髌骨朝向正上方。熟悉股骨干骨折移位的方向和机制是骨折复位的基础。但由于肌肉牵拉的作用,单纯牵引不能纠正畸形,须对近端骨折块采取辅助复位操作。

(4)常用的复位辅助技术

1)Schanz 针/摇杆技术:利用原有已存在的临时外固定架针,或是术中在骨折远近端分别拧入 1 枚 Schanz 针,将其作为摇杆控制骨折移位,实现复位。骨折近端部分的 Schanz 针应在股骨偏后位拧入,避免阻挡导针;骨折远端部分的 Schanz 针只要远离骨折线拧入即可。一旦导针通过骨折线进入远端部分,应去除 Schanz 针,准备扩髓。

2)股骨牵开器:股骨牵开器对于骨折复位也非常有用。值得注意的是,近端 Schanz

针固定位置不能阻挡髓内针的插入。如果近端 Schanz 针前后方向固定,应位于股骨内侧;如果近端 Schanz 针水平方向固定,应位于股骨前方。

3)复位"金手指":这种复位"手指"是由三部分构成,即近端的手柄使骨折操作变得更加容易;中空的管道有利于保留导针;远端略带弯曲且平坦的尖端有利于完成复位或引导导针通过骨折断端到达远端骨折块。

4)尖锥技术:通过尖锥将主骨折块推向有利于骨折复位的方向。但是,股骨干是圆柱状且表面光滑,尖锥可能会滑脱并引发潜在的神经血管损伤。因此,在股骨干上行单皮质钻孔,然后安置尖锥,可以避免上述风险的发生。

5)预弯的圆头导针:应用预弯的圆头导针,在透视下插入移位的远端骨折块髓腔内,旋转导针后协助复位。

6)阻挡钉技术:详见后文阻挡钉技术。

7)双反牵引顺势复位技术:张英泽院士及其团队创新性设计出一种用于骨折复位的牵引架,并提出双反牵引顺势复位技术的理论。该技术主要是通过牵引装置将力以骨折端为中心向两侧牵拉,主要依靠骨折周围的软组织挤压进行复位,这项技术即为张氏牵引技术。

(5)扩髓:一般来说,对于所有患者都应选择扩髓。其有以下优势:首先,扩髓后可以使用更粗的髓内钉,提供了更好的初始稳定性;其次,扩髓可以减少骨折延迟愈合和不愈合的发生率;最后,扩髓减少了置入髓内钉的阻力。

尽管如此,不正确的扩髓技术也会带来以下问题。

1)偏心扩髓:可以导致一部分骨皮质变薄,从而影响愈合甚至导致疲劳骨折。

2)扩髓钻头嵌顿或断裂:如果转速慢导致扩髓钻卡住,应由有经验的医师取出。而扩髓钻头在髓腔内断裂等工具的毁损是严重的并发症。

3)骨的热坏死:对于股骨干中部髓腔狭窄的患者(9mm 或以下),应避免过度扩髓,否则可能导致髓腔内细胞的过热坏死。

4)脂肪栓塞:快速插入扩髓钻会导致髓腔内压力升高。这有可能导致肺部的脂肪栓塞,甚至肺功能衰竭。

5)仰卧位近端扩髓:容易偏向外后侧导致进钉方向改变,导致髋关节内翻畸形。

因此,扩髓时应遵循逐级递增的原则,尤其是对于髓腔较窄且峡部皮质更厚的年轻患者和多发伤患者。应从最小直径 8.5mm 开始,每次递增 0.5mm 直径,直至比预计置入的主钉直径大 1.5~2mm。扩髓的技术要点包括以下几方面:①用力要均匀温和,因用力过大会带来骨折再次移位,或对股骨远端前侧骨皮质带来损伤导致医源性骨折;②可以局部反复移动,以去除小的碎片;③缓慢插入扩髓钻,并且在每次扩髓之间停留足够的时间,保证髓腔内压力恢复正常。

(6)主钉的选择和置入:无论骨折线的位置和骨折粉碎程度,都应选择股骨全长髓内钉。其置入的顺序和技巧如下(图 2-22)。

图 2-22　主钉的置入顺序和技巧

A.置入主钉时首先让导向器位于大腿前方;B、C.在插入主钉时逐渐向侧方旋转,至插入后 1/3 时旋转至大腿外侧,必要时可连接打砸器,用锤子辅助置入主钉;D、E.在旋转导向器时,透视检查骨折断端是否存在旋转移位,并在交锁螺钉固定前纠正

1)连接主钉和导向器,注意固定螺丝一定要旋紧,否则在置入头钉时导向不准确。

2)对有前弓角度的解剖型长重建钉,置入时应先将导向器置于大腿前方,使前弓角适应无菌绷带、电刀连线等,自患侧的髂前上棘、髌骨和第 1 趾、第 2 趾间隙做连线,调整力线及旋转。这种方式对于仰卧位合并牵引床或侧卧位,比较难以实现。因此,更精确的旋转调整可以借助术中 C 形臂机透视辅助完成。

当小转子完整时,将患肢及健肢平放,保证髌骨朝向前方,透视并存储健侧肢体的小转子形状,然后透视患肢的小转子形状并与健侧相对比。如果小转子形态较健侧小,说明近端存在内旋;如果小转子形态较健侧大,说明近端存在外旋。调整旋转角度后,保证患肢髌骨朝向前方,重新透视,双侧小转子形态一致说明旋转畸形已经纠正。

当小转子不完整时,应当透视股骨远端髁的标准侧位像,两髁完全重叠,记录此时 C 形臂角度。在该角度基础上,外旋 C 形臂机 10°~15°并稳定患肢和固定机臂,然后透视股骨近端,如果股骨颈和股骨干长轴在一条直线上,说明旋转畸形已经纠正。对于 A 型股骨干骨折,可以透视骨折断端,观察近端和远端髓腔直径和皮质的厚度,若骨折两端存在差异,则说明存在旋转畸形。调整角度后断端的髓腔直径和皮质厚度一致,说明旋转畸形已经纠正。

(7)远端锁钉的置入

1)应用"满圆"技术,在透视下锁定远端螺钉。调整 C 形臂机的投照角度,使锁定孔成为正圆。在圆孔中心,做一小切口。

2)置入与钻头等粗的克氏针,并使针尖端接触骨面,保持一定倾斜,仔细调整斯氏针尖端的位置,保证其尖端在锁定圆孔中央。采用克氏针替代钻头的优势在于,克氏针锐利的尖端扎在骨面上不易滑脱,容易操作。

3)透视下确定针尖端与锁定孔在同一轴线上,针的边缘正好套在锁定孔内,或正好将其充满。

4)钻透双层皮质,测量后选择合适长度的螺钉,拧入髓内钉远端锁孔。

5)推荐采用静态锁定固定。如有必要,可在远端应用多平面锁定,以获得更好的稳

定性。

6)对于 A 型和 B 型骨折,应当回敲断端加压。

7)远端螺钉应穿过对侧皮质 2~3 个螺纹。螺钉过短,可能发生锁钉松动甚至退出,影响内固定稳定性。如果螺钉过长,可能会刺激对侧软组织,引起疼痛不适。

(8)近端锁钉和尾帽的置入:根据需要和髓内钉的设计不同,可以选择多种锁定方式。同时,为了防止骨痂长入主钉尾端造成内置物难以取出,应当置入相应长度的尾帽。

2.逆行髓内钉固定技术

(1)体位:相比顺行髓内钉,逆行髓内钉对体位要求不高,一般在全透视骨科手术床上取仰卧位即可,不需要使用牵引床。其体位为:患者仰卧于全透视线的手术床上,患侧膝关节后方适当垫高使其屈曲 40°左右,小腿中立位。患侧膝关节僵直为逆行髓内钉的禁忌证。健侧肢体存在可能会影响透视,因此推荐使用以下方法摆放对侧肢体:①半截石位,即将其置于产科腿架上,髋关节屈曲外展位固定;②进行侧方透视时,将其通过无菌被单临时垫起,使髋膝关节屈曲;③也可在消毒铺巾前用体位垫将健侧肢体垫起;④部分透视床可分别调整双下肢的体位,可将健侧肢体降低,使之低于患肢,从而避开透视。

(2)切口:使用马克笔标记髌骨外形,自髌骨下缘正中向远端做一长为 2~3cm 的纵向切口。纵行劈开髌韧带,或用剪刀在髌韧带内侧锐性分离后向外侧牵开髌韧带,进入关节腔,术者的手指可以摸到髁间窝和髌骨。然后在透视下确定进钉点。

(3)进钉点:应在透视下确定进钉点,而不是根据解剖结构确认。侧位像,可见股骨双髁重叠,此时最重要的透视标志是髁间窝皮质线(Blumensaat 线),进钉点位于在 Blumensaat 线的末端前方。笔者推荐在该点的基础上,再向前轻微移动,移动距离为计划使用髓内钉半径,这样可以避免在开口时损失后叉韧带附着点。正位像,进钉点应在髓腔中心的延长线上,而股骨髓腔延长线和股骨髁水平连线处成角小于 90°。因此,建议进针点位于股骨髁间窝正中或轻度偏内(图 2-23)。

图 2-23　逆行髓内钉的进钉点

(4)骨折复位:在扩髓前必须完成大致的骨折复位,复位技巧见顺行髓内钉部分。

（5）主钉的置入：导针跨过骨折断端，用空心钻沿导针逐步扩髓至小转子水平。测量所需髓内钉长度，徒手插入髓内钉。在置入髓内钉导针、扩髓时，应屈膝40°左右。屈膝度数过小，容易损伤胫骨结节；屈膝度数过大，容易损伤髌骨下极。

髓内钉近端位置：骨折线位于股骨干远端的骨折，髓内钉必须通过股骨干峡部；股骨干粉碎性骨折须将髓内钉插至小转子水平。

髓内钉远端位置：埋入关节软骨下，避免突出关节面，否则会损伤髌骨的软骨面。根据髓内钉尾端沉入骨内的深度选择适当长度的尾帽，尾帽不应埋入过深，以免骨折愈合后髓内钉取出困难。

（6）交锁螺钉的固定：应首先完成远端锁钉的固定。远端锁定应用导向器锁定，近端锁钉技术遵循"满圆"技术。近端锁定前，参照健侧肢体，调整患侧肢体的长度、力线、成角和旋转畸形。

由于股骨远端的形态在横断面上呈梯形，因此在透视时，长度合适的锁钉会呈现在股骨远端骨内的现象。如果不加以注意，容易造成锁钉过长，突破内侧皮质，造成远期疼痛。因此，透视时应将患肢远端内旋30°，投射内侧髁皮质的切线位。

近端锁定时应避免损伤神经血管。前后方向上锁钉时可能损伤邻近的股神经和旋股内侧动脉分支。相比在股骨小转子水平或其远端锁钉，在小转子水平以近进行操作会降低这种风险。钝性分离至骨面，并且钻孔时使用套筒，对于降低该风险非常重要。同时由于该处的肌肉软组织很丰厚，拧入锁钉时可能出现锁钉尾部与改锥分离脱落入软组织的风险。有些生产厂商螺钉拧入装置存在自锁功能，能够避免该问题的发生。如果没有该装置，螺钉尾部用可吸收缝线固定后再行拧入操作。

（7）闭合伤口：关闭伤口前应触诊股骨髁间进钉点是否存在髓内钉凸起，以及彻底冲洗关节内的骨屑，避免产生游离体。

3.阻挡钉技术　阻挡钉多应用于股骨干峡部粉碎性骨折、非峡部骨折和老年骨质疏松性骨折。这些骨折的特点在于骨折两端的髓腔相比髓内钉的直径更大，导致髓内钉在宽大的髓腔内过度摆动，从而造成骨折复位困难，并继发成角和旋转移位，最终增加骨折畸形愈合和不愈合的风险。针对这些患者，阻挡钉具有皮质骨的功能，可以缩小髓腔，产生以下两种作用：①复位：合理地设计阻挡钉的位置，有助于引导髓内钉向正确的方向插入，利于骨折复位；②力学稳定：通过阻挡钉缩小髓腔直径，从而增加骨-髓内钉-螺钉结构的强度和刚度，提高了机械稳定性。

阻挡钉在髓内钉插入前后都可以使用。当需要矫正的力线差异不大时，可以在髓内钉插入后使用。当力学差异明显时，常需要取出已插入的髓内钉，然后在合理的位置拧入阻挡钉，引导髓内钉沿正确的方向插入实现骨折复位。

此外，阻挡钉可以矫正错误的进钉点，纠正内翻和（或）成角畸形。例如，顺行髓内钉治疗股骨干近端非峡部骨折时，当进钉点偏外或偏前，主钉插入后会出现髋关节内翻畸形或股骨干向后成角畸形。此时，即使重新选择正确的进钉点，也会由于宽大的髓腔导致髓内钉过度摆动，使纠正髋内翻失败。有时，由于原有通道的存在，重新寻找进钉点会出现困难。而阻挡钉的存在，可以避免髓内钉在近端髓腔内冠状面的摆动，或是阻挡导针进入原有错误的进针通道,实现对畸形的纠正和骨折的稳定。

对于简单骨折,阻挡钉可以将剪切应力转变成压应力。以斜形骨折为例,轴向加压可以在骨折断端区域产生剪切应力,并导致移位,减少骨折断端的接触面积。这样,不仅会增加内置物断裂失败的风险,而且还会对骨折愈合造成负面影响。针对该情况,可以使用阻挡钉,不仅可以阻止骨折侧方移位,维持或提高断端接触,还可以将剪切应力转变成压应力,从而促进骨折愈合。

4.开放髓内钉技术　对于新鲜骨折不推荐使用该技术。因为髓内钉技术会破坏髓内血供,进行切开、环扎等操作会进一步破坏髓外血供,影响骨折的正常愈合。开放髓内钉技术仅用于开放性骨折伴髓腔污染的患者,对髓腔内进行清创冲洗及内固定。

目前,开放髓内钉技术的主要适应证为股骨干骨不连。注意如果采取开放髓内钉技术,骨折愈合时间会延长,感染和骨折不愈合概率会增加,应该相应地延长下地负重时间。

八、术后处理

术后处理必须根据每个患者合并损伤的情况、骨折类型、固定的稳定性进行个体化实施。如果骨折固定稳定且患者一般情况良好,术后根据耐受情况逐渐增加负重。术后第1天,患肢行股四头肌等长收缩锻炼,膝关节被动功能锻炼。第1~2周,床边非负重下行膝关节功能锻炼。第3~4周,扶拐下地,患肢部分负重,继续行膝关节功能锻炼。静态锁定时,患肢负重不应超过自身体重的50%。影像学检查提示骨折愈合后,才允许患者进行全负重功能锻炼。

九、术后并发症及其预防策略

1.神经损伤　导致神经损伤的常见原因包括过度牵引(术前和术中)、手术入路选择不当、粗暴的复位操作、交锁螺钉固定,其中最常见的原因是过度牵引。牵引引发的神经损伤以腓总神经最多。相比胫骨结节牵引,术前采用股骨髁上牵引导致神经损伤的概率更低。术中除骨折复位时间外,其余手术流程应尽量减少牵引时间,这样也可以降低神经损伤的风险。牵引所导致的神经损伤往往预后较好,90%的患者术后1年内能够完全恢复。

选择梨状窝作为进钉点时,切口过于偏后或偏远端时,会导致臀上神经损伤,最终导致臀中肌和臀小肌的肌力下降及髋关节外展无力。笔者推荐采用侧卧位且不用牵引床,髋关节屈曲后可以使手术切口远离神经,从而避免损伤。逆行髓内钉行皮肤切口,尤其是延长切口时,可能会损伤隐神经的髌骨下分支。该神经的损伤会导致髌骨下方感觉障碍和痛性神经瘤形成。后者的形成可能会增加膝关节功能锻炼的疼痛感受,降低功能锻炼依从性,增加关节僵直的风险。邻近髌骨下极的小切口,以及小心的组织分离可以减少该损伤。

粗暴的复位操作也会引发神经损伤,多见于之前骨折处理方式不当所致的股骨短缩畸形。恰当地使用复位工具是减少该类情况发生的关键。交锁螺钉固定所致的神经损伤多见于长的逆行髓内钉近端交锁固定,股神经的分支受累最为多见。小心地分离组织和使用保护套筒有利于减少神经损伤。同时,应使近端锁钉孔位于股骨小转子以近,也能够避免其发生。

2.血管损伤 血管损伤的发生率约2%,常见于骨折移位明显和股骨远1/3骨折的患者。术中发生血管损伤比较少见。逆行髓内钉近端前后方向交锁螺钉固定时,存在损伤旋股内侧动脉横支和降支的风险。因此,采用以下措施能够降低该风险:①小心地分离组织和使用保护套筒;②应使近端锁钉孔位于股骨小转子近端。如果术后发现血管损伤且存在失血性休克,应立即进行血管造影,行选择性血管栓塞治疗。

3.筋膜间室综合征 由于大腿只有两个间室,且间室内容量较大,所以筋膜间室综合征发生率较低,发病率为1%~2%。常见原因包括外伤、正性肌力药物、扩髓、牵引床使用时间过长、手术时间过长、体位摆放错误、血管损伤后或修复后的再灌注损伤。其中,扩髓会导致出血增加,并将髓腔内容物释放到间室内,这可能会造成筋膜间室综合征。关于这种扩髓所致的筋膜间室综合征假说,至今为止没有确凿的证据支持。相关研究显示,扩髓的过程会临时增加间室内压力,但术后未能检测出持续的压力升高。

当舒张压和间室内压力差小于30mmHg时,应立即行筋膜间室减压术。大多数情况下,只需要通过股骨外侧切口切开外侧肌间隔进行减压。如果外侧减压后,间室内压力仍比较高,可能会需要辅助内侧切口行内收肌间室减压术。

4.医源性骨折 医源性骨折最常见的是股骨颈骨折,常由于进钉点错误、近端开口过度扩髓及暴力插入髓内钉所致。值得注意的是,股骨干骨折合并同侧股骨颈骨折的发病率高达9%。但是,如果术中发现股骨颈骨折,应仔细分析原因,辨认是术前已存在的骨折还是术中医源性骨折。此时,术前股骨近端CT平扫+三维重建就显得尤为重要。避免发生医源性骨折的关键在于,骨道开通的方向应在髓腔的延长线上。这样可以减少髓内钉插入时的张力和压力。如果发生医源性股骨颈骨折,应在髓内钉的前方向股骨头内固定两枚螺钉。如果发生其他医源性骨折,只要不降低髓内钉固定的稳定性,通常静力多枚螺钉交锁固定就可以获得足够的稳定性。

5.畸形 股骨髓内钉术后畸形包括三个方面:成角、短缩和旋转。成角畸形是指在冠状面或矢状面上成角>5°;短缩畸形是指患肢相比健侧短缩>2cm;旋转畸形是指股骨内外旋>15°。关于何种程度的畸形会给患者带来短期或长期的问题,目前还不清楚。畸形所带来的问题受多重因素的影响:畸形的程度、发现畸形的时间、患者的期望值和需求,以及并发症的严重程度。

成角畸形多发生于股骨近端非峡部骨折,多由于术中复位欠佳和进针点选择错误,以及术后内侧缺乏支撑继发的畸形所致。最有效的治疗方式是正确使用阻挡钉技术。短缩畸形多见于股骨粉碎性骨折,应将健侧作为参考,术前详细的测量计划和术中准确的透视是有效手段。旋转畸形最准确的评估方式是术后CT。一旦诊断旋转畸形,且患肢在内外旋过程中不能通过中立位,应尽快手术矫正。可以采用两枚克氏针,分别固定于骨折线远、近端骨块上,根据术前测量的旋转畸形将这两枚克氏针成角固定。去除断端一侧的交锁螺钉后,旋转肢体远端。当两枚克氏针平行后,即完成旋转矫正,然后再次固定该螺钉。

6.内置物失效　内置物失效常意味着医师和患者将面临严重的挑战。尤其是当主钉发生断裂或弯曲时,其常伴发愈合相关问题(骨折延迟愈合和不愈合)及机械负荷过大的问题(疲劳损伤、急性外力损伤)。这种情况下,常需要行翻修手术。

7.骨折和延迟愈合和不愈合　股骨干骨折髓内钉固定术后延迟愈合和不愈合的发生率为1%~12.5%。相比扩髓髓内钉,非扩髓技术会增加骨折延迟愈合和不愈合的概率(4.5倍)。目前临床常用的治疗方法包括髓内钉动力化、阻挡钉技术、更换髓内钉、附加钢板、外侧单钢板/双钢板技术、Ilizarov牵张成骨技术(表2-4)。无论采用何种手术方式治疗骨折不愈合,都应遵循以下原则:提高机械力学稳定性,改善骨折愈合的生物学环境,消除骨折断端的间隙,控制感染。在此基础上,根据患者骨折不愈合的特点和医师个人所熟悉的手术方式,选择合理的治疗策略。

表2-4　髓内钉固定术后骨折延迟愈合和不愈合治疗方式的优缺点

手术方式	愈合率	适应证	优点	缺点
附加钢板	>95%	各种类型的无菌性骨不连	更加简便、快速和有效	双皮质螺钉固定困难,钢板长度和螺钉数量的选择存在争议
双钢板	>90%	各种类型的无菌性骨不连	固定强度大且牢固	手术创伤大,时间长,髓内和髓外的血供破坏大,愈合时间长
阻挡钉	—	选择性治疗肥大型骨不连	手术创伤小,操作简单	适应证狭窄
动力化	<60%	简单骨折,之前髓内钉固定良好	手术简单	治疗成功率低,且常伴下肢短缩畸形
更换髓内钉	53%~90%	无菌性骨不连;不合并骨缺损的患者,尤其是肥大型骨不连	损伤较小,操作简单	适应证狭窄
Ilizarov技术	80%~90%	各种类型骨不连,尤其是感染性	损伤小,术后可以早期进行负重功能锻炼	带架时间长,外架相关并发症多

第四节　股骨远端骨折

一、流行病学

股骨远端骨折是指股骨最远端9cm以内的骨折,年发病率为(4.5~11.7)/10万人,约占全身骨折的0.4%,占股骨骨折的4%~6%。股骨远端骨折大多数为股骨髁上骨折,粉碎性骨折多见,开放性骨折占 5%~10%。本病发病呈双峰分布,青年男性多因高能量损伤所致,老年骨质疏松患者多为低能量损伤所致。随着人口老龄化的加重和膝关节置换术后患者的增多,该部位骨折的发病率逐年增高。股骨远端骨折人群中,老年患者占85%。在假体周围骨折患者中,初次关节置换术后股骨远端骨折的发病率为 0.7%,关节置换翻修术后其发病率为 1.7%。

二、应用解剖

股骨远端骨折分为股骨髁上骨折和股骨髁间骨折。股骨髁上骨折是指骨折线位于股骨干骺端结合部和股骨髁之间的区域,未累及关节面。该部位是管状皮质骨和不规则松质骨的移行区,容易发生骨折。股骨髁间骨折是指骨折线经髁间区域,累及关节面。该部位髁间窝是股骨内外侧髁中间的凹陷部分,为力学薄弱区域,是该骨折易发生的重要原因。股骨远端周围血供丰富,在骨折稳定固定的基础上,一般都可以实现愈合。

股骨远端骨折复位重建成功的重要标准是恢复下肢的轴线,并预防内翻畸形。下肢的轴线有 3 条:躯体长轴线、股骨力学轴线和股骨解剖轴线(图 2-24)。股骨力学轴线是从股骨头中央到膝关节中央的连线,该轴线与躯体长轴呈 3°夹角。股骨解剖轴线,即股骨干的长轴轴线,是股骨梨状窝与股骨髁间窝前交叉韧带止点前方 1cm 处的连线,该轴线与躯体长轴呈 9°夹角。股骨远端的外翻角对于控制内翻畸形非常重要。由于股骨内侧髁较外侧髁向远端延伸,使股骨的解剖轴线与胫骨的解剖轴线存在约 6°的夹角,即股骨外翻角。骨折复位时需要恢复及维持此角度。文献报道,超过 15°的外翻角度或任何内翻角度,都会引起或加速膝关节创伤性骨关节炎的发生。

图 2-24　下肢的轴线:躯体长轴、股骨力学轴线和股骨解剖轴线

股骨远端形状极不规则,正确地认识其解剖结构对于骨折的复位、钢板的放置、螺钉分布及长度的选择非常重要。股骨远端在髁上区域由柱形逐渐变化为扁形,再形成股骨髁的形态。在水平面上,从远端向近端观察股骨远端呈梯形。相比股骨内侧髁,外侧髁前缘更向前凸,从而形成从外前到内后10°倾斜。此外,股骨内外侧皮质向前方中线汇聚,分别形成25°和10°的倾斜角。固定股骨髁间骨折时,靠近前表面的螺钉,应自外上向内下倾斜10°。从前向后置入螺钉固定股骨后髁的Hoffa骨折时,螺钉应平行于内外侧髁的倾斜面,内侧倾斜25°,外侧倾斜10°。不仅如此,术中透视时也应考虑这些倾角的存在,避免造成螺钉过长所致的对侧软组织和韧带激惹。从侧方观察股骨髁前半部分与股骨干相连接,后髁向后方延伸。因此,内固定物应固定在股骨髁的前半部,避免偏心固定导致骨折移位和内置物失败。此外,术中复位髁间骨折时,由于股骨远端的梯形形态,应使用大的复位钳钳夹股骨髁中部,避免加重骨折分离移位(图2-25)。

图2-25 点式复位钳固定位置

股骨远端被多组肌肉包绕和附着,这些肌肉组织会导致各种骨折畸形。腓肠肌内、外侧头分别起始于股骨内、外侧髁后方,使骨折远端向后移位;骨折线延伸至髁间时,内、外侧头分别牵拉造成两髁旋转移位。前方的股四头肌和后方的腘绳肌收缩牵拉胫骨近端,顶推股骨远端,造成短缩畸形。大收肌止于股骨内上髁近端内侧面的收肌结节,造成内翻畸形。髂胫束止于胫骨外侧Gerdy结节,引起外翻畸形。因此,通常在腘窝后方垫枕轻度地屈曲膝关节,有利于骨折复位。

股骨远端后方分布着重要的血管和神经,移位的骨折块或是不正确的螺钉方向会造成严重的血管和神经损伤。在腘窝上方,血管神经束从收肌裂孔穿出;在腘窝后方,血管神经束直接贴附于股骨远端腘面。这些血管和神经位置固定,活动性差,远侧的骨折块在肌肉的牵拉下向后方移位,导致血管神经损伤。

三、损伤机制和临床评估

1.损伤机制 在轴向负荷基础上,合并存在外翻、内翻或旋转暴力是股骨远端骨折发生的主要机制。骨折发生的双峰分布是其主要特点。年轻患者多由高能量暴力损伤所致,外力直接作用于骨折部位,多见于车祸伤和高坠伤。这类患者的骨折常移位明显且粉碎严重,有时会合并软组织损伤,甚至发生开放性骨折。合并骨质疏松的老年患者由低能量损伤所致,多见于不同原因所致的意外跌倒,而跌倒的原因应是临床医师关注的重点。此外,随着膝关节置换手术的增多,在术中对股骨远端过度修整可能是导致假体周围骨折的重要原因。

2.临床评估　对于怀疑发生股骨远端骨折的患者,应详细采集病史和进行体格检查。首先应询问致伤机制,明确为高能量或低能量损伤。典型的临床表现为局部疼痛、肿胀。如果骨折移位明显,患肢常伴发短缩和外旋畸形。检查膝关节周围皮肤、软组织,是否存在挫伤、淤血、水肿,甚至开放性损伤。如存在开放性损伤,应明确其是否与关节腔相通。血管神经的检查和评估非常重要。腘窝部位肿胀、肢体苍白、皮温下降、足背脉搏消失提示血管可能损伤,需行血管超声、血管造影或增强 CT 血管重建。肢体麻木、感觉异常、双下肢感觉不对称等均提示神经损伤。小心地对骨折进行复位并尽早固定患肢,有利于避免神经血管二次损伤的发生。对于高能量损伤的患者,注意评估是否存在失血性休克,并明确头、胸、腹、盆腔脏器等合并损伤的情况。此外,应判断是否合并同侧肢体其他骨折,如髌骨骨折、胫骨平台骨折、胫骨干骨折、股骨颈骨折、髋臼骨折。多学科协作早期有效地复苏和维持血流动力学稳定,对多发伤患者的救治至关重要。

3.影像学评估　应行膝关节和股骨正侧位 X 线对股骨远端骨折进行诊断。健侧肢体侧位片有助于术前制订治疗计划。如果为高能量损伤,还应行骨盆和同侧髋关节的 X 线检查,以确定是否存在合并伤。对于累及关节面的骨折推荐行 CT 平扫+三维重建,这是对 X 线检查的重要补充,有助于诊断及术前制订治疗计划。CT 不仅可以明确关节内骨折的粉碎程度,还有利于发现隐匿性骨折。文献报道,股骨远端骨折中38.1%包含冠状面骨折,仅靠 X 线片诊断,漏诊率高达31%。通常不需要常规进行 MRI 检查,但当怀疑韧带及半月板损伤时,MRI 检查能早期明确诊断。

四、骨折分型

目前最常用的骨折分型系统为 AO 分型。根据骨折是否累及关节面,分为关节外骨折、关节内骨折和孤立的单髁骨折。根据骨折移位程度、方向和粉碎程度,进一步分为相应的亚型。根据分型的结果决定手术治疗方案的选择。尽管如此,一些临床可见到的骨折类型并不能在该分型系统中找到相应的位置;另一些分型所未能纳入考虑的因素可能会影响治疗方案的选择和患者的预后,包括骨质疏松的程度、软组织受累的程度、神经血管损伤情况、同侧肢体骨折的类型(髌骨骨折或胫骨平台骨折)和多发伤情况。因此,应对每个患者及其骨折特征进行个体化评估,最终确认合适的治疗方案。

五、治疗原则

早在 20 世纪 60 年代,大部分的股骨远端骨折都采用石膏和牵引进行非手术治疗,67%~90%的患者获得了基本满意的临床预后。然而,随着手术技术和内固定设计的进步,越来越多的患者开始接受手术治疗。手术治疗的成功率随之逐年提高,60 年代达52%~54%,70 年代达73.5%~75%,80 年代达 74%~80%。目前,如果患者的一般情况允许,且无明显的手术禁忌,几乎所有的股骨远端骨折都应行手术治疗。

1.非手术治疗　非手术治疗仅适用于以下情况:①无移位的骨折且患者的依从性良好;②受伤前长期卧床的患者;③合并严重内科疾病的患者,尤其心肺衰竭的患者。非手术治疗常用的方法为闭合复位联合骨牵引,是否行石膏或支具固定应视骨折的类型而定。因为非手术治疗需要长期卧床,对于老年患者或多发伤患者并不适用。并且,该方法还会带来一系列严重的并发症,包括肺栓塞、下肢深静脉血栓形成、肺炎、压疮、尿路感染等。

2.手术治疗　手术治疗是最常用的治疗方法。常用的固定方式包括钢板(LISS 钢板、股骨髁钢板、角钢板、动力髁钢板)和逆行髓内钉。无论采用何种固定方式,都应实现以下目标:①关节面解剖复位,坚强固定;②恢复股骨的长度、力线、外翻角和旋转畸形;③干骺端尽量采取间接复位,减少软组织损伤;④术后早期进行功能锻炼,避免膝关节僵直,并使患者恢复合理且舒适的步态。

每种固定方式都有其优缺点,术者应根据骨折类型、患者的特点、自己的经验及医院的硬件条件选择合适的治疗方式。一般来说,钢板适用于各种类型的骨折,尤其是 B 型和 C3 型骨折。而髓内钉适用于 A 型、C1 型和 C2 型骨折。相比钢板螺钉固定,逆行髓内钉固定更适用于以下情况:病理性肥胖、漂浮膝损伤、合并同侧股骨颈骨折、膝关节假体周围骨折和严重骨质疏松。而对于发生在极远端如关节面以上 2~3cm 的骨折或累及关节面的粉碎性骨折,不推荐采用逆行髓内钉固定。

六、髓内钉的固定理念

早在 20 世纪初,就开始采用钢板治疗股骨远端骨折。20 世纪 40 年代,AO/ASIF 推荐采用角钢板固定,术后允许患者早期进行功能锻炼,保护关节软骨,预防膝关节僵直,也取得了一定的成功。20 世纪 70 年代后,手术治疗逐渐取代非手术治疗,成为股骨远端骨折治疗的主要选择,钢板则是最主要的内固定方式。

然而,采用钢板固定时存在以下问题:①远端锁定螺钉进入关节内,不恰当的钢板放置位置、不正确的透视角度和螺钉长度的测量错误,会导致远端锁定螺钉穿入关节腔内或刺激对侧韧带肌肉软组织;②近端锁定螺钉切出,近端锁定螺钉偏心固定,导致螺钉的工作距离减少和螺钉切出;③骨折延迟愈合或不愈合,应用 LISS 固定股骨远端骨折,过于坚强的固定减少了骨折块之间的微动,抑制了骨痂的生长,甚至造成骨不连。此外,还有手术创伤大、出血多、植骨率和二次手术率高等问题。因此,髓内钉作为一种轴心固定方式,力学优势明显,且手术创伤小,逐渐引起临床医师的关注。

1987 年,Green 和 Seligson 开始讨论采用髓内钉治疗低能量暴力所致的老年股骨髁上骨折。他们希望采用一种经皮微创的方式插入髓内钉,并通过准确的导向设计完成交锁螺钉的固定。1988 年,第 1 例逆行髓内钉治疗股骨远端骨折获得成功。该髓内钉设计特点为 10~12mm 的直径,150~200cm 的长度,远端有 80° 后倾角。其交锁螺钉更靠近远端关节面,螺钉直径 6.5mm,并配备体外导向设计用于固定交锁螺钉。由于 Green、Seligson 和 Henry 在该钉设计和应用中的贡献,故将这种髁上髓内钉命名为 GSH 髓内钉。早期临床结果显示,髓内钉作为一种经皮微创手术方式可用于股骨远端骨折的老年患者,允许患者早期进行功能锻炼,改善膝关节功能。在老年患者中取得成功后,他们又开始将这种髓内钉应用于高能量暴力损伤的年轻患者,结果同样令人满意。

当然,随着一种新方法应用于临床,不可避免地会带来一系列的问题,主要分为以下两个方面:生物学并发症和内固定设计相关并发症。一些医师担心经过膝关节置钉,会损伤膝关节交叉韧带。后续的解剖学研究却显示,逆行髓内钉的进钉点位于交叉韧带附着点的前方,术中操作不会损伤该结构。还有学者担心关节内手术操作会增加关节僵直的风险,但临床随访结果显示膝关节屈曲活动范围只会轻度减少。而关于关节感染风险增加的担心,在后期临床实践中也未能被证实。

当逆行髓内钉广泛应用于年轻或活动需求量大的患者时,一些并发症开始陆续出现,包括髓内钉断裂(尤其是经锁定孔处断裂)、螺钉松动移位和髓内钉的下沉。因此,研究者对逆行髓内钉的远端设计进行改进。最早的变化就是同时减小远端锁定孔和交锁螺钉的直径,增加螺钉孔数量。这种设计只是延迟了髓内钉断裂,并未避免其发生;除此之外,该设计反而降低了髓内钉对重度骨质疏松骨折的把持力。同时,又有研究发现远端的前弓设计不仅会增加复位困难,还会导致折弯处应力集中,增加断裂风险。因此,逆行髓内钉远端由弯钉改为直钉,由单平面锁定改为多平面锁定或螺旋刀片进行固定。这样不仅更符合髓腔本身形态,简化操作,而且增大了接触面积,提高了抗旋转性能。生物力学试验表明,股骨远端逆行髓内钉固定生物力学性能优秀,轴向负荷下刚度大于 LCP和 DCS 等内固定器材;当远端锁定远端锁入 4 枚螺钉,可以提供与 LCP 近似的抗旋转刚度。

然而,随着钢板微创化技术的提高,逆行髓内钉的一些传统优势也在消失。钢板既可以实现经皮微创固定,也可以实现生物学弹性固定。因此,何种固定方式更优依然存在争议。国外学者报道了逆行髓内钉和钢板在治疗股骨远端骨折的长期随访结果。通过对 22 名患者的回顾性分析发现:①在二次植骨方面,两组间存在显著差异,髓内钉组9%,钢板组 67%;②在畸形愈合方面,两组间存在显著性差异,髓内钉组 0,钢板组 42%;③在膝关节功能和感染率方面,髓内钉组优于钢板组,但是没有统计学差异;④在 SF-36、SMFA 量表评分方面,两组间没有差异。还有学者进行了一个小样本随机对照试验,比较逆行髓内钉和 95°股骨髁角钢板两者之间的差异,结果显示在术中出血、手术时间、伤口感染、住院时间、膝关节功能和 SF-36 量表评分方面两组间没有明显差异。最近,在美国进行的多中心随机对照试验比较了锁定钢板和逆行髓内钉在治疗股骨远端骨折上的优缺点。前期随访的临床结果显示:①在术后畸形方面,髓内钉组 22%,钢板组 32%,其中钢板组 87%的患者存在外翻畸形;②术后功能方面,髓内钉组也优于钢板组,但两组间没有显著的统计学差异。

总之,对于 A 型和部分 C 型股骨远端骨折,无论是否合并骨质疏松,逆行髓内钉都是锁定钢板的一种标准替代方式。在术后畸形、膝关节功能和并发症方面,逆行髓内钉可能优于钢板。

七、髓内钉的手术技术

股骨远端骨折逆行髓内钉手术操作和股骨干骨折存在很多相似之处,是股骨干骨折髓内钉临床应用的延伸和扩展。但是,该部位的手术技术也有其独特之处,手术成功的关键在于以下两方面:①正确的进钉点和初始扩髓通道;②在髓内钉置入固定过程中维持骨折复位。下面结合股骨远端的解剖特点和骨折类型,介绍逆行髓内钉的手术操作技术。

1.手术入路　对于 A 型骨折,可以采取股骨干骨折的微创入路;对于 C 型骨折,首先可采取髌旁入路行切开复位并固定关节面骨折块。应用 4.5mm 空心拉力螺钉固定关节内骨折,将 C1 型、C2 型骨折转化为相应的 A 型骨折,注意拉力螺钉的位置应避免阻挡即将置入的髓内钉和交锁螺钉。

2.髓内钉长度的选择　推荐选择股骨全长的髓内钉,该钉长度应超过股骨干峡部至小转子水平甚至在小转子以上。这样不仅可以增加力学稳定性,而且能够避免假体周围骨折的发生。

3.阻挡钉技术　由于股骨远端髓腔宽大且位于松质骨区域,没有骨干峡部的约束,即使直径更大的髓内钉依然不能很好地控制其摆动和成角。因此,阻挡钉技术对于获得和维持骨折复位非常重要。通常选用 4.5mm 的皮质骨螺钉作为阻挡钉。其置入的位置取决于骨折移位的方向。通常阻挡螺钉放置于骨折远端骨块,斜形骨折长度较短的一边。若骨折稳定性极差,可应用 2 枚螺钉置于髓内钉的路径两侧。阻挡钉在股骨远端骨折的应用原理:①当进钉点可以提供支撑时,应在干骺端骨折移位的凹面临近骨折线的位置上置入 1 枚阻挡螺钉,建立稳定的三点固定;②当进钉点过宽或不完整时,在干骺端骨折移位的凸面,远离骨折线的位置再置入 1 枚阻挡螺钉,作为第三个支撑点。

4.交锁螺钉的固定　逆行髓内钉固定股骨远端骨折时,至少须在远端锁入 2 枚螺钉,以提供足够的抗旋转能力。对于骨质疏松患者,推荐锁入 4 枚远端螺钉或使用宽大的螺旋刀片。对于简单或稳定的骨折,近端固定 1 枚交锁螺钉就可以提供足够稳定性;对于粉碎性骨折,近端应固定 2 枚交锁螺钉。

为了提高髓内钉的抗旋转性能,Synthes 公司设计了用于髓内钉的角稳定锁定系统(angle stable locking system,ASLS),通过螺钉的 3 个不同的直径和膨胀套管,分别固定于髓内钉的远端和近端,增加稳定性。

5.关节腔冲洗和关节囊缝合　内置物固定后,应对膝关节腔进行灌洗和抽吸,将关节腔内的淤血和碎屑清理干净,避免产生机械性摩擦和异位骨化。对于关节囊切开的患者,必须完整修复关节囊。

八、术后处理

对于关节内骨折,原则上鼓励进行早期功能锻炼。对于意识清醒的患者,建议行温和的主动功能锻炼;对于昏迷或无法配合治疗的患者(如精神障碍或智力低下),可进行连续的被动功能锻炼。如果允许,可以实施早期的步态训练。负重功能锻炼的时机和程度取决于术中固定的稳定性。如果骨折固定稳定,对于关节内骨折,推荐术后 10~12 周开始部分负重;对于关节外骨折,推荐术后 4~12 周开始部分负重。

九、术后并发症及其防治策略

随着手术入路和内置物设计的改进,股骨远端骨折术后临床预后越来越好。但是,这些并不是临床预后满意的保障,骨科医师必须对局部的解剖特点、不同内置物的固定原则和愈合过程有科学的认识。手术相关的并发症介绍如下。

1.畸形愈合　任何超过 5° 的畸形都会影响膝关节的功能和下肢步态。其中,内外翻畸形对功能影响最大,其会造成内侧或外侧间室压力增高,继发骨关节疾病。前后成角、旋转和短缩也可能会对步态及远期日常生活的舒适性造成不良影响。尽管畸形愈合的发病率在逐年下降,但由于经皮微创技术的广泛应用,间接复位且骨折断端不显露,使对线不良的发生概率明显增高。

预防的关键是术中良好的复位和准确的透视技术。对于股骨远端粉碎性骨折,恢复肢体长度存在一定困难,全身麻醉下应用肌松剂有利于牵引复位恢复肢体长度,另外与健侧肢体比较,也可以避免肢体短缩。置入阻挡螺钉,可以减少冠状面上复位不良。在矢状面上,由于腓肠肌的牵拉作用,导致骨折断端向后成角。因此,术中应屈膝并在骨折断端成角下方垫一厚的衬垫协助并保持复位;或从前方在远端骨块内打入一枚 Schanz 螺钉作为摇杆协助复位。旋转复位应在透视下纠正,透视技术详见股骨干骨折部分。

2.骨折不愈合　即使采用生物学固定模式,股骨远端骨折术后骨不连仍然存在。钢板术后骨不连的发病率为 15%~20%;逆行髓内钉术后骨不连发病率相对较低,不超过10%。开放性骨折、肥胖、糖尿病、不锈钢材质的钢板、感染及内置物长度过短都是导致骨折不愈合的独立危险因素。手术治疗不仅要解决骨折愈合的问题,还要治疗或预防膝关节僵直。目前常用的治疗方式为股骨远端角钢板,但这种偏心固定方式在骨缺损明显时容易出现内置物断裂。双钢板或更换髓内钉联合附加钢板能够提供更优的力学稳定性,有利于骨折的愈合,并已获得初步的成功,尤其适用于重度骨质疏松和假体周围骨折的患者。

3.膝关节僵直　膝关节僵直也是术后常见并发症之一。外伤导致的关节内骨折和手术操作所致的股四头肌损伤是导致膝关节僵直的主要原因。一般来说,累及关节面的股骨远端骨折,术后膝关节屈伸功能少许的丢失是合理的和可接受的。术后膝关节功能锻炼的标准应达到屈曲 110°、伸直 0°。术中应实现骨折稳定固定,并小心仔细地保护膝关节周围韧带和软组织,为提高患者术后功能锻炼的依从性提供最好的准备。术后应尽早进行关节主动活动,如果超过 1 个月还不能达到膝关节活动范围的目标,可以辅助相应的物理治疗。一旦膝关节僵直发生,应考虑在麻醉状态下实施关节松解手术或股四头肌成形术。

4.感染　导致感染发生的常见原因包括高能量暴力损伤导致骨折块失活,开放性骨折,过度的手术剥离和固定不稳。对于闭合性骨折,术后感染率为 3%~16%,而开放性骨折术后感染率高达 25%。如果明确存在深部感染,应予以彻底清创和灌洗,并辅以创面负压吸引或抗生素骨水泥置入。根据细菌培养和药敏结果,选择敏感抗菌药物静脉治疗3~6 周。如果内置物未见松动,应保留其直到骨折愈合;如果内置物松动失效或有难治性感染,应立即取出,并采用外固定架临时固定。

5.内置物相关并发症　股骨远端皮肤软组织覆盖较薄,尾帽过大的远端交锁螺钉、远端螺钉拧入过浅或长度过长穿出内侧皮质都会刺激膝关节周围软组织,引发局部疼痛或弹响,并在活动时加重,最终影响患者的日常活动。因此,为了避免这些并发症,骨科医师必须准确地测量螺钉的长度,并正确地掌握股骨远端梯形解剖结构及其相应的透视角度,以确定螺钉的位置。对于存在明显不适的患者,尤其是活动需求量高的年轻患者,可以考虑在骨折愈合后取出内置物。但是,对于老年患者,即使存在以上并发症,由于麻醉和手术风险往往超过取出内固定所带来的益处,因此应谨慎掌握内固定取出的指征。当内固定取出后,患者应在腋杖保护下活动4~6周,完全的日常活动量应根据患者个体差异推迟至术后3~6个月。

6.创伤性关节炎 对于累及负重关节面的骨折,常会影响膝关节正常功能。关节面的不平整可导致早期骨关节炎。复位不良导致的内外翻畸形也会增加该病发生的风险。然而,股骨远端骨折后创伤性关节炎的发病率目前尚不清楚,缺乏相关的长期随访文献报道。一般来说,对于单间室严重的骨关节炎,可以行截骨矫形术或单髁置换术。对于累及两间室或三间室的重度骨关节炎,需要行全膝关节置换术。

第三章 胫骨骨折

第一节 胫骨近端骨折

一、流行病学

胫骨近端包括累及关节面的平台骨折、未累及关节面的干骺端骨折及胫骨干近1/3骨折。由于关节内骨折须解剖复位并坚强固定，多采用钢板螺钉内固定术。因此，本节重点介绍髓内钉在胫骨干近1/3和未累及关节面的干骺端骨折中的应用。该部分骨折发生率并不高，仅占胫骨骨折的7%~12%。80%的骨折多由交通伤所致，约1/3的胫骨近端骨折合并2~3级的软组织损伤，且复杂粉碎性骨折相比胫骨干中远段骨折更为常见。

二、应用解剖

胫骨近端横断面为三角形，干骺端连同内外侧平台在尺寸上大于骨干。在外侧，与腓骨头在后外侧形成近胫腓关节。前方突出形成胫骨结节，其上有髌韧带附着。近端表面除髓内钉的进钉点外，其余均为关节面，进钉点与胫骨髓腔中心线在同一条直线上。

干骺端被一层薄的皮质骨所包绕，里面填充着松质骨。由于骨密度低下且干骺端宽大，容易发生髓内钉主钉固定不确切，并难以维持骨折复位。不论采用何种内固定，这个现象是普遍存在的，尤其常见于骨质疏松患者。

胫骨近端只有后方和外侧覆盖肌肉组织。前内侧的骨质就在皮下，容易导致此处出现开放性骨折和皮肤破坏。即使是在闭合骨折，此处的皮肤很容易损伤，并且有限的软组织覆盖也减少了骨膜对于胫骨的血供，但这点对于骨折愈合时间尤为重要。

此外，胫骨近端周围附着大量的韧带组织，这些结构都可造成骨折移位明显及复位困难。在前方，附着于胫骨结节的髌腱牵拉近端骨折部分向前成角移位；在后方，腘绳肌肌腱和小腿三头肌牵拉骨折远端部分向后成角移位。当采用标准的髌下入路置入髓内钉时会造成畸形加重。在内侧，附着于前内侧鹅足的缝匠肌、股薄肌和半腱肌容易造成骨折外翻移位；在外侧，小腿前方间室内附着于近端骨块的肌肉（如胫骨前肌和趾长伸肌）可加重外翻畸形。除了以上软组织结构，胫骨近端还包括膝关节侧副韧带和前后交叉韧带。任何导致这些结构的损伤合并胫骨骨折可导致膝关节不稳定。

由于以上韧带结构的存在，使胫骨近端周围血管神经位置相对稳定，外伤时组织退让的空间较小，损伤的风险高。胫后动脉附着在胫骨近端的后方，骨折的移位可能会导致血管损伤。腓总神经绕过腓骨颈远端下行至胫腓关节，高能量损伤导致腓骨近端骨折可能损伤该神经。也可能会发生血管神经的医源性损伤：①当从内向外固定成角交锁螺钉会存在损伤腓总神经的风险；②在胫骨近端后方置入Poller钉时可能会损伤胫后神经血管。

三、损伤机制和临床评估

1.损伤机制

(1)直接暴力：80%为交通伤。常见的受伤机制为行人被行驶的机动车直接撞击在膝关节下方，从而导致胫骨干骺端骨折。这种骨折伴有严重的软组织损伤，并应警惕骨筋膜室综合征的发生。

(2)间接暴力：多由韧带的牵张力导致撕脱性骨折。

2.临床评估　对于年轻患者，由于高能量损伤所致胫骨近端骨折，患者通常伴有致命伤。要注意观察皮肤、软组织和血管神经是否存在损伤。明显的出血和肿胀容易导致小腿出现筋膜间室综合征。文献报道，对于胫骨近端骨折，约7%患者伴有筋膜间室综合征，因此必须时刻警惕小腿间室压力的变化。相比胫骨干中远1/3的骨折，胫骨近端骨折严重软组织损伤的发生率要高2倍，粉碎性和复杂性骨折的发病率也更高。因此，对于该部位骨折，制订治疗策略时要充分考虑到软组织损伤程度，从而更好地设计手术入路和内固定物置入种类。

3.影像学评估　X线是最常规的检查，标准的膝关节前后位、侧位片可以诊断大多数的胫骨近端骨折。如果怀疑骨折线累及关节，应行CT平扫+三维重建。一方面通过矢状面重建，能够提示胫骨近端骨折诊断的准确性，协助判断骨折块来源和移位程度；另一方面通过冠状面重建，能够提示关节面压缩情况。磁共振成像同样也很重要，可用于评估软组织结构和骨性结构，尤其是侧副韧带、半月板及交叉韧带的损伤情况。

四、骨折分型

胫骨近端骨折最常用骨折分型为AO/OTA分型。该分型系统根据骨折的形态位置、形态进行分类。

1.A型为关节外累及干骺端的骨折　A1型为撕脱骨折；A2型为干骺端的简单骨折；A3型为干骺端的粉碎性骨折。

2.B型为部分关节内骨折　B1型为单纯劈裂骨折；B2型为单纯压缩骨折；B3型为劈裂-压缩骨折。

3.C型为完全关节内骨折　C1型为关节内和干骺端骨折均为简单骨折；C2型为关节内简单骨折，干骺端粉碎性骨折；C3型为关节内和干骺端均为粉碎性骨折。髓内钉技术主要用于A2型和A3型胫骨近端骨折(图3-1)。胫骨干近1/3骨折也是髓内钉的手术适应证，该骨折的分型参照干性骨折的AO/OTA分型。

图 3-1 AO/OTA 分型

五、治疗原则

绝大多数胫骨近端骨折需要行手术治疗。手术治疗的目标是恢复下肢的长度、旋转和力线,并在术后允许患侧膝关节的早期锻炼。如果骨折复位不良,如内外翻>5°,或向后成角>5°,或向前成角>10°,都会严重影响患肢功能,导致步态异常和行走障碍,远期患者可能发生创伤性骨关节炎。常用的固定方式有 3 种,即钢板、髓内钉和外固定架。胫骨近端骨折由于近端的骨折块相对短小,远端的骨折块相对更长,无论采用何种方式固定,都会形成一个长而大的力臂,在内固定物上产生强大的弯曲负荷。在骨折愈合过程中,需要警惕内固定物松动和断裂。

在制订手术治疗策略前,需要详细评估骨折类型、软组织损伤程度和其他伴随损伤。对于软组织损伤严重的患者,需要分期行手术治疗,首先采用临时的外固定来稳定软组织后,然后合理地安排治疗策略。

在这 3 种固定方式中,钢板螺钉内固定是最常用的选择。该固定方式具有抗扭转和弯曲稳定性更好,直视下复位更容易等优势,尤其是双钢板固定技术。然而钢板的置入需要过大的组织剥离,会增加骨折延迟愈合、不愈合,伤口愈合不良,骨和软组织感染等风险。因此,目前临床上更多采用微创接骨板(MIPO)技术在胫骨外侧置入钢板。外固定架主要用于合并严重软组织损伤的胫骨近端骨折,是分期治疗重要的组成部分,主要作为一期临时固定使用,其中跨膝关节外架最为常用。一旦软组织条件允许,应尽早解放膝关节并更换固定方式。对于一些无法采用内固定的患者,Hybrid 外架或 Ilizarov 环形外架也可作为最终确定性固定方式。髓内钉主要用于不累及关节面的胫骨近端骨折和胫骨干近 1/3 骨折。骨折复位丢失、外翻畸形和向前成角畸形是髓内钉术后最常见的并发症。一些手术技术,如半屈曲位髌上或髌旁置钉、阻挡钉技术、附加钢板、多平面交锁锁定螺钉设计等,有利于减少相关并发症的发生。

六、髓内钉的固定理念

髓内钉技术已经成为胫骨干骨折手术治疗的"金标准"。然而,对于胫骨近端骨折,采用钢板还是髓内钉固定仍然存在争议。采用髓内钉固定胫骨近端骨折存在很多困难。早期髓内钉术后存在并发症多、畸形愈合率高、临床愈合差等问题,使很多临床医师反对采用髓内钉治疗胫骨近端骨折。早期两个关于髓内钉术后的临床研究相继发表,同时都指出髓内钉治疗胫骨近端骨折的局限性和不足。研究显示,胫骨近端骨折髓内钉术后畸形率高达58%(7/12),而该研究所纳入的全部胫骨骨折髓内钉术后畸形率只有12%。有学者随访了采用髓内钉治疗的32例胫骨近端骨折患者,临床结果术后畸形愈合率更高,达84%(27/32)。早期髓内钉术后畸形主要包括两大类:近端骨折块向前成角畸形和外翻畸形。畸形的发生和很多因素相关,包括髓内钉置入的体位和入路、对进钉点解剖位置认识的不足、手术技术的不规范及髓内钉的自身设计缺陷(表3-1)。然而,由于髓内钉自身突出的生物学优势(微创、骨膜剥离少、软组织干扰小)和生物力学优势(轴向稳定性好、更适合下肢骨折),使临床医师没有放弃对髓内钉的设计改进和技术理念更新。

表3-1 导致近端骨折块向前成角畸形和外翻畸形的原因

畸形类型		相关原因
近端骨折块向前成角畸形	解剖学因素	①髌腱向上牵拉近端骨折块;②腓肠肌和腘绳肌肌腱共同使骨折块屈曲;③后方皮质不完整,缺乏支撑和阻挡
	技术因素	①进钉点过于偏向前方和远端;②髓内钉的进钉角度过于偏后;③前方皮质矢状位上扩髓不是同心圆
	髓内钉的自身因素	髓内钉近端的Herzog弯弯曲过长所致的"楔形效应"
外翻畸形	解剖学因素	①附着于鹅足的肌腱牵拉近端骨块;②小腿前外侧间室内肌肉的牵拉
	技术因素	①进钉点过于偏内侧;②髓内钉的进钉角度过于偏外;③扩髓时在冠状面不是同心圆

髓内钉的设计缺陷是导致骨折复位固定失败的主要原因之一。胫骨髓内钉早期的设计其近端存在一个Herzog弯。研究发现由于这个弯曲长度较长,当该弯曲后方顶点位于骨折线水平或其以远时会造成骨折向前成角移位,这被称为"楔形效应"。基于该发现,以后髓内钉设计时尽可能缩短Herzog弯并更加靠近近端,可以避免"楔形效应"的发生(图3-2)。此外,早期髓内钉的近端交锁螺钉数量少或动力化设计也是导致固定失效的原因。这是因为胫骨近端主要由松质骨组成,对螺钉的把持力要求高,仅1枚交锁螺钉并不能维持有效的复位和提供早期功能锻炼所需的力学稳定性。因此,髓内钉的近端采用了多平面多枚交锁螺钉设计,并且为了提高稳定性还增加了交锁螺钉的成角锁定设计。生物力学研究显示,这种近端交锁螺钉设计能够最大限度地减少复位丢失,并提供

比早期髓内钉更好的机械稳定性,这一力学优势在骨质疏松患者中表现得更为明显。

图 3-2　楔形效应

　　A.当采用髓内钉固定胫骨近端骨折时,早期髓内钉近端的 Herzog 弯设计较长,当该弯曲顶点位于骨折线水平或其以远时会造成骨折向前成角移位,这被称之为"楔形效应";B.基于该发现,后期髓内钉设计时尽可能缩短 Herzog 弯并更加靠近近端,可以避免楔形效应的发生;C.胫骨近端髓腔宽大,髓内钉固定后仍出现骨折端前后移位

　　Krettek 等首次提出了 Poller 钉技术(阻挡钉技术),并将其应用于髓内钉治疗胫骨非峡部骨折。但发现由于胫骨两侧的干骺端过于宽大,导致髓内钉常不按照预定的通道置钉。因此,Krettek 等采用在干骺端预置螺钉的方式,人为设定"皮质骨"位置并缩窄了髓腔,引导髓内钉主钉沿正确的路径进入髓腔,并达到矫正畸形的目的(图 3-3)。后续的临床研究显示,髓内钉联合阻挡钉治疗胫骨近端骨折,能有效地减少畸形发生率。相关的生物力学研究也显示,使用阻挡钉可以增加髓内钉-骨结构 25%的固定强度。

图 3-3　阻挡钉技术在胫骨近端骨折髓内钉固定术中的应用

　　经典胫骨髓内钉手术体位采用膝关节屈曲位固定,这一体位会使髌腱张力增高,导致胫骨近端骨折部分向前移位加重,增加术中复位困难度及术后骨折畸形愈合的发生率。因此,Tometta 等提出了膝关节伸直位(膝关节屈曲 15°~20°)复位骨折并置钉的理念,通过该体位可以最大限度地松弛股四头肌肌腱,减小其对近端骨折块的牵拉。研究结果显示所有患者均未发生明显的向前成角畸形(<5°)。之后,其他学者也报道了伸直位经髌上入路置钉,通过改进胫骨髓内钉置入过程中的配套器械,很好地保护了髌股关节面的软骨结构,并减少了关节内扩髓所带来的碎屑。

在这些成功经验的基础上,膝关节伸直位置钉(经髌上入路或经髌旁入路)成了解决胫骨近端骨折复位不良的重要手段并被临床广泛接受。除了平衡伸膝装置力量的优势外,经该体位置钉还有以下优点:①在膝关节伸直状态下,胫骨近端骨折的复位和维持更加容易,这对于胫骨干多段骨折尤为重要,减少了术者对助手的要求;②由于软组织处于松弛状态,导针置入、扩髓和置钉过程中周围的软组织干扰更小,术中更容易获得正确的置钉位置;③术中透视时更容易获得正确的膝关节正侧位影像;④由于避开了对髌骨下方髌腱、滑囊和隐神经髌下分支的干扰,有利于减少膝关节疼痛的发生;⑤当胫骨近端周围软组织条件差或是开放性骨折时,经髌骨上方入路可以降低切口愈合不良和感染的风险。

随着髓内钉技术的进步,胫骨近端骨折术后的畸形率可以控制在8%以下,并获得和钢板螺钉内固定相似的临床预后。然而,对于胫骨近端骨折,髓内钉还是钢板能够使患者获得更好的预后尚不清楚,关于这两种手术方式的临床对照研究也很少。有学者回顾分析了56例胫骨近端骨折,其中22例采用髓内钉,34例采用钢板,均为经皮微创置入内固定物。结果显示,在骨折愈合率、畸形愈合率、复位不良率、感染率等方面两组间未见统计学差异。但是,钢板组中有15%的患者因为内固定物激惹而行内置物取出术,这是髓内钉组的3倍(5%)。值得注意的是,该临床研究的证据等级较低,且没有更有说服力的研究证实这两种方式的优势和不足。因此,对于胫骨近端骨折,临床医师应根据个人的经验、手术技术的熟悉程度、医院的客观条件及患者局部的软组织损伤程度选择合适的手术方式。

七、髓内钉的手术技术

以下主要以半屈曲位置钉为例介绍髓内钉的应用和手术技术。

1.术前准备和体位 对于胫骨近端骨折,髓内钉固定时可采用膝关节屈曲位或伸直位。体位的选择应根据医院客观条件和医师的认知水平而定。笔者推荐采用膝关节半屈曲位,即膝关节轻度屈曲15°。可以在膝关节后方放置一个小圆枕,或采用可透视的体位垫将膝关节适当屈曲并垫高整个小腿。后种方式更具优势,即将膝关节以下垫高使患肢和健侧肢体不在同一平面上,更便于术中透视,并减少了对助手手法牵引的需求。

2.骨折复位 骨折复位必须在确定进钉点和扩髓之前完成。这是因为干骺端骨折使用髓内钉固定时,不像在胫骨干骨折时一样,一旦进钉点确定后,髓内钉穿过峡部的过程可作为很好的辅助复位工具,使下肢的力线和旋转得到很好的控制与恢复。而干骺端粗大且以松质骨为主,髓内钉既无法作为复位的辅助工具,更无法维持骨折复位。当在干骺端入钉时,髓内钉倾向于选择一个偏离胫骨轴线,朝向后方皮质的轨道;当主钉沿着这个倾斜方向并到达后方皮质时,其通道随着远端骨折块的后方皮质向远端改变。因此,近端骨折块会出现倾斜,造成骨折断端向前成角。同时,由于骨折块上的肌肉和肌腱的牵拉作用,胫骨近端骨折的移位方向倾向于外翻和前屈。这两个畸形必须在安置髓内钉之前予以纠正。常用的骨折复位手段包括经髌上或髌旁入路进钉、阻挡钉、复位钳、股骨牵开器、单皮质附加钢板。这些方式可以单独或联合应用,以达到骨折复位和维持复位的目的。

（1）经髌上或髌旁入路进钉：具体详见入路部分内容。

（2）阻挡钉：阻挡钉的主要作用是将胫骨干骺端髓腔变窄，并将其作为侧骨皮质来保证髓内钉的正确置入。一般来说，螺钉应当在安置髓内钉和扩髓之前置入，以用来控制矢状面和冠状面的力线。此外，也可以在髓内钉置入后再拧入阻挡钉，这样可以提高固定的力学稳定性。推荐采用直径较粗的螺钉作为阻挡钉，扩髓和置入主钉过程中会使直径过小螺钉（<3.5mm）发生弯曲或断裂，造成螺钉失效。有时，也可以使用斯氏针或克氏针作为临时阻挡钉，在完成远、近端交锁螺钉固定后再将其去除。阻挡钉的置入位置和骨折线的距离十分重要，应至少距离骨折线 1cm，避免发生医源性骨折。

为了预防骨折断端向前成角，应在冠状面放置一阻挡钉，位于近端骨折块后方，用来减少髓内钉后方的空间，减少屈曲和向后的力量，避免髓内钉朝向后方皮质。同样，在矢状面安放阻挡钉，可以减少外翻成角。值得注意的是，对于严重骨质疏松患者或骨折线过于靠近近端时，阻挡钉的把持力会明显下降，使得该钉的引导复位和维持复位作用失效。

（3）复位钳：虽然经皮点式复位钳已经成功用于胫骨干或远端骨折复位和维持复位，然而该技术在胫骨近端骨折应用方面并不常见。由于胫骨近端后方和外侧存在重要的神经血管，使用复位钳复位骨折时应警惕医源性损伤。对于开放性骨折，在骨折断端直视的前提下，血管神经损伤的风险较小。此外，还需要注意避免局部组织受压所致的组织坏死，应控制并减少复位钳钳夹皮肤软组织的时间。局部辅助小切口联合宽的复位钳可能会减少该并发症的发生率。

（4）股骨牵开器：①应放置于小腿内侧，便于畸形矫正；②近端的斯氏针应遵循近端阻挡钉的置入方式，即在冠状面置入 1 枚斯氏针预防骨折断端向前成角；③远端的斯氏针应避开髓内钉预定的置入轨迹；④骨折两端的斯氏针应平行于胫骨远、近端关节面，并位于髓内钉预置轨迹的后方；⑤有时需要同时在外侧使用牵开器或外固定架辅助复位。

（5）单皮质附加钢板：对于某些骨折复位和维持困难的胫骨近端骨折，可以在置钉前，在胫骨近端骨折块的内侧放置一块单皮质钢板来维持骨折复位。该方法尤其适用于开放性骨折和一部分闭合性骨折。如果用于闭合性骨折，应尽可能采用微创放置钢板，减少干扰骨折断端，这是因为切开放置钢板容易将骨折端的血肿流失。使用 1/3 管形钢板或其他短钢板（4~6 孔钢板），放置于胫骨近端骨折块前方、前内侧或后内侧，跨越骨折两端，保证骨折两边至少各有 2 枚单皮质螺钉。钢板可以在髓内钉置入后取出或留在骨折处预防进一步畸形的发生，但一般须将单皮质螺钉更换为双皮质螺钉（图 3-4）。

图3-4 采用单皮质附加钢板辅助固定胫骨近端骨折

3.入路 胫骨髓内钉所采用的手术入路包括经典的髌下入路(劈开髌腱或经髌腱内侧)、髌旁(内侧或外侧)入路和髌上入路。后两种入路是伸直位或半屈曲位置钉所采用的入路。

(1)经典的髌下入路:详见胫骨干骨折部分。

(2)髌旁入路:有两种,经内侧髌旁入路和经外侧髌旁入路。经内侧髌旁入路更为常用,原因包括以下几点:①对于大多数患者,内侧支持带和关节囊更为肥厚和坚韧,便于重建和组织愈合;②由于外侧支持带相对松弛,术中容易将髌骨牵拉或翻向外侧;③该入路是全膝关节置换术手术入路的一部分,减少了后期可能的翻修手术造成的额外的手术创伤。在实施前,应在体表确定髌骨、胫骨结节和髌腱的体表投影,内侧髌旁入路的手术切口体表投影为从髌骨内侧缘近1/3处开始,沿髌骨缘向远侧延伸至髌腱内侧缘。依次切开皮肤、皮下组织、内侧支持带和关节囊。之后,将髌骨向外侧牵拉,并辨认胫骨平台前缘、股骨滑车及其滑膜结构。确定好进钉点后,在透视引导下,经髌旁入路置入导针、扩髓和髓内钉。

(3)髌上入路:详见胫骨干骨折部分。

4.进钉点 对于任何一个髓内钉手术来说,选择一个正确的进钉点是最为重要的。理想的进钉点位于胫骨髓腔正侧位的轴心线的延长线与胫骨近端皮质的交点处。该点位于膝关节腔的髁间嵴处。如果采用该进钉点,容易导致前交叉韧带胫骨止点处。由于这个原因,胫骨髓内钉被设计成在矢状面上向前方弯曲进而能在胫骨近端前方皮质进钉。在胫骨近端骨折,胫骨平台和骨折线之间的距离很短。这就意味着,在有限的距离里要通过多平面的骨性锁定来维持骨折固定的稳定性。因此,该进钉点应越靠近近端越好,最好位于胫骨平台处但在膝关节腔之外。

在影像图上,正确的进钉点在正侧位像上应位于胫骨外侧棘的内侧,在侧位像上应位于胫骨关节面的前缘。获得正确的X线片是进钉点正确的前提。临床上常用的X线片有两种:①在前后位像上,腓骨头被胫骨外侧皮质平分为相等的两份;在侧位像上,股骨远端内外髁完全重叠(图3-5);②在前后位像上,可见明显突起的胫骨内外侧棘突("Twin Peak"像);在侧位像上,可见胫骨内外侧平台线重叠(图3-6)。

图 3-5　胫骨近端的正侧位 X 线片

在前后位像上,腓骨头被胫骨外侧皮质平分为相等的两份;在侧位像上,股骨远端内外踝完全重叠

图 3-6　胫骨近端的正侧位 X 线片

在前后位像上,可见明显突起的胫骨内外侧棘突;在侧位像上,可见胫骨内外侧平台线重叠

在解剖学上,正确的进钉点在正位上位于外侧平台棘旁边内侧一点,侧位在棘的正前方,由于这一区域远离关节面和前交叉韧带附着点,被称为"安全区"。安全区的平均宽度为(22.9±8.9)mm(12.6～56mm),位于胫骨平台中线的外侧(9.1±5)mm,胫骨结节中央外侧的 3mm。

导针或开口錾均可用于确定进钉点的位置。无论采用何种体位及置钉方式,均推荐采用导针。这对于采用标准的膝关节屈曲位经髌下入路置入髓内钉尤为重要。采用导针确定进钉点要比开口錾更准确,导针更容易调整顺应胫骨髓腔轴心并和胫骨前皮质平行。

任何偏离安全区进钉都会增加置钉的难度和骨折复位不良的风险。进钉点偏内侧容易导致骨折外翻,偏外容易导致骨折内翻。进钉点偏低一方面会增加髓内钉经后方皮质穿出的风险,另一方面可能会导致胫骨结节医源性撕脱骨折。进钉点偏高可能会破坏胫骨平台关节面,并损伤半月板前脚和半月板间韧带。因此,胫骨髓内钉进钉点的选择应遵循以下 3 个原则:①进钉点应适当偏外;②进钉点应在胫骨平台关节面的前缘;③应在矢状面上使髓内钉,导针和扩髓钻置入的方向与胫骨前皮质线相平行。

5.扩髓、置钉和交锁螺钉固定技术　详见胫骨干骨折髓内钉技术。

八、术后处理

对于未累及关节的骨折,若固定术后骨折非常稳定,允许患者在术后第 1 天就可以进行负重活动;对于不稳定型骨折,如胫骨近端干部粉碎性骨折,早期不允许完全负重,

可鼓励进行部分负重功能锻炼,6周后方可完全负重。

对于累及关节的骨折,通常前6周不允许负重。术后即刻开始膝踝关节活动。锁定钉动力化不是必需的,仅在骨折延迟愈合的患者才给予动力化。

九、术后并发症及其防治策略

1.骨折复位不良 胫骨近端骨折复位不良的诊断标准为内外翻成角>5°,向前或向后成角>10°,短缩移位>10mm,旋转畸形>10°。该并发症多发生于早期的髓内钉固定术后,以向前成角畸形和外翻畸形最为常见。随着新的器械和技术出现后,如阻挡钉、附加钢板、股骨牵开器、临时外固定架和伸直位置钉等,术后骨折复位不良率已<8%,与经典的髌下入路置钉相似。

骨折复位不良和畸形愈合有可能和创伤性膝关节骨关节炎相关。此外,骨折的位置、畸形严重程度及患者个体因素(体型、活动水平、遗传倾向等),也是膝关节骨关节炎发生的原因之一。一些研究长期随访了胫骨骨折髓内钉术后畸形愈合患者的预后,发现虽然影像学上表现出骨性关节炎,但患肢功能并未明显受影响,且患者并未表现出十分严重的临床症状。

2.髌上入路置钉的并发症 虽然越来越多的研究结果推荐对于胫骨近端骨折采用髌上入路进钉,然而其相关的潜在并发症依然引起临床医师的关注。可能的并发症包括髌股关节软骨损伤,扩髓碎屑关节腔残留,髓内钉取出困难等。

医源性的髌股关节面损伤是临床最为关注的问题。有学者对尸体膝关节进行的生物力学研究显示,尽管髌上入路会明显增加髌股关节的压力,但这种压力仍然远低于软骨细胞发生坏死及膝关节屈曲所产生的压力。还有医师采用关节镜评估髌上入路置钉术后髌股关节面情况,也未发现明显的软骨损伤表现。有研究比较了髌上入路和髌下入路置钉其他膝关节面的损伤,并未发现髌上入路置钉会增加其他关节面软骨损伤的风险。在扩髓碎屑残留方面,目前并无临床报道发现与其相关的膝关节并发症。当需要取出髓内钉时,一般应经髌下入路取出。

3.膝前痛 膝前痛是胫骨髓内钉最常见的并发症之一,经典的髌下入路髓内钉术后发病率可高达86%。常见的原因包括内置物近端激惹、关节内结构损伤、髌腱及其后方脂肪垫损伤、隐神经损伤等。随后,髌上入路被提出并应用时,由于可避免损伤隐神经髌下分支和胫骨近端组织分离,有研究者认为该入路是能够解决膝前痛的途径之一。有人回顾性分析了74例髓内钉治疗胫骨干骨折患者,经髌上入路的36例,经髌下入路的38例。结果显示,尽管髌上入路组的进钉点更易确定,骨折复位更加容易,但两组在膝前痛发生率方面未见统计学差异。还有人比较了两种入路的差异,髌上入路组84例,为胫骨近端或远端骨折;髌下入路组101例,为胫骨干骨折。在膝前痛方面,临床随访结果未发现两组间存在统计学差异。国外一项前瞻性非对照研究显示,经髌上入路置钉,没有患者表现出膝前痛。然而该研究也存在明显缺陷,一方面失访率高达34%,另一方面随访时间只有1年。基于以上研究,髌上入路置钉并没有明显增加膝前痛的发病率,然而尚无法得出其能够较髌下入路明显改善和降低患者术后膝前痛的发生。

第二节　胫骨干骨折

一、流行病学

胫骨干骨折是最常见的长骨骨折。正常人群中,年发病率为 26/100 000。男性年发病率 41/100 000,女性年发病率 12/100 000。男性多于女性,常见于年轻男性和老年女性,男性高发年龄 31~40 岁,女性 41~50 岁。交通伤是导致该部位骨折最常见的原因。

二、应用解剖

胫骨干大致呈三棱形,前缘上部锐利,下部较为圆钝,在胫骨远端逐渐转化为近似四边形结构。胫骨干上 1/3 呈三角形,下 1/3 略呈四方形,前、内、外三个嵴将胫骨干分成内、外、后三个面。中 1/3 是三角形和四方形骨干移行部,直径最细,该部位是骨折好发部位。胫骨的前内侧面仅有皮肤覆盖,易发生开放性骨折。胫骨干并非完全平直,而是有一向前外侧形成 10° 左右的生理弧度。成人胫骨长度 30~47cm,髓腔直径 8~15mm,长度和髓腔的大小影响髓内钉的尺寸。绝大多数的胫骨骨折是累及胫骨骨干的骨折。

胫骨的血液供应分为髓内和髓外血供。由于胫骨内侧皮肤薄,仅有皮肤、皮下、骨膜覆盖的区域,骨皮质的血供几乎全部来自髓内血供。髓内血供来源于胫后动脉分出的滋养动脉,在胫骨中 1/3 近端后侧斜穿进入胫骨,随后向近端及远端发出分支,与干骺端骨内膜血管相吻合。胫骨外侧和后方区域有肌肉、韧带附着,其皮质外 1/3 部分血供来自髓外血管(即骨膜内血管)。因此,在显露、清创等手术过程中,应尽量保持肌肉、韧带在胫骨表面的附着,减少软组织剥离。

小腿有 4 个毗邻的筋膜间室,其内的肌肉、血管、神经被骨骼、筋膜、骨间膜所包围,扩张空间受到限制。小腿外伤后容易造成间室内压力增高,引起血运障碍,严重者可导致神经和肌肉坏死,甚至急性肾衰竭。小腿筋膜间室综合征好发于前间室及后深间室。

三、损伤机制和临床评估

1.损伤机制　胫骨干骨折主要是由外伤所致,包括以下两个方面。

(1)直接暴力

1)高能量损伤:多发于交通伤,常为横断、粉碎性或移位明显的骨折,伴软组织严重损伤。

2)折弯暴力:多为蝶形、短斜形或横断骨折,或粉碎性骨折,软组织损伤严重。常伴有骨筋膜间室综合征或骨折开放。

(2)间接暴力

1)扭转损伤:较低的高度坠落,足部固定、小腿扭转。多为螺旋形骨折,很少发生骨折粉碎及伴有严重的软组织损伤。

2)应力骨折:为疲劳性损伤,伤后数周才有影像学表现。多见于两类人群,部队新兵和芭蕾舞演员。

2.临床评估　了解病史和损伤机制对于治疗方案的选择有着重要作用。对于多发伤患者,应首先进行全身状态评估,通过患者或可靠的目击者来了解详细受伤史,除外有威胁生命的合并损伤和全身多发性骨折,特别是需要检查邻近的膝关节和踝关节是否受累,避免漏诊。由于胫骨位置表浅,骨折后症状明显,对于骨折的进一步评估见下文胫骨干骨折的影像学评估部分。

基于胫骨缺乏肌肉软组织包裹的特点,软组织条件的评估对于胫骨干骨折尤为重要。接诊患者后,应除去所有现场的临时固定物,进行皮肤和软组织损伤状况的评估。根据是否为开放性骨折,应选择不同的软组织损伤分级标准(表 3-2)。

表 3-2　开放性骨折软组织的 Gustilo-Anderson 分级

分级	特征
Ⅰ级	低能量损伤,皮肤裂伤<1cm,伤口清洁或轻微的污染
Ⅱ级	通常为低能量损伤,皮肤裂伤>1cm,无广泛的软组织损伤、肿胀、撕脱
Ⅲ级	高能量损伤,分为三个亚型: ⅢA:广泛软组织挫伤、肿胀,但有足够的软组织覆盖,即使裂伤伤口<1cm 也属于该类型 ⅢB:广泛软组织缺损,没有足够的软组织覆盖,伴有骨折端外露、骨膜剥脱,常伴有伤口严重污染 ⅢC:合并需要手术修复的血管损伤

当骨折移位明显,应警惕血管神经的损伤。体格检查是判断血管损伤的方式之一,应注意比较患肢和健侧肢体远端动脉搏动和毛细血管充盈时间。当体格检查提示患肢有异常时,应复位骨折,检查患者踝肱指数或血管超声情况;当患肢远端无脉及出现缺血症状时,应行 CT 血管成像检查,或急诊造影检查,明确血供损伤情况,并尽早手术,固定骨折并修复血管损伤。此外,当腓骨小头骨折时,应除外腓总神经损伤;当胫骨近端骨折移位明显,要警惕胫神经损伤情况。

当胫骨干骨折发生时,需要警惕筋膜间室综合征。筋膜切开减压宁早勿晚、宁可错切也不能延误,否则后果严重。以下情况的出现常提示筋膜间室综合征:①患肢出现张力性水疱,且足趾被动牵拉痛并进行性加重;②间室压力>30mmHg,间室压力低于舒张压30mmHg。此时,需要行急诊手术,行间室的切开减压。此外,还可通过周围神经的检查来判断哪一个间室出现明显的压力增高(表 3-3)。

表 3-3　不同小腿间室及其相应的神经损伤情况

间室	受累神经	运动障碍	感觉障碍
前间室	腓深神经	趾背伸	第1~2趾背
外侧间室	腓浅神经	足外翻	足背外侧
后深间室	胫神经	趾跖屈曲	足底
后浅间室	腓肠神经	踝跖屈	外踝

3.影像学评估　胫腓骨全长正侧位 X 线可以对绝大多数胫骨干骨折做出诊断,X 线片应包括邻近的膝踝两个关节。通过该检查应明确以下情况:①确定骨折的部位及形态,是否合并膝关节和踝关节损伤;②是否存在隐匿性骨折线,术中有无再移位的可能性;③是否为粉碎性骨折;④是否合并骨质疏松、肿瘤转移及陈旧性骨折;⑤骨折块间移位的距离,提示骨块间有无软组织卡压;⑥软组织内是否存在气体影,排除开放性骨折及特异度感染,如气性坏疽等。对于疲劳应力骨折,当 X 线检查不能确诊时,应通过 ECT 或 MRI 检查协助诊断。如果怀疑存在动脉血管损伤,应行 CT 血管成像、血管造影或超声检查。

四、骨折分型

通常使用 AO/OTA 分型系统;该系统按照骨折线的形态和骨折粉碎程度及合并的腓骨骨折的位置,将胫骨骨折分为 A、B、C 三型(图 3-7)。

图 3-7　胫骨干骨折的 AO/OTA 分型

A 型.简单骨折;B 型.楔形骨折;C 型.复杂骨折

五、治疗原则

对于胫骨干骨折,只有出现以下情况时可以考虑行非手术治疗:①患者因严重的内科并发症或严重外伤导致无法耐受麻醉;②患者拒绝手术治疗。推荐采用长腿管型石膏固定。由于非手术治疗后患者临床预后差,常伴发较高的并发症发病率,包括骨折不愈合,畸形愈合,骨折愈合时间长,重返工作时间长。当骨折非手术治疗失败,导致骨折断端出现:内翻/外翻畸形>5°;前后成角畸形>10°,向后成角比向前成角更难被接受;旋转畸形0°~10°,内旋比外旋更难被接受;短缩畸形>10mm,需要行手术治疗。

对于绝大多数胫骨干骨折,都需要行手术治疗。手术治疗时机与策略制订,必须考虑和评估患者全身情况与局部皮肤软组织条件。当出现以下情况时,应行急诊手术:患肢毁损伤,开放性骨折,血管神经损伤,筋膜间室综合征,断肢再植。除上述急诊手术指征以外,其他手术时机均应综合考虑患者的全身状况及局部的损伤因素。如果患者受伤后就诊及时,且有手术指征,此时局部软组织尚未出现明显的肿胀、水疱,手术应尽快进行,因为延期手术往往会加重软组织损害。对于严重多发伤的病史,通常按照治疗顺序首先进行挽救生命的治疗,然后行保肢治疗,最后才是骨折的固定。手术时机极其重要,它对治疗的最终结果会产生很大的影响。如果患者伤后8~24小时就诊,此时患肢往往明显肿胀,皮肤可有张力性水疱,排除开放性骨折和骨筋膜室综合征后,应将手术延期7~14天,待皮肤条件允许后再行手术。

髓内钉是目前胫骨干骨折治疗的金标准,如无明确禁忌证,均应采用髓内钉固定。钢板内固定对软组织条件要求较高,已经不作为胫骨干骨折的首选治疗方法。但是,对于累及踝关节和胫骨平台的螺旋形、长斜形或粉碎性骨折,使用钢板固定可以同时获得干部和关节面很好的解剖复位及坚强固定。对于开放性骨折,特别是伴有软组织缺损的胫骨骨折,采用外固定架治疗仍可以稳定骨折断端,便于进行各种皮瓣转移、创面覆盖等治疗。一期行外固定架临时固定,最终使用髓内钉固定,可减少外固定架固定时间,并减少感染等风险。在拆除外固定架后,清创、冲洗、抗生素治疗,使针道愈合后再置入髓内钉,以减少感染风险(图3-8)。

图3-8 胫骨干骨折的手术治疗策略

六、髓内钉的固定理念

过去的20多年间,多种治疗方式应用于临床治疗胫骨干骨折,包括髓内钉、钢板、外固定架和石膏外固定。对于不稳定型骨折,由于石膏外固定并不能矫正和维持骨折复位,因此临床医师多倾向于选择手术治疗。在众多手术技术中,髓内钉由于其明显的力学和生物学优势,成为胫骨干骨折的首选治疗方案。

相比钢板、外固定架和石膏外固定,髓内钉不仅能够改善骨折复位质量,明显降低畸形愈合率和再手术率,并且允许患侧膝关节进行早期功能锻炼,使患者术后快速康复,尽快重返工作岗位和社会。这些髓内钉的优势已经被多项前瞻性临床研究和系统评价证实。而新一代的胫骨髓内钉由于加入多平面交锁螺钉固定的设计,使其适用于更多类型的胫骨干骨折,如多节段骨折、骨折合并血管损伤、骨折合并筋膜间室综合征、外固定架或石膏外固定失败、开放性骨折,以及骨折合并大段骨缺损(>5cm)。

胫骨骨折多为高能量损伤所致,常伴大段骨缺损。这种骨缺损可以发生于外伤现场急性骨丢失,也可以发生于开放性骨折清创术后。这种骨缺损会导致胫骨结构完整性丧失,给患者和医师带来巨大的困难。针对该情况,手术治疗不仅必须获得有效的稳定性,而且要求尽可能减少手术创伤和软组织剥离。髓内钉固定恰恰能够满足这种临床需求。

对于开放性骨折,术后感染是髓内钉固定最担心发生的问题,早期的临床研究显示,胫骨开放性骨折髓内钉术后感染率高达62%。然而,该结果受到学者的质疑,有医师认为开放性骨折术后感染的发生和众多因素有关,包括不恰当的清创和皮肤软组织封闭技术,合并发生筋膜间室综合征导致局部血供进一步受损,以及扩髓所致的局部热坏死。因此,之后有学者采用非扩髓髓内钉一期固定开放性胫骨干骨折,在精细软组织处理下,即使是对于 Gustilo Ⅲ B 型骨折,依然可以获得良好的临床预后和很低的感染率(3%)。在该成功经验的基础上,感染的有效控制也会大大提高髓内钉术后骨折的愈合率。对于胫骨开放性骨折,髓内钉术后骨折愈合率可达95%以上,其中 Gustilo Ⅲ 型开放性骨折可达50%。

对于胫骨干开放性骨折采用髓内钉固定,应尽早开始经验性应用抗生素预防感染,并给予破伤风抗毒素注射。清创和冲洗是处理开放性骨折伤口的核心内容。尽量在伤后6小时内进行清创,Gustilo Ⅲ 型开放性骨折患者需要急诊手术。清创时,应尽量不用止血带,避免由此进一步减少受累组织的血液供应。对于 Gustilo Ⅰ 型至 Ⅲ A 型开放性骨折,如果有活力的组织足够闭合伤口,可以间断缝合,一期闭合伤口,并予以髓内钉固定。

对于胫骨干多节段骨折,髓内钉固定同样是安全有效的。通过静力多平面交锁固定技术,髓内钉可以更好地对线对位,有利于维持下肢的长度和旋转控制。在获得力学稳定性的基础上,允许患者进行早期负重和邻近关节功能锻炼。

胫骨髓内钉置钉之前是否需要扩髓仍然存在争议。扩髓髓内钉的优势在于通过使用更大直径的髓内钉,可以使骨和髓内钉之间获得更多的接触,从而提供更强的力学稳定性,而且降低内固定物断裂的风险。除此之外,扩髓产生的骨泥堆积在骨折断端,相当于"自体内植骨"。然而,扩髓技术的劣势在于可造成局部骨的热坏死,这种情况可见于:①髓腔狭窄的年轻患者(直径<6mm);②扩髓时应用止血带者;③使用钝的扩髓钻进行扩髓。解剖学研究表明,对于胫骨,66%的血供来自髓内,因此相比股骨使用扩髓髓内钉,扩髓所致的髓内血供破坏对胫骨影响更大,有可能会造成骨折延迟愈合或不愈合。同时有研究得出不同的结论,其发现尽管扩髓破坏了骨内膜的血供,但6周后骨内膜的血供可以完全自我重建。动物实验表明,相对于过度扩髓,非扩髓和有限扩髓更有利于骨折愈

合。但是,临床对照研究尚未发现两者之间在骨折愈合方面存在明显差异。

尽管如此,出现以下情况时,应视为髓内钉应用的禁忌证:严重的软组织损伤,明确合并骨感染,生长发育期的骨折患者,非常狭窄或不存在髓腔(如骨硬化症)的成年患者,以及胫骨干骨折合并同侧平台粉碎性骨折。

七、髓内钉的手术技术

以下将经从髌下入路和经髌上入路置钉两部分讨论髓内钉在胫骨干骨折中的手术技术。

1.经髌下入路置钉

(1)术前准备和体位:在全身麻醉或硬膜外麻醉下,患者仰卧于骨科小腿手术牵引床上,或在全透视骨科手术床上采用碳纤维全透视三角架。患肢维持于膝关节屈曲 90°~110°,小腿支柱位于大腿远端(非腘窝),保证髌骨朝向正上方。目前,碳纤维全透视三角架在临床上更为常用,相比传统的牵引床,该方式具有以下优点:①术前准备简单,无须额外跟骨牵引;②膝关节屈曲角度更大,更有利于显露进钉点位置;③术中透视更加容易;④对大多数骨折,复位更加容易。

(2)手术入路:经髌下入路置钉包括两种手术入路,经髌韧带入路和经髌韧带旁入路。

1)经髌韧带入路:体表投影为髌骨下极与胫骨结节连线上(胫骨嵴内侧 3mm),沿髌腱的中线纵向切开,不做分层剥离。在置入导针、扩髓和髓内钉时,应注意采用套筒保护髌韧带(图3-9)。

图3-9 经髌韧带入路的切口体表投影

2)经髌韧带旁入路:体表投影为沿髌韧带内侧,自髌骨下极至胫骨结节水平,纵向切开,不做分层剥离。在髌韧带内侧纵向切开伸肌支持带扩张部,使用拉钩将髌韧带牵向外侧,同样用套筒保护髌韧带。

(3)骨折复位:骨折复位必须在髓内钉置入前完成。由于胫骨1/3位于皮下,可以直接触及胫骨嵴和胫骨内侧面,因此骨折手法复位和对位对线结局的确定往往较为容易。除手法复位外,常用的复位技术还包括以下几种:①点式复位钳经皮复位;②有限切开经皮下协助复位;③股骨牵开器复位;④有限切开撬拨复位;⑤摇杆技术;⑥金手指复位杆复位。

(4)进钉点:进钉点的位置在胫骨嵴内侧约3mm,胫骨长轴的沿线同胫骨平台前缘的交点上,注意进钉点位置不要高于胫骨平台,否则有损伤半月板及其韧带的可能。可在正侧位透视协助下决定进钉位置：前后位位于胫骨平台外侧嵴的内缘，侧位位于胫骨平台前缘（图 3-10）。

图 3-10　髓内钉进钉点

A.进针点的位置在胫骨嵴内侧约 3mm，胫骨长轴的沿线同胫骨平台前缘的交点上；B.透视下观察进钉点的位置：侧位在胫骨平台前缘，前后位在胫骨平台外侧嵴的内缘

（5）主钉的置入：首先放置导针，在进钉点处触摸胫骨平台前缘，将导针放置于胫骨平台前缘的稍前方。之后，钻入导针，使其沿胫骨长轴进入髓腔，将导针近端推向后方，协助导针沿胫骨长轴方向进入。在导针位置满意后，可以沿导针应用开口钻钻开骨皮质，或透视引导下用弯尖锥锥开皮质。

插入直圆头导针，导针远端 5cm 范围内弯曲 15°，旋转导针，控制导针进入方向，通过骨折断端进入远端髓腔。插入球头导针后，在透视下调整位置，确保导针正侧位均位于髓腔正中。

自 9mm 开始用软钻扩髓，直至感受到皮质骨摩擦声，头的直径应较髓内钉直径大 1~15mm。髓内钉进钉点宁高勿低，可使用导针、空心钻、皮肤保护器等工具准确扩开近端皮质。注意仔细操作每一个手术步骤，否则可能超范围扩大前侧皮质。如果进钉点过低，扩髓时还可能损伤髌韧带止点；如果使用硬质扩髓钻，有可能损伤胫骨后侧皮质（图3-11）。

图 3-11　软钻扩髓

A.应用导针、空心钻、保护器扩近端皮质，注意避免前侧皮质过度扩髓；B.使用软钻扩髓，因硬质扩髓钻有可能导致后侧皮质穿透

沿导丝置入髓内钉,在透视下确定髓内钉穿过骨折线后,拔除导针,透视确定髓内钉手柄方向正确(即髓内钉远端沿髓腔轴线进入胫骨远端),术者保持这一方向,可以用滑锤将髓内钉轻轻锤入胫骨远端。

(6)锁钉的置入:应用"满圆"技术,徒手锁定远端交锁螺钉。调整 C 形臂机,使髓内钉远端锁钉孔成"满圆"后,进行远端瞄准锁定。近端锁钉一般通过瞄准器锁定。在确保骨折断端充分接触或加压的基础上,进行多平面锁定,远、近端均固定 2~3 枚交叉锁定螺钉。推荐采用所有交锁螺钉均采用静力锁定。远端螺钉锁定后,如果为 A 型骨折或 B 型骨折,建议髓内钉回敲,使骨折断端加压利于骨折断端愈合。安装尾帽利于封闭髓腔、减少出血及防止骨或软组织长入,便于髓内钉取出。冲洗后,缝合切开的髌腱,逐层关闭切口。

2.经髌上入路置钉　对于胫骨干粉碎性骨折、多节段骨折,推荐采用经髌上入路置钉,有利于术中骨折复位和维持。

(1)术前准备和体位:详见胫骨近端骨折部分。

(2)手术入路:患者取仰卧位,患侧膝关节伸直位(轻度屈曲 15°~30°)。手术开始前,在皮肤上用记号笔标记出髌骨的轮廓、关节线和胫骨结节,用来协助确认入路体表投影。切口在髌骨上极 1cm 处,做一长 1.5~2cm 纵向切口。暴露股四头肌肌腱,沿肌腱中心线纵向切开。为了更好地置钉,切口应允许一根手指很容易进入髌骨下方和膝关节。如果不能实现,根据髌骨的活动度,需要在内侧或外侧支持带处多做一个附加切口,这样可以使髌骨呈现半脱位状态,也能通过器械将髌骨抬高。

(3)骨折复位:详见经髌下入路置钉。

(4)进钉点:放置导针,理想的进针点正位上位于胫骨平台中心外侧 9mm 处和胫骨结节稍外侧,侧位上位于前方关节边缘的前缘。在髓腔内,导针必须位于髓腔各个方位的正中央。

(5)主钉和交锁螺钉的置入:在正侧位验证了导针的正确位置后,插入保护套筒。透视下确保保护套筒位于胫骨的上方,以避免对膝关节产生医源性损伤。一些器械需要用克氏针将套筒固定在胫骨平台上,这样可以避免在扩髓时套筒出现滑动。如果套筒没有固定,必须在每次扩髓之前常规检查套筒的位置。使用短扩髓钻沿导针和套筒在胫骨髓腔扩 4~6cm 深度。如果导针不在髓腔的中心或扩髓钻过于偏下,可能会有穿透后方皮质的风险。然后,用球钻扩髓至骨折端并到达胫骨远端。透视确认导针位于髓腔内,在干骺端骨折,导针必须位于远端骨折块的中央。

测量所需髓内钉长度,注意不要估计过长。扩髓前,应先将骨折复位。扩髓时应时刻注意要用套筒保护,避免损伤关节。通常扩髓号要比髓内钉大 1~1.5mm。扩髓完毕后,在置钉之前,须将保护套筒移除。髓内钉近端通过瞄准系统锁定,远端采用徒手技术锁定。

安置完尾帽后,可伸进手指确保关节内触及不到髓内钉,同时可检查髌骨和股骨软骨的损伤。最后用生理盐水彻底冲洗关节腔,确保将碎屑和残余血液去除。

八、术后处理

术后功能锻炼和康复主要取决于患者不适的程度及骨折的类型。对有锁钉的髓内钉固定,早期负重比较安全。一般来说,稳定型骨折术后第 1 天即可负重。对于静力型固定的粉碎性骨折,应借助支具,尽早采用保护下负重,通常至术后 6~8 周,X 线片上显示有一定骨痂形成后完全负重。

九、术后并发症及其防治策略

1.骨折不愈合　胫骨干骨折容易出现并发症。骨折周围由于缺乏软组织覆盖和保护,容易出现骨折不愈合。尽管治疗策略有所改进,但胫骨干骨折延迟愈合和不愈合仍然是一个很大的问题。髓内钉术后骨折不愈合率为 5%~33%,多数患者需要行二次手术以实现骨折愈合。再次接受手术的患者还需要面对额外的康复和无法重返工作岗位,进而导致潜在的资源损耗。

此外,髓内钉扩髓尽管可以显著提高股骨干骨折的愈合率,但对胫骨干骨折的疗效仍存在争议。一项 Meta 分析指出,扩髓髓内钉治疗胫骨闭合性骨折,相比较于非扩髓髓内钉来说有着更高的愈合率。然而对开放性胫骨干骨折却并非如此。对于开放性骨折来说,骨膜从骨皮质上剥脱和严重的软组织损伤有可能会破坏局部血供。因此,保护髓内血供尤为重要,但是扩髓会破坏髓内血供,增加骨折不愈合的风险。然而,这一假设并未被临床实践所证实。

为了避免不必要的手术干预,应在胫骨干骨折术后等待 6 个月未见愈合,且连续 3 次 X 线未见愈合进展,才考虑手术。术前需要进行彻底的检查来评估骨折不愈合的原因和确定治疗策略。感染的原因是首要的评估方面。感染的重要预测因素包括红细胞沉降率(ESR)、C-反应蛋白(CRP)和白细胞计数。感染概率随着这三个预测值升高而增加。常用的辅助治疗包括超声和电磁场刺激。但这些方法并没有被发现可减少急性骨折不愈合或延迟愈合的发生率。手术治疗策略应遵循骨不连治疗的四大原则,提高骨不连断端的稳定性,并改善骨折愈合的生物学环境。更换髓内钉、钢板或环形外固定架联合自体骨植骨术是常用的有效治疗方式。

2.畸形愈合　骨折复位后对位对线不良和畸形愈合是多因素作用的结果,包括选择不正确的进钉点,错误的髓内钉置入角度,在置钉前没有实现良好的骨折复位和维持,旋转评估不足,累及近端的胫骨干骨折缺乏足够的后方皮质支撑,粉碎性骨折,内、外、后方间室肌肉的牵拉,髌股关节的牵拉,以及髓内钉长度不足等方面。

骨折复位后的对位对线不良分为原发性和继发性两种情况。原发性复位不良是由手术技术不良导致术中骨折复位不良。继发性复位不良是指在术后功能锻炼和康复过程中发生的骨折复位丢失。这主要是由于交锁稳定性不足和(或)交锁螺钉直径与锁定孔之间不匹配所致。

3.膝前痛　胫骨干骨折髓内钉固定术后最常见的并发症是膝前痛,其发病率可达57%。尽管大多数患者的疼痛为轻至中度,但这明显地影响了患者的生活质量。膝前痛的发生是多因素作用的结果。一个可能的病因是对关节内结构的医源性损伤。不准确的进钉点可能给关节内结构带来损伤风险。另一个可能病因是在扩髓时对软骨表面的损伤。手术入路对髌腱结构的破坏可能会造成膝前痛。因此,有研究推荐采用髌腱旁入路或髌上入路。对于经髌腱和髌腱周围切口是否对膝前痛有影响尚有争议。一项生物力学试验发现,不论是经髌腱切口还是髌腱周围切口,髌骨关节的接触压力都增加了。髌上入路也并未明显减低膝前痛的发生(详见胫骨近端骨折部分)。去除髓内钉在改善膝盖疼痛方面有不同的结果。然而,很少有患者在取钉之后可以完全没有疼痛。

4.感染　闭合胫骨干骨折,使用髓内钉固定与其他内固定方法感染率无明显差异。髓内钉术后感染往往是局部的,位于骨折处,通过正确治疗可以治愈。扩创,清除脓腔及坏死组织,充分引流,保留髓内钉固定,只要没有脓液,即使有少量分泌物,骨折仍可实现愈合。骨折愈合后,去除髓内钉同时扩髓,清除脓性膜,切除窦道。对严重干扰患者,则应行扩创、死骨去除,取出髓内钉,更换内固定物或其他固定方式。

5.筋膜间室综合征　筋膜间室综合征常继发于胫骨骨折。胫骨干骨折后该病的发病率明显高于近端骨折或远端骨折。该病常发生于年轻患者,且运动员的发病率更高。开放性骨折的存在并不能降低筋膜间室综合征发生的风险。当合并胫骨平台内侧髁骨折脱位(Schatzker Ⅳ型)会大大增加筋膜间室综合征的发生风险。在确定治疗前 7~14 天,可采用临时稳定的外固定架固定胫骨,并时刻警惕筋膜间室综合征的发生。

经典的筋膜间室综合征表现为感觉异常、麻痹无力、无脉搏、皮温下降、被动牵拉痛和苍白。这些临床表现的同时出现意味着肢体发生了不可逆的肌肉和神经损伤。然而,早期最常见和可靠的临床表现只有感觉异常和与预期不成比例的足踝被动牵拉疼痛。这些迹象出现意味着患肢小血管受压,此时这种肢体缺血是早期和可逆性,应立即行急诊筋膜切开术,以避免和减少不可逆损伤。

以下两种情况应注意警惕:①昏迷患者的筋膜间室综合征的诊断。如果患者处于昏迷或气管插管术后无法准确表达的状态下,筋膜间室综合征的诊断往往较为困难。此时,对间室内压力连续测量非常必要。错误的测量方法和技巧可能导致不正确的结果,误导医师判断。即使使用正确的技术,40%的读数仍有差异性。因此,动态连续的临床体格检查观察也很重要,应注意患肢远端的循环状态及间室压力的触诊;②髓内钉术后医源性筋膜间室综合征。手术时间长、复位时过度牵引、过度扩髓等都可能会造成间室内压力增高。在每次髓内钉固定术后,必须评估间室内压力。如有压力明显增高,就需要行切开减压术。

第三节　胫骨远端骨折

一、流行病学

胫骨远端骨折有很多种定义,有的将峡部以远的胫骨骨折定义为胫骨远端骨折;有的认为是胫骨远端 1/3 的骨折或是胫骨远端第 4 节和第 5 节段骨折,不包含胫骨远端关节面骨折。临床上,AO/OTA 分型标准则更为常用,认为胫骨远端十髂端位于一个正方形方格中,边长为胫骨远端关节面最长的距离。文献报道,成人胫骨远端骨折占所有骨折的0.7%,占胫骨骨折的37.8%。本病常见于年轻人,通常为男性;也较常见于合并严重骨质疏松的老年患者。

二、应用解剖

胫骨横截面上,由骨干向干骺端方向,胫骨的形状由三角形趋向于圆形。同胫骨近端一样,干骺端外面是一层薄的皮质骨,里面填充着松质骨。由于骨密度低下,会使螺钉固定更加有挑战。然而,骨质的情况和患者年龄及其活动度密切相关。在50岁以下的患者中,骨质情况一般较好,螺钉固定强度较好。此外,胫骨的髓腔形状像个沙漏,有着两头宽大的干骺端和中间狭窄的骨干,对于干骺端骨折来说,髓内钉固定的难度也比胫骨干骨折要高很多。

腓骨位于胫骨后外侧,并和胫骨远端一起构成远胫腓关节和踝关节。两者通过主远胫腓联合韧带和远端骨间膜紧密相连。高能量损伤时,胫骨远端骨折的同时常合并腓骨骨折。在术中,腓骨的对位对线良好复位同样有利于胫骨远端骨折的复位和固定。

胫骨远端只有后方和部分外侧覆盖有肌肉组织,超过一半的周径只有皮肤和肌腱覆盖。因此,相比胫骨干部和近端,胫骨远端更容易合并严重的皮肤软组织挫裂伤和开放性骨折。此外,有限的软组织覆盖也减少了骨膜对于胫骨的血供。因此,髓内血供对骨折的愈合显得更为重要,因此,过度的扩髓可能会造成骨折延迟愈合和不愈合。

胫骨远端的血供主要来源于胫前动脉和胫后动脉。外侧1/3骨皮质的血供是由骨膜供应的,来自骨膜血管网。内侧2/3的胫骨远端血供来自髓内滋养动脉,是胫后动脉的分支。除了动脉,胫骨远端还有隐神经和大隐静脉经过,该静脉和神经的主要分支在距离内踝尖10cm的胫骨后侧皮质处相交,然后通过距离内踝尖约3cm的前方皮层。手术过程中应注意保护,避免发生医源性损伤。

三、损伤机制和临床评估

1.损伤机制　胫骨远端骨折的损伤机制和胫骨干骨折相似。对于年轻患者,多为高能量损伤,如交通事故或运动中损伤。对于老年患者,多为低能量损伤,如跌倒等。

2.临床评估　对于年轻患者,由于高能量损伤所致胫骨远端骨折,患者通常伴有致命伤。处理这些致命伤时应遵循高级创伤生命支持(advanced trauma life support,ATLS)原则。必须仔细询问病史,注意观察皮肤、软组织和血管神经是否存在损伤;必须仔细地检查下肢软组织情况,及早识别即将发生的皮肤损伤和尽早复位骨折,可降低转换为开放性骨折的风险。

软组织损伤的征象包括水肿、瘀斑、水疱和开放性骨折,干骺端的骨折损伤程度往往较骨干骨折重。胫骨远端开放性骨折约占20%,胫骨内侧仅有皮下组织覆盖,是最容易出现开放性损伤的部位。然而,胫骨远端骨折筋膜间室综合征的发生率较骨干要低,但也应时刻警惕其发生的可能性。

3.影像学评估　X线检查是必需的,有助于明确损伤分型和确定手术治疗方案。X线检查应包括胫骨远端和踝关节(踝关节正侧位和踝穴位)、胫骨全长和膝关节。当骨折累及关节面时,CT平扫+三维重建能够获得较X线片更多的细节。通过对损伤部位的重建,能够增加对胫骨远端骨折诊断的准确性,协助判断骨折块来源、是否累及关节面及移位方向。

四、骨折分型

胫骨远端骨折通常伴有高能量损伤,对其分型时应同时对骨折和软组织情况进行分型,这对学术交流、研究、诊断和治疗策略的确定都有很大帮助。软组织损伤分型可根据Gustilo-Anderson(开放性骨折)或Tscherne-Gotzen分型(闭合性骨折)来判断。

常用的骨折分型为AO/OTA分型(图3-12)。该分型系统是根据骨折的形态位置等进行分类。胫骨远端关节外骨折分型为43(4-胫骨,3-远端)。其中,A型为关节外累及干骺端的骨折,包括A1型(关节外简单骨折)、A2型(楔形骨折)和A3型(关节外粉碎性骨折),是髓内钉固定的主要适应证。剩下的B型和C型骨折包含了关节面的移位和压缩等,通常选择钢板、螺钉及外固定架固定。当然,对43-C1型和43-C2型骨折,部分医师认为在关节面解剖复位和螺钉稳定固定基础上,髓内钉固定同样可以获得很好的临床预后。

43-A1　　　　43-A2　　　　43-A3

43-B1　　　　43-B2　　　　43-B3

43-C1　　　　43-C2　　　　43-C3

图3-12　胫骨远端骨折的AO/OTA分型

五、治疗原则

胫骨远端骨折可发于任何年龄阶段。一方面,低能量损伤会造成干骺端和远端螺旋形骨折;另一方面,高能量撞击会导致复杂的粉碎性骨折。即使最不严重的骨折类型,也容易发生皮肤软组织问题。对于高能量损伤所致的胫骨远端骨折,还需要详细评估患者的全身情况,治疗的早期应遵守ATLS原则。

胫骨远端闭合性骨折非手术治疗适应证:初始骨折短缩<15mm,手法复位后在任何

平面上成角畸形<5%。但如果胫骨骨折,腓骨是完整的,不推荐采用非手术治疗,因为腓骨的支持作用,后期可能出现内翻畸形。若采取非手术治疗,采用长腿石膏托固定,膝关节屈曲 7°,踝关节背伸 90%。只要患者能够承受疼痛,可以允许患者在拐杖的辅助下活动。文献报道,非手术治疗出现畸形愈合的发生率约为 13.1%,判定畸形愈合的标准:任何平面成角畸形>7°或短缩超过 12mm。

大部分的胫骨远端骨折均须行手术治疗。术前应首先确认骨折分型,软组织损伤和下肢的伴随损伤。手术方式可采用钢板或髓内钉处理。对于开放性骨折或软组织损伤严重的患者,需要临时的外固定稳定软组织后,再合理地安排治疗策略。应仔细评估下肢的血管神经情况,一旦有血管损伤情况,立刻行急诊手术治疗,在骨折复位和稳定的前提下修复血管损伤。

骨折的手术治疗时机是治疗成功的关键因素之一。对于开放性骨折,传统上建议 6 小时以内要完成清创手术,但并没有明确的文献能够支持这一说法,早期(在伤后 3 小时内)给予广谱抗生素输注是至关重要的,能够减少感染的发生率。对于闭合性骨折,Tscheme-Gotzen 分型为 0 型和 I 型的骨折可以在 24 小时内给予固定。对于 II 型和 III 型骨折,文献表明大多数术者倾向于等待软组织情况稳定后才考虑予以手术处理。

由于干骺端和骨干最狭窄部位的直径不一,远端骨折块过短等因素均会对骨折块的复位稳定造成潜在影响。因此,无论采用何种手术方式,面对不同的骨折类型,内固定需要有持续维持骨折复位的能力,以便骨折获得愈合。

六、髓内钉的固定理念

早在 1940 年,就有医师采用髓内钉治疗胫骨干骨折。髓内钉固定不仅能够减少假关节和畸形愈合发生,同时还允许骨折断端有充足的微动来形成足够的骨痂,进而达到愈合。然而,早期髓内钉的使用仅限于胫骨远端关节面以上 5cm 处骨折,对于胫骨远端骨折更多采用传统的 DCP 或 LC-DCP 钢板治疗。

对于胫骨远端骨折,早期使用髓内钉治疗的局限性在于骨与髓内钉之间的接触面少,进而可能导致骨折固定不牢靠。胫骨干骺端宽大,由于髓内钉置入,会出现远端骨折块的"雨刷效应",与钢板相比,减少了内固定的稳定性。当骨折远端的皮质接触不良时,较高比例的机械负荷由主钉承受,并传递到远端螺钉,导致远端螺钉与干骺端之间的负载分担较差,这可能使髓内钉对胫骨远端骨折的抗扭转和抗弯曲应力不足,最终导致内固定的失效或骨折复位丢失。

随着髓内钉的改进和技术的进步,这一限制已然不存在。髓内钉固定术后同样有着很高的愈合率,并且软组织损伤更小。很多技术用来增加骨-髓内钉结构的稳定性,包括腓骨固定、多平面交锁螺钉、交锁锁定螺钉和阻挡钉等。

然而,髓内钉和钢板,哪一个能够提供更好的临床预后,尚存在争议。早期,骨折是否累及关节面,以及关节面的骨折程度是手术方式选择的关键,即髓内钉只应用于 AO/OTA 分型中的 A 型骨折。由于采用髌下入路,膝关节过度屈曲,置钉术后畸形愈合率明显高于钢板。之后,随着髓内钉设计的改进(如专家型胫骨髓内钉、ETN)和技术进步(如半屈曲位经髌上入路置钉、阻挡钉技术等),使骨折复位和主钉进钉更加容易,且允许更靠近胫骨远端关节面置入更多的多平面交锁固定,从而使髓内钉成功用于胫骨远端骨折。这也使内置物的选择决策变得更具有争议。尤其是随着经皮微创钢板置入技术的出现,使过去开放式钢板置入的一些缺点(如骨膜剥离、软组织损伤)得以克服,并扩大了其在胫骨远端骨折的应用。既往髓内钉的一些优势,包括软组织剥离小、骨折断端不显露、骨外膜损伤小等,可能被经皮微创钢板置入技术所抵消。

许多关于钢板和髓内钉的前瞻性随机对照研究已经发表,结果显示髓内钉和钢板治疗胫骨远端骨折的效果基本类似,仅在感染率方面有所差异。研究发现,在髓内钉组,骨折不愈合、畸形愈合、需要再次手术等的发生率要显著增高,但在最终的临床功能预后方面则无显著差异。而在踝关节、膝关节疼痛等方面,髓内钉组要差于钢板组。还有研究发现,钢板治疗组,后期需要二次手术的患者数量更多。而其他的研究则发现,髓内钉治疗组手术时间更短、功能恢复更好、并发症更少。生物力学研究显示,胫骨扩髓髓内钉术后的力学稳定性要明显优于非扩髓髓内钉和锁定钢板固定,该研究结果也支持术后患者可以更早地进行负重功能锻炼。此外,相比钢板,髓内钉对软组织条件要求更低,如果计划采用钢板固定,需要等踝关节周围软组织肿胀消退和皮肤皱褶试验阳性。

目前尚无证据表明髓内钉相比钢板更有临床优势,两者都可以获得良好的预后。整体来说,相较于钢板,髓内钉固定能够减少额外的软组织损伤和骨膜的剥离。骨折类型和骨质量的好坏决定了髓内钉固定的预后。对于稳定型骨折,当主钉准确地放置在胫骨解剖轴线上时,可以允许患肢早期负重。当远端骨折块足够大且骨质量好时,联合 $2 \sim 3$ 枚多平面交锁螺钉的髓内钉固定能够获得稳定的固定。值得注意的是,腓骨骨折固定或腓骨未发生骨折时,骨折延迟愈合或不愈合风险更高。

由于胫骨远端骨折对髓内钉的临床技术要求更高,严格把握髓内钉的手术适应证是成功的关键。当前,髓内钉的最佳适应证为胫骨远端关节外骨折(AO/OTA 分型 43-A1 至 A3 型),且骨折远端骨量好,能够实现 $2 \sim 3$ 枚交锁螺钉的固定。其相对适应证:胫骨远端累及关节面骨折(AO/OTA 分型 43-C1、C2 型);皮肤较薄的、软组织情况较差的老年患者;糖尿病患者伴有伤口愈合问题;非手术治疗失败的患者。其禁忌证:远端累及关节面骨折(AO/OTA 分型 43-B 型和 43-C3 型);胫骨远端关节外骨折(AO/OTA 分型 43-A 型);骨折线距离关节面太近,不能固定 $2 \sim 3$ 枚螺钉;膝关节置换手术患者;屈曲挛缩(<90°);严重的髌股关节炎导致患侧膝关节屈伸活动障碍(屈曲<90°,或髌股关节间隙过于狭窄);胫骨骨髓炎活动期;进钉点处软组织感染;髓腔过于狭窄无法使用髓内钉。

七、髓内钉的手术技术

胫骨远端骨折髓内钉固定的绝大多数手术技术和胫骨干及近端骨折相似,因此,以下不再重复描述,主要介绍髓内钉在胫骨远端骨折中的注意事项。

1.常用的骨折复位技术

(1)股骨牵开器或外固定架:股骨牵开器能很好地提供长度和力线的维持,并控制下肢在术中的情况。不同之处在于,远端 Schanz 钉固定于距骨或跟骨上,且平行于踝关节。

尤其适用于胫骨骨折粉碎程度较严重的病例。

(2)点式复位钳:使用经皮点状复位钳对螺旋形或斜形骨折有所帮助。复位钳可经皮复位胫骨远端骨折并临时维持复位。使用复位钳时要注意复位钳部位的皮肤需切开小口以方便复位钳放置,同时有利于后期预防复位钳和皮肤接触的下方出现血肿。

(3)阻挡钉:阻挡钉有利于骨折复位,并同时引导导针、扩髓钻和主钉进入指定的区域和位置,使主钉的位置和胫骨髓腔的长轴保持一致。

(4)临时辅助钢板:使用方法类似于胫骨近端骨折,但必须警惕软组织损伤过大和髓内髓外血供同时被破坏所致的骨折延迟愈合和不愈合,这在胫骨远端骨折的发生风险更高。有学者将该技术用于复杂粉碎性骨折或骨折不愈合患者,此时钢板将永久置入体内,而不是临时固定(图 3-13)。

图 3-13　临时辅助钢板

辅助钢板作为胫骨远端骨折髓内钉术后失败患者的翻修手术方式,使用前用去除腓骨侧钢板,便于术中畸形矫正

(5)膝关节半屈曲位经髌上入路置钉:有益于控制胫骨,简化复位和术后透视,并且不影响腓骨骨折的操作,有利于骨折复位和置钉。这和对胫骨近端骨折的临床意义同样重要。

(6)AO/OTA 分型中 43-C1、C2 型胫骨远端骨折:如果骨折线累及胫骨远端关节面,应首先复位关节内骨折并予以稳定固定。空心钉固定是最常用的方法,螺钉分布应避开髓内钉主钉和交锁螺钉的通道(图 3-14)。

图 3-14　空心钉固定

对于累及关节面的胫骨远端骨折,使用髓内钉固定时,在关节面解剖复位基础上应首先采用 1~2 枚空心拉力螺钉固定关节内骨折,将 C1 型骨折转化为 A 型骨折,之后再完成髓内钉交锁螺钉的固定

2.导针的置入　当采用髓内钉固定胫骨远端骨折时,其和胫骨干骨折不同,骨折不会随着髓内钉的置入发生自主复位。因此,应在影像增强器监视下确保导针在正侧位上位于中心(和胫骨髓腔长轴一致),从而使后续的扩髓和置钉均位于髓腔中轴线上,避免出现明显的对位对线不良和畸形愈合。导针顶端给予稍微折弯会有很大的帮助。导针在扩髓时必须和胫骨关节面保持为直角,这样可以减少冠状面的畸形。

3.远端交锁螺钉固定　远端交锁螺钉是用来提供胫骨远端冠状面和矢状面的稳定性,从而控制长度和旋转。对于胫骨远端骨折,早期的髓内钉无法提供足够的稳定,因此,医师通过修改远端锁定机制来达到更多的远端稳定性。这项技术已经被证实用在不影响远端关节的胫骨远端骨折是非常可靠的。新一代的髓内钉,可以在胫骨远端关节面15mm处置入多方面锁定螺钉。3个锁定孔分别在髓内钉尖端上方5mm、15mm和25mm处。

推荐先行远端骨折块的交锁固定。在钻孔和交锁螺钉置入过程中会造成骨折再次移位,这一点值得注意并需要在透视下多次确认骨折位置。远端推荐采用2~3枚锁定螺钉,能够增加髓内钉的抗疲劳属性和减少内固定失败的发生,有助于复位并维持骨折稳定直至骨折愈合(图3-15)。

图3-15　髓内钉置入后,下肢力线接近正常,远端采用3枚螺钉固定

4.腓骨骨折固定　在胫骨远端骨折时,腓骨骨折的固定能够增加踝关节的稳定性,有益于促进骨折复位和骨折愈合。腓骨固定的绝对指征是下胫腓联合损伤,但要警惕出现外翻畸形。当胫骨远端骨折出现难以控制的旋转对位和矢状位力线不良时,腓骨固定对骨折复位固定更具有重要意义。但有文献报道胫骨远端骨折采用钢板或髓内钉骨折后是否需要进行腓骨的钢板固定目前仍存在较多争议。研究发现,腓骨钢板固定腓骨骨折后可以在复杂的胫腓骨远端骨折中提供下肢的外部力线支撑,有利于下肢胫骨长度恢复的控制。还有研究比较了髓内钉或钢板治疗胫骨骨折时固定或不固定腓骨的情况,发现尽管腓骨钢板在胫骨骨折复位过程中会有所帮助,但腓骨骨折钢板固定术后胫骨骨折不愈合率更高。

八、术后处理

术后建议患者在无负重条件下立即进行膝关节和踝关节屈伸活动。对于稳定型骨折,如横行骨折,稳定固定后可以进行患肢部分负重功能锻炼,此时负重不应>20kg。术后4~6周,根据骨折类型和骨折愈合情况允许患者逐渐增加负重量。

如果骨折断端存在明显间隙,应在术后4~6周尽早实施髓内钉动力化。对于非体力工作者或简单稳定型骨折术后,允许患者术后6~12周后重返工作岗位;对于重体力工作者或复杂性骨折术后,建议患者术后1年后才可以重返工作岗位。如果存在明显的内置物激惹,在骨折愈合后可以考虑取出髓内钉。骨折愈合必须同时满足临床和影像学愈合两个标准,髓内钉取出建议在术后18~24个月。

第四章 骨盆骨折

第一节 骨盆骨折诊断与分型

一、概述

据国内统计,骨盆与髋臼骨折的发病率为0.09%,占全身骨折的3.48%,其中成人骨盆与髋臼骨折患者占成人总骨折人数的3.81%,儿童骨盆与髋臼骨折患者占儿童总骨折人数的1.25%。成人骨盆骨折患者占成人总骨折人数的2.96%,特点如下:①男性多于女性;②骨盆骨折好发年龄是36~45岁;③男性好发年龄是41~45岁,女性好发年龄是36~45岁;④骨盆骨折多于髋臼骨折。骨盆骨折多由高能量损伤所致,以车祸伤及高处坠落伤为主。高能量损伤,不稳定型骨盆骨折在青年男性患者中常见;低能量损伤,稳定型骨盆骨折多发生在老年患者。开放性骨盆骨折占骨盆骨折的2%~4%,多为严重的交通事故伤造成。

骨盆骨折不仅导致骨盆本身的严重损伤,通常合并身体其他部位的损伤,流行病学研究显示12%~62%的骨盆骨折患者合并头颅、胸腹、长骨及腹部脏器的损伤。据报道,骨盆骨折患者病死率为15%~60%,开放性骨盆骨折的病死率高达25%~50%,并发症的发生率为10%~50%。因此,骨盆骨折的急救处理相当重要。

对急诊、创伤骨科的医师而言,骨盆骨折(包括髋臼骨折)的处理无疑是十分棘手的,应该加强基层医师和年轻医师的创伤救治培训。

骨盆骨折分类多年来很不统一,国内外研究者们发表的文献采用的分类多样,使得这类研究之间缺乏可比性。20世纪90年代,Tile等对248例骨盆骨折进行深入研究,基于AO/ASIF分类几经修订提出了全新的分类方案,这一骨盆骨折分类逐渐被广大骨科医师接受。随后,大量采用此种分类的研究文献大大丰富了骨科医师对骨盆环断裂损伤的认识。现在确认骨盆骨折的稳定性决定了其预后,不稳定型的骨盆环损伤必须进行适当的外科处理,否则其预后很差。

关于治疗:20世纪40年代,国外开始报道骨盆骨折病例,多为个案报道,以非手术方法为主;20世纪60—70年代,随着骨盆骨折病例数的增加,对此类损伤的临床研究报道逐渐增多;20世纪80年代后,随着对骨盆骨折各种损伤机制认识的加深和长期的临床观察,骨盆骨折的诊断治疗方案逐渐成熟。

国内对骨盆骨折的认识稍晚于国外,在20世纪70年代以前,国内以非手术治疗为主,对简单的骨盆骨折(如单纯的髋臼后壁骨折、耻骨联合分离等)进行手术治疗;20世纪80年代以后,逐渐对一些较复杂的骨盆骨折进行手术治疗;20世纪90年代后期,对复杂性骨盆骨折的手术治疗逐渐成熟。近年来,在国内创伤骨科专家的积极推动下,国内关于骨盆骨折的规范治疗逐渐地推广开来。

学者们对骨盆骨折的预后达成共识,认为骨盆骨折预后与骨折类型密切相关,稳定型骨折患者经恰当治疗后很少伴有长期的后遗症状,不稳定型骨折经常会遗留下慢性的功能不全,主要有以下方面:①疼痛,通常是下肢或骶髂部位的疼痛;②骨折畸形愈合导致骨盆歪斜和不正常的步态;③骨折不愈合导致慢性疼痛;④神经功能不良;⑤泌尿生殖系统的功能不良等。

陈旧性骨盆骨折的治疗一直是骨盆创伤治疗方面的"雷区"。因为骨盆的构成中,骨松质较多,盆腔内有丰富的静脉丛,因而在骨折后,出血多、血肿体积大、机化过程快、伤后时间长的骨盆骨折组织间粘连重;因为血运丰富,有大量的骨痂。粘连重,在分离显露时,很可能出血、渗血多;有骨痂,在剥离骨痂时,也会渗血多。这决定了对陈旧性骨盆骨折手术时,出血多,复位不良,效果不理想。近几年,国内外逐渐采用功能复位、截骨矫形、肢体延长或短缩、人工关节置换等手术治疗,已有较多的成功病例报道。

综上所述,对于骨盆骨折的诊疗大家要认识到,尤其是对年轻医师,一定要规范流程,早期急救以保命治疗为主,兼顾并发症的治疗,后期积极处理骨折。对于每一个病例,要按照流程和骨盆骨折的基本治疗原则,按照自己的经验、技能和患者的情况,采用不同的方法、不同的措施进行救治,才能得到一个满意的疗效,尤其对陈旧性骨盆骨折一定要谨慎,充分评估才能得到一个满意而理想的治疗结果。

二、诊断

骨盆创伤的准确诊断是一切正确治疗的基础,其中最重要的是通过一系列的物理及辅助检查去准确判断骨盆骨折是否稳定,这对于其后的治疗有重要的指导意义。

1.病史　骨盆骨折一般都有明确的外伤史,分为低能量损伤(如行走摔倒)和高能量损伤(如车祸伤、高处坠落伤、工业事故等)两种。对于同样的骨盆骨折,老年患者可能只需要很小的外力,而年轻患者则需要非常大的外力。受伤时外力的方向可以导致不同类型的骨盆骨折,前后方向的外力常导致"翻书样"损伤,但一般不会累及骶髂后韧带;剪切外力可造成骨盆垂直移位,表现为严重不稳。询问外伤史时应详细了解外力的性质、方向及大小,以便于判断损伤机制、骨折部位与骨折类型,如高处坠落伤的高度对判断病情及预后意义很大。

2.临床表现　骨盆环连续性未受损害的骨盆边缘骨折主要表现为局部疼痛与压痛,骨盆挤压与分离试验阴性;骨盆环单处骨折者的挤压与分离试验为阳性。骨盆环前后联合骨折或骨折脱位时,骨盆不稳定并多有骨盆变形,疼痛也广泛。患者入院后,初步诊断骨盆骨折的依据:骨盆部有受暴力冲击或挤压的外伤史,有较广泛的局部疼痛或肿胀,活动下肢时骨盆部疼痛加重,局部压痛显著,骨盆挤压与分离试验阳性。不稳定性骨盆骨折患者除有上述一般表现外,还有下列表现:①下肢不等长或有明显的旋转畸形;②两侧的骶–髂前上棘间距不等;③耻骨联合间隙显著变宽;④伤侧髂后上棘较健侧明显向后凸起;⑤骨盆有明显可见的变形。

骨盆骨折出血多时患者可表现为神志淡漠、皮肤苍白、四肢厥冷、尿少、脉快、血压下降等失血性休克征象,骨盆周围有皮下淤血,对上述表现的患者,检查要轻柔,应尽量避免骨盆分离、挤压及伸屈髋关节检查,以免加重出血和疼痛。另外,可以通过膀胱X线造影、阴道镜及肛门镜检查患者的尿道、直肠及女性患者的阴道是否损伤,判断是否为开放性骨盆骨折。

3.影像学检查、评估

(1)X线评估:X线检查可以让临床医师快速获取评估骨盆骨折的资料,对损伤严重的患者及时进行抢救和处理,降低骨盆骨折的病死率和致残率。骨盆骨折的X线评估包括骨盆X线片(即前后位片)、骨盆上口位片、骨盆下口位片、斜位片。前后位X线片在临床上最常用。

1)骨盆X线片:骨盆X线片即骨盆前后位片,检查时患者平卧位,感光成像板水平置于骨盆下方,球管置于骨盆正上方,与身体平面成垂直位投照(图4-1)。大多数骨盆骨折可以在X线片上得到比较清晰的显示。骨盆后侧损伤可以表现为断端的明显移位或出现裂隙,还可以显示一些骨折不稳定有关的征象,如L_5横突移位的撕脱骨折常常提示骨盆不稳定。骶髂韧带起止点任意一处的撕脱骨折都意味着半骨盆不稳定。

2)骨盆入口位片:检查时患者平卧位,感光成像板水平置于骨盆下方,球管置于骨盆正上方偏头侧,与身体平面呈60°投照(图4-2)。此投照位垂直于真骨盆入口,真实地显示了骨盆的入口,可以更好地显示骨盆前后方的移位。经过骶髂关节联合体的后方移位,在入口位可最佳地显示出来。

3)骨盆出口位片:检查时患者平卧位,感光成像板水平置于骨盆下方,球管置于骨盆正上方偏尾侧,与身体平面呈45°投照。该投照位可以清晰地显示骨盆前环的骨折移位情况及骨盆后环断裂后向上移位的情况。出口位也可以清楚地显示骶髂关节的上移,表现为股骨头不在同一水平线。

图4-1　骨盆前后位片　　　　图4-2　骨盆入口位片

4)骨盆斜位片:主要包括髂骨斜位片和闭孔斜位片。骶髂关节的斜位片对检查骶髂关节的脱位/骨折十分重要,有利于显示骶髂后复合体的骨折移位情况,也可以提示骶髂关节处的骨折究竟是由侧方挤压,还是由剪切应力所致。

(2)CT评估

1)CT平扫:CT横断面扫描,可以非常清晰地显示骨盆骨折移位情况。在普通骨盆前后位X线片上无法显示的细小骨折和轻度移位,在CT平扫图像中都可以清晰地显示出来。CT 平扫对评价骨盆的稳定性和治疗方案的制订具有重要参考价值。对骨盆骨折来说，冠状面和矢状面的重建图像最有价值，与平扫图像相结合可以使临床医师对骨盆骨折的移位情况进行综合的评价。对于骨盆单侧骨折，通过多平面重建（multi-planar reformation，MPR）调整距离，消除扫描时体位不正造成的骨盆两侧不对称，然后与健侧相比较，可以精确地测量骨折移位的程度。

2）CT 三维重建（three-dimensional reconstruction）：可以提供直观、立体的三维图像，还可以根据需要向任何方向旋转，使医师可以在任意角度观察骨盆骨折移位和骨盆环变形情况，从而得到直观印象。需要说明的是，要想在三维重建图像上显示出骨折的细节情况必须进行薄层扫描，层面设定为 2.5mm 或更小。

（3）MRI：是将射频电磁波与人体内的氢质子共振所产生的信号，经计算机处理后，转换成影像的检查方法。MRI 检查具有软组织结构显像对比好、多平面扫描、非侵袭性及无辐射损害等特点。对于骨盆骨折，MRI 检查可发现骨盆部位的肌肉、肌腱、韧带、神经等软组织损伤及隐匿性的骨盆应力骨折。目前 MRI 不作为骨盆骨折患者常规的检查方法。但对未发生移位的骶骨不全骨折的老年人，MRI 是有优势的。

（4）椎管或骶管造影 CT：椎管或骶管造影 CT 是将造影剂从 $L_{4\sim5}$ 间隙注入椎管或从骶裂孔注入骶管，再进行 CT 扫描。在扫描摄片前定位观察，见造影剂完全充盈骶管，集中于后侧，最终达 S_1 部位。骶管造影 CT 属硬膜外造影，安全可靠，对于诊断骶骨骨折及骶神经损伤很有价值，可作为诊断骶骨骨折及骶神经卡压的放射学诊断技术。

（5）CT 血管造影（computedtomography angiography，CTA）：在静脉内注射血管造影剂（如^{131}I 等）同时进行 CT 扫描，这样 CT 平面扫描及之后的重建图像上就可以比较清楚地显示出血管的图像。该检查有助于诊断动脉出血，也有助于显示骨盆骨折部位和重要血管的比邻关系，有利于加强保护，减少医源性损伤。

血管的解剖位置与骨盆骨折好发部位关系密切，以下几个部位易造成血管损伤：①骨盆壁附近的主要血管，围绕耻骨上支的血管有髂外动、静脉及闭孔动、静脉；在耻骨下支、坐骨支内缘有阴部内动、静脉；髋臼窝内侧有闭孔动、静脉；髂总动、静脉经腰大肌内侧的筋膜深层下行。骨盆后部主要有髂内动、静脉及其主要分支和属支，如臀上动、静脉经坐骨大切迹到臀区，骶外侧动脉行经骶骨的前面，髂腰动、静脉跨过骶髂关节到髂肌前面；②骨盆壁及骨盆腔内的静脉丛：骨盆壁静脉丛静脉吻合成网状，壁薄，缺少弹性。位于盆腔前部的静脉及静脉丛较大，且比动脉更靠近骨面，撕裂后易渗血，故骨折时静脉出血比动脉多见。骶骨周围血供丰富，骶骨外侧部骨折后可引起腹膜后血肿。此外，骨盆腔内还有丰富的静脉丛，为动脉面积的 10～15 倍，主要围绕盆腔内壁构成"血管湖"，严重复杂的骶骨骨折可致数组血管同时受损。

三、分型

将骨盆骨折进行科学分类，有助于正确判断骨折的类型、受伤机制及受伤程度，有利于正确选择手术入路、手术方法及手术器械，可以取得更满意的治疗效果。20 世纪 50 年代以来，国内外学者提出了许多骨盆骨折的分类方法，但至今尚未有一种分类系统能完全、精确地反映骨盆骨折的特点。

1.按骨盆损伤的部位分类　骨盆环由前环与后环构成,前环包括耻骨联合与耻骨支,后环包括两侧髋骨与骶骨,骨与骨之间由韧带连接,这些韧带在骨盆的稳定性中同样起重要作用。

(1)前环损伤:前环损伤包括耻骨联合分离、耻骨支上下支骨折(单侧或双侧)、耻骨联合和耻骨支的联合损伤。前环损伤易于诊断,既可以由直接暴力引起,也可以由间接暴力引起。

(2)后环损伤:后环损伤包括髂骨、骶髂关节和骶骨的损伤。后环损伤在X线片上不易确诊,发现后环损伤时,应注意损伤部位,是单侧还是双侧;有无脱位,是稳定性损伤还是不稳定性损伤。

2.骨盆骨折的Young-Burgess分类　Pennal等提出了一种力学分型系统,将骨盆骨折分为前后压缩伤、侧方压缩伤和垂直剪切伤。Young和Burgess在Pennal分型系统的基础上,增加了一个复合外力损伤的新类型。Young-Burgess分型主要有以下4个主要类型:前后挤压型损伤、侧方挤压型损伤、垂直不稳定型骨折或剪切应力型损伤和复合机制型损伤。

(1)前后挤压型损伤(APC型)又分为3个亚型:APCⅠ型,耻骨联合分离≤2.5cm,有单侧或双侧耻骨支的垂直骨折或骨盆环的破裂;APCⅡ型,耻骨联合分离>2.5cm,伴有骶髂关节的分离,但是仍保留垂直稳定性;APCⅢ型,前方和后方结构的完全破裂,伴有明显的骶骨分离或垂直方向的骨折移位,该类型稳定性差,常伴有严重的复合伤。

(2)侧方挤压型损伤(LC型)也有3个亚型:LCⅠ型,后方应力使骶骨受到冲击,是稳定型骨折(图4-3A);LCⅡ型,前方应力导致后部韧带结构破裂,但是垂直稳定性仍然被保留,可能伴有骶骨前方挤压伤。这两种损伤常常并发许多其他创伤,包括颅脑外伤和腹腔内脏损伤(图4-3B);LCⅢ型,侧方暴力持续通过骨盆产生双侧半骨盆损伤,与被挤压或碾压引起的孤立性损伤类似,一般不伴有严重的复合伤(图4-3C)。

图4-3　Young-Burgess分类LC型

A.LCⅠ型;B.LCⅡ型;C.LCⅢ型

(3)垂直不稳定型骨折或剪切应力型损伤(VS型):轴向暴力作用于骨盆引起骨盆环前后韧带和骨复合物破裂;骶髂关节分离并纵向移位,偶有骨折线通过髂骨翼和(或)骶骨,可导致不稳定型骨折,常有比较严重的腹膜后出血。

(4)复合机制型损伤(CM型):导致前部和(或)后部纵行与(或)横行骨折,可见各类骨折的组合形式(LC-VS 型和 LC-APC 型等)。

3.骨盆骨折的 AO 分类　骨盆骨折 AO 分型系统已逐渐被人们所接受,是应用较广泛的分型系统之一。AO 与 Tile 分型系统相似,但是 Tile 分型把骨盆环破坏合并髋臼骨折单独列出(见 Tile 4 型),下面简要介绍骨盆骨折的 AO 分型。

(1)A 型:稳定型,后弓完整。

1)A1 型:后弓完整,撕脱骨折。

A1.1 型:髂前上棘骨折。

A1.2 型:髂嵴骨折。

A1.3 型:坐骨结节骨折。

2)A2 型:后弓完整,耻骨骨折(直接暴力)。

A2.1 型:髂骨翼骨折。

A2.2 型:单侧前弓骨折。

A2.3 型:双侧前弓骨折。

3)A3 型:后弓完整,骶骨尾侧至 S_2 的横行骨折。

A3.1 型:骶尾关节脱位。

A3.2 型:骶骨未脱位。

A3.3 型:骶骨脱位。

(2)B 型:后弓的不完全破裂,部分稳定,旋转。

1)B1 型:外部旋转不稳定,"翻书样"损伤,单侧。

B1.1 型:骶髂关节前方破裂。

B1.2 型:骶骨骨折。

2)B2 型:后弓的不完全破裂,单侧,内部旋转(侧方挤压)。

B2.1 型:骶骨前方挤压骨折。

B2.2 型:部分骶髂关节骨折,半脱位。

B2.3 型:不完全髂骨后方骨折。

3)B3 型:后弓的不完全破裂,双侧。

B3.1 型:双侧"翻书样"损伤。

B3.2 型:一侧"翻书样"损伤,一侧侧方挤压损伤。

B3.3 型:双侧侧方挤压损伤。

(3)C 型:后弓的完全破裂,不稳定。

1)C1 型:后弓的完全破裂,单侧。

C1.1 型:髂骨骨折。

C1.2 型:骶髂关节脱位和(或)骨折脱位。

C1.3 型:骶骨骨折。

2)C2 型:双侧损伤,一侧旋转不稳定,一侧垂直不稳定。

3)C3 型:双侧损伤,双侧完全不稳定。

4.骨盆骨折的 Tile 分类　Tile 基于骨盆垂直面的稳定性、后方结构的完整性及外力作用方向将骨盆骨折分为 A、B、C3 型,按顺序病情严重程度逐渐增加。每型又分为 3 个亚型,每个亚型又可以进一步分型,这种分类方法现已被多数医师所接受。但是对每一个患者的具体处理,还需要进行个性化评估,而不是依赖死板的分类。Tile 骨盆骨折分类是目前临床医师应用最广泛的分类方法,对临床医师确定治疗方案及手术方式有决定性的指导意义。

(1)A 型(稳定型)

1)A1 型:撕脱骨折,根据撕脱的部位分为 5 个亚型。

A1.1 型:髂前上棘撕脱骨折,猛烈屈髋引起缝匠肌强烈收缩所致。

A1.2 型:髂前下棘撕脱骨折,由股直肌猛烈收缩所致。

A1.3 型:耻骨结节(棘)撕脱骨折。

A1.4 型:髂结节撕脱骨折。

A1.5 型:坐骨结节撕脱骨折,由腘绳肌的强烈收缩引起。

2)A2 型:稳定的髂骨翼骨折或移位较小的骨盆环骨折,有 3 个亚型。

A2.1 型:孤立的髂骨翼骨折。

A2.2 型:稳定的无移位或仅少许移位的骨盆环骨折。

A2.3 型:孤立前环骨折,累及全部 4 个耻骨支而没有后部损伤。

3)A3 型:骶/尾骨的横行骨折,也有 3 个亚型。

A3.1 型:尾骨骨折或骶尾关节脱位。

A3.2 型:无移位的骶骨横行骨折,通常在 S_2 以下的骶骨横行骨折。

A3.3 型:有移位的骶骨横行骨折,常合并重要的骶部马尾神经损伤。

(2)B 型(部分稳定型):这类骨折旋转不稳定,但垂直方向和后方却是稳定的。垂直方向稳定的 B 型损伤可以由外部的旋转暴力(前后向的挤压)所致,也可由内部的旋转暴力(侧方挤压)所致。B 型损伤的特征是后部张力带完整及骨盆底完整。

1)B1 型:翻书样损伤(外部的旋转不稳定)。实验研究证实,如果耻骨联合分离<2.5cm,则不会伴有盆底或骶棘韧带的破坏,如果耻骨联合分离>2.5cm,常常会伴有骶棘韧带、骶髂前韧带的断裂和盆底的破坏。这种损伤可以是单侧 B1 型或双侧 B3.1 型。

2)B2 型:侧方挤压伤,其损伤特点为单侧骨盆后弓部分破裂而维持着垂直方向或后部的稳定性(即内部旋转稳定性),有 2 个亚型。

B2.1 型:同侧前方和后方损伤,当侧方压力作用于髂峰时,受累的半骨盆承受了内旋应力,导致骨盆环的前方损伤。这种损伤可能是耻骨上下支的骨折或耻骨联合绞锁或倾斜骨折。

B2.2 型:对侧型(桶柄伤),当侧方压力联合一个旋转因素时,前方的耻骨联合分离或双侧耻骨体上下支的骨折合并对侧后部结构的损伤,这种骨折可以导致临床上骨盆环明显的旋转移位及患侧肢体的短缩移位。

3)B3 型:双侧 B 型损伤,有 3 个亚型。

B3.1 型:双侧翻书样损伤,图 4-4 展示了一个双侧翻书样损伤的病例,属 Tile 分类B3.1 型骨折。其骨盆前后位 X 线片示耻骨联合巨大分离、双侧髂骨外旋,双侧耻骨下支、坐骨支骨折(图 4-4A),横断面 CT 扫描显示双侧髂骨外旋畸形、骶髂关节前方间隙增宽(图 4-4B)。

B3.2 型:一侧是 B1 型损伤即单侧翻书样损伤,而对侧则是 B2 型损伤。

B3.3 型:双侧都是 B2 型损伤,图 4-5 展示的为双侧侧方挤压型损伤病例。其骨盆前后位 X 线片示双侧耻骨上下支骨折,重叠移位(图 4-5A),而横断面 CT 扫描可见骶骨双侧前方压缩性骨折,左侧髂骨后方骨折(图 4-5B)。

图 4-4　Tile 分类 B3.1 型临床病例

A.骨盆前后位 X 线片;B.横断面 CT 扫描影像,箭头显示骶髂关节前方间隙增宽

图 4-5　Tile 分类 B3.3 型临床病例

A.骨盆前后位 X 线片;B.横断面 CT 扫描影像,箭头显示骶骨双侧前方压缩性骨折

(3)C 型(不稳定型):C 型损伤的特征是后部骶髂关节结构的严重破坏,髂骨、骶髂关节或骶骨可发生严重的移位。前部的损伤可以是耻骨联合分离和(或)单侧耻骨支或双侧耻骨支的骨折。

1)C1 型:单侧损伤,有 3 个亚型。

C1.1 型:髂骨骨折,临床上,骨盆前后位 X 线片可见髂骨骨折,双侧耻骨上下支骨折。

C1.2 型:骶髂关节脱位或骨折脱位,临床病例可见双侧耻骨上下支骨折,骶髂关节脱位(箭头所示)导致同侧骨盆垂直向上移位、内旋畸形,骨盆环不连续。

C1.3 型:骶骨骨折,是最常见的 C1 型损伤,涉及骶骨骨折的分型,将在后面章节详细介绍。

2)C2 型:双侧损伤,一侧为 B 型骨折,另一侧为 C 型骨折。这种损伤类型,通常一侧为部分不稳定的 B1 型翻书样损伤或 B2 型侧方挤压型损伤,而另一侧为经过髂骨、骶髂关节或骶骨的不稳定的 C 型损伤。

3)C3型:双侧损伤,双侧均为C型损伤。这种类型的骨折骨盆移位最严重、最不稳定并且预后最差。两侧半骨盆都是不稳定的C型损伤。整个盆底双侧都受到破坏。

4)C3变异型:双侧骶髂关节脱位,前弓完整,实际上是变异的C3型损伤。这种损伤常发生在骑马的年轻女性患者中,髋、膝呈过度屈曲位,因马突然摔倒,患者向后摔落地上,骨盆遭受持续的撞击伤。X线片上骨盆前部结构保持完整,而双侧骶髂关节后脱位。

(4)骨盆环损伤合并髋臼骨折:大多数髋臼骨折会合并同侧骨盆环骨折或骶髂关节损伤,有些髋臼骨折也会并发对侧的骨盆环损伤。严重的骨盆环损伤合并严重的髋臼骨折时预后要比其他类型更差。

5.骶骨骨折的分型 骶骨是骨盆的一部分,骶骨骨折可与骨盆其他部位骨折合并存在也可单独存在。由于骶骨的解剖特点,骶骨骨折极易造成神经损害或者遗留下顽固性疼痛。有学者对骶骨骨折单独进行了分型。

关于骶骨骨折的分型,目前Denis分型法已被广泛认可。Ⅰ型指骨折位于骶孔的外侧方;Ⅱ型指骨折位于骶孔区;Ⅲ型指骨折位于骶孔内侧骶骨中间。这种分类只描述了纵行骨折,而没有描述横行等其他类型骨折。尽管有学者将骶骨横行骨折列入Ⅲ型骨折,但复杂骶骨骨折需要给予关注。骶骨横行骨折有时涉及骶孔并且常常呈复杂的H形骨折或T形骨折。这类骨折在骶骨侧位片上可见显著移位。

第二节 骨盆骨折的急救

骨盆骨折多为高能量损伤,不仅导致骨盆本身严重损伤,而且常伴有复杂严重的合并伤。资料显示,骨盆骨折合并低血容量休克患者病死率为35%~45%,开放性骨盆骨折的病死率高达30%~50%。因此,骨盆骨折的早期急救是降低病死率的重要环节之一。

骨盆骨折的急救应遵循高级创伤生命支持(advanced trauma life support,ATLS)和损伤控制性手术(damage control surgery,DCS)。基本原则为三步处理模式:第一步,抢救生命(如脑外伤、肺部损伤、大出血等);第二步,合并伤的处理;第三步,骨盆骨折的处理。

一、急救复苏

伤情评估"先救命,后治病"是院前急救的基本原则。骨盆骨折急救的首要目的是挽救生命,应优先解除危及患者生命的情况,使病情得到初步控制,然后再进行后续处理。必须优先抢救的紧急情况包括呼吸心搏骤停、严重颅脑外伤、血气胸、张力性气胸、大出血和休克等。

患者入院后首先应立即对其意识、血压、脉率、呼吸道、颅脑、颈椎、呼吸状态、循环状态进行评估,及时发现危及生命的损伤,并迅速进行有效处理。原则上评估与治疗同时进行。在急诊室第一个小时("黄金时段")的正确处理对降低病死率和致残率至关重要,其抢救可按照以下流程进行。

早期急救复苏应遵循"ABCDE"五步。

1.A(airway)开放呼吸道和B(breathing)呼吸支持 如果患者昏迷或者呼吸道阻塞,

立即开放气道。心搏、呼吸骤停时,应立即进行体外心脏按压,并尽快给予高浓度、高流量面罩吸氧或气管插管接呼吸机辅助呼吸;在心电监测下电除颤、开胸心脏按压、药物除颤等。保持呼吸道通畅(部分患者可以提前预插管)。呼吸障碍不仅可由呼吸系统本身功能受损所引起,也可由其他系统的损伤而导致,最常见于颅脑损伤。口唇发绀、呼吸急促、胸廓呼吸动度减弱或消失及反常呼吸均意味着存在呼吸障碍。必要时可采用吸氧(改变体位)、气管插管术、气管切开术、胸腔闭式引流等处理创伤性窒息。血凝块、呕吐物或舌后坠等可造成呼吸道阻塞,导致通气功能障碍,可在很短时间内使患者窒息死亡,故应争分夺秒解除呼吸道阻塞,维持呼吸道通畅,改变体位,吸氧等,如果以上措施难以维持气道通畅,应立即行气管插管。对存在不稳定颈椎骨折脱位的患者,在行气管插管时一定要注意不要过多地搬动患者头部以免加重损伤。紧急情况下,气管切开术是保持气道通畅最有效的方法。

2.C(circulation)循环系统和 D(drugs)药物应用　液体复苏是早期复苏的关键。扩充血容量,维持有效循环。应迅速建立多静脉通道进行输血输液,在 2~3 次静脉穿刺失败后,必要时应考虑行静脉切开术或插中心静脉导管。遵循先晶体液、后胶体液的限制性复苏原则。早期液体复苏应遵守三阶段方案:第一阶段(重点),活动性出血期(8 小时内),以平衡盐液和浓缩红细胞为主,应用血管活性药物,在失血性休克期大容量快速补液复苏目前仍是骨盆骨折急救的首选补液方式;第二阶段,血管外液体扣押期(组织水肿)(1~3 天),胶体与晶体液相结合;第三阶段,血管再充盈期(休克恢复期)(3 天后),减少输液量,适当应用利尿剂。

对休克早期的中小量出血,血压在(90~100)/(60~70)mmHg,首先应快速滴注等渗盐水或平衡盐溶液,45 分钟内输入 1000~1500mL。若患者血压恢复正常并能维持(红细胞比容为 30% 以上),表明失血量较小且已逐渐停止出血,则可减慢速度继续输液治疗观察,此阶段不必要进行输血。80%~90% 的患者趋向稳定,可进行检查等下一步处理。

当患者经上述液体复苏休克未能矫正,血流动力学不稳定,血压在(80~90)/(50~60)mmHg,患者进入休克期,病情向重的方向进展,判断可能继续出血,应立即输全血或浓缩红细胞。红细胞、血浆、血小板按照 1:1:1 比例输入是最有效的输血方式。此时经 2~3 小时的急救复苏,输血 1000~2000mL,输液体 2000~3000mL,大部分患者能趋于稳定,收入病房常规处理。少数(10%~20%)患者仍不稳定,则应进入多学科会诊外科干预止血。

值得注意的是,对存在大出血风险的患者,尽早给予氨甲环酸(tranexamic acid,TXA)静脉注射,先予以 1g 负荷剂量 10 分钟缓慢注射,后续 1g 输注持续 8 小时。TXA 是急救常用的止血药物,能安全有效地降低骨盆创伤出血患者的病死率,并且没有增加其他不良反应的风险,且能够减少后续复苏过程中的输血需求。有研究建议 TXA 应尽早使用(不迟于创伤后 3 小时),以免其有效性受到影响。

3.E(ex-fix 和 exam)暂时性骨盆稳定和辅助评估检查　当生命体征稍微平稳后,可以进行部分的辅助检查(要有医师陪同)。监测:呼吸、心率、血压、血氧饱和度、尿量;X线检查:胸前后位、骨盆前后位、颈椎正侧位;腹部 B 超(急症床旁最安全),床旁无创急诊超声检查能够快速初步判断病情,是目前国内外比较推崇的快速检查创伤的方法之一。

(1)暂时性骨盆稳定简单易行的固定方法:有骨盆束缚带、外固定架和 C 形钳等。

1)骨盆束缚带固定:用于不稳定型骨盆骨折患者临时固定骨盆以控制容积,是临床上最常用的非侵入性骨盆固定方法,可以迅速有效地减少盆腔容量,间接止血,同时有利于稳定骨盆。如果没有骨盆束缚带,可以将床单折叠成宽 20~30cm 的骨盆固定带,固定于患者骨盆部,该方法简单、实用、有效。

2)外固定架固定:是对血流动力学不稳定的骨盆骨折患者进行急诊救治的重要手段。外固定架控制骨盆骨折出血的主要机制是通过复位固定骨折,使骨折面渗血减少,同时有效地减少骨盆容积并能保持恒定,从而发挥血管填塞效应,控制静脉和微小动脉的出血。

骨盆骨折外固定的适应证:严重骨盆骨折患者急诊时控制出血和临时固定;多发伤患者早期固定有利于护理以减轻患者痛苦;治疗某些骨盆骨折时与内固定联合应用;软组织条件不良者,外固定可以是维持复位的最终方法。

骨盆外固定架种类较多,目前临床常用的骨盆外固定架有 AO 外固定架、三维骨盆外固定架、Orthofix 外固定架和组合式外固定架等。对于后环的损伤可采用 C 形钳来进行外固定。

3)C 形钳:具有快速、有效地固定复位的特点,目前应用的骨盆钳主要是 Ganz 骨盆钳。对于骨盆后环损伤的患者,单一骨盆前环外固定架无法有效稳定,使用 Ganz 骨盆钳可以有效固定骨盆后环,同时不妨碍开腹探查术。

(2)进钉点的确定:位于髂前上棘垂线与股骨干的平行线交点(详见外固定架章节)。在利用骨盆钳对骨盆进行加压时,应注意严防骨块对尿道、骶神经等重要组织的挤压,在术中、术后要及时观察排尿、下肢运动等情况。接近骶髂关节部位的髂骨翼骨折是使用骨盆钳的禁忌证。

二、控制出血(外科干预性止血)

经上述 4~6 小时的急救复苏,大部分患者趋向稳定,留置观察。如生命体征经处理后仍不稳定,应考虑血管性大出血或脏器破裂等因素的存在,进一步多学科急救处理和外科干预止血。目前常采用的一些止血措施,包括有创的纱布填塞和无创的动脉造影栓塞止血。暂时性腹主动脉阻断术可暂时止血并获得良好的临床效果,但在实际应用中应当根据医院的具体条件、个人操作技巧及临床经验灵活掌握、综合应用。

在 3 小时内出血量超过血容量的 50% 或 24 小时丢失全血容量为大出血,骨盆骨折大出血来源主要有如下方面:①骨盆壁血管;②盆腔静脉丛;③盆腔内脏器;④骨折断端;⑤盆壁软组织。由于急诊急救时常难以判断出血的来源,所以处理比较棘手。各种止血措施的应用效果与出血血管的走行分布密切相关。常见的损伤血管:髂内血管(臀上、臀下动静脉及闭孔动静脉)、髂外血管(股动静脉)、"死亡冠"(闭孔动静脉与髂外动静脉的吻合支)等。

骨盆骨折合并大出血的治疗主要是补充血容量和进行外科干预以有效止血,具体措施主要包括盆腔纱布填塞术、动脉造影栓塞术和髂内动脉结扎术。

1.盆腔纱布填塞术 85%骨盆骨折出血源于后腹膜静脉,10%源于知名血管损伤,因出血早期无法判断是动脉还是静脉,使用纱布填塞最为合适。纱布填塞术控制骨盆骨折出血必须在骨盆容积得到控制的前提下进行,其机制主要为可以直接压迫盆腔静脉丛,进一步减小骨盆容积,并且能阻止骨盆的虹吸效应。

(1)纱布填塞术的优缺点

1)优点:①可在紧急情况下应急措施;②操作简单,不需要特殊设备;③适合于基层医院的急诊抢救。

2)缺点:①对大动脉出血的止血效果差;②需要二次手术取出填塞纱布。

(2)纱布填塞术的适应证:①经过 4~6 小时的休克抢救(输血 3000mL、输液 3000mL),血流动力学不稳定,休克不能纠正者;②无法判断动脉性出血还是静脉性出血者;③造影栓塞术后仍有出血者;④顽固性出血者;⑤会阴部、大面积腰背部、臀部、大腿皮下血肿,提示腹膜后破损广泛出血者。

(3)纱布填塞术的方法:常用填塞方法有直接填塞和开腹填塞(腹膜内、腹膜外),临床上根据不同损伤部位选择不同的填塞方式。对于开放性骨盆骨折患者,可对开放部位直接进行纱布填塞;对于怀疑腹部内脏损伤的患者可以同时行开腹探查术和腹膜内填塞;腹膜外填塞主要包括骶前髂窝填塞及耻骨后填塞。常用的手术填塞入路有耻骨上横切口、髂腹股沟入路和 Stoppa 入路。

填塞纱布的取出时间为患者生命体征平稳,无再出血的临床表现,一般为术后48小时左右,填塞纱布可一次取出,也可分次取出,顽固性出血可1周后取出。

(4)纱布填塞术的注意事项:①必须在骨盆环稳定的情况下填塞才能达到控制出血的效果;②最好在腹主动脉阻断下填塞;③根据患者情况选择纱布填塞的方式及数量;④填塞纱布数量应明确记录。

2.动脉造影栓塞术 动脉造影栓塞术是无创性止血,适用于病情不十分凶险的患者,即经积极输液、输血等抗休克治疗情况不见好转,但病情能控制的患者。CT进行动态观察,如有血肿增大,可经选择性动脉栓塞术控制或减少出血(图4-6)。

图4-6 动脉造影栓塞术控制骨盆骨折的出血
A.动脉造影显示出血处(箭头所指);B.栓塞后影像

(1)骨盆血管造影的适应证:①适合经4~6小时抢救,输血1000mL、输液2000mL,但病情不十分凶险,间断输血尚能维持血压;②CT 显示血肿存在,动态观察逐步增大;③出血量中等;④造影时有造影剂外渗;⑤患者在造影期间无心搏骤停的风险。

(2)动脉造影栓塞术的优缺点

1)优点:动脉造影栓塞术对骨盆骨折出血量中等的患者具有明显优势,包括:①对出血血管定位准确;②微创,无须开腹和全身麻醉,对患者的创伤和生理干扰小;③不破坏腹膜的容积压迫效应;④当合并其他脏器出血时,可一并止血。

2)缺点:①在介入科进行,透视下操作,时间长,抢救条件差;②栓塞剂对盆腔内广泛小血管出血和静脉源性出血栓塞效果差,而且可能会发生阻塞不良或再出血;③该技术对医院的设备和技术要求较高,并非所有的医院具备此种技术。

(3)动脉造影栓塞术的操作步骤:①数字减影血管造影确定骨盆骨折的出血位置;②不破裂血管有"冒烟"征,明确导管位于出血靶血管;③确定出血的动脉及部位;④选择适合栓塞的材料,常采用自体血凝块或吸收性明胶海绵,释放栓塞剂;⑤确认栓塞是否成功,根据出血部位的不同,可采用髂内动脉栓塞(非选择性);如有明显出血的分支血管,可采用髂内动脉分支血管栓塞(高选择性)。

(4)造影栓塞术的注意事项:①一定要评估患者在造影期间有无心搏骤停的风险;②在介入中严密观察患者;③注意栓塞后再次出血;④穿刺部位及时压迫。

3.髂内动脉结扎术 大出血患者如确认有腹腔脏器止血,开腹探查时一并结扎髂内单侧或双侧血管,以确保生命体征稳定。

4.暂时性腹主动脉阻断术 暂时性腹主动脉阻断术是指将导管经股动脉插入腹主动脉,并在肾动脉水平以下用球囊将其阻断,其机制是在此水平阻断腹主动脉,能够阻止循环血量的继续流失,维持有效循环血量和保证重要组织器官的血流灌注,为抢救患者生命争取时间。并且在阻断水平以下的供血范围内,没有对缺血较为敏感的器官,减少了相关器官(如睾丸或卵巢)的缺血性损伤,是目前临床上应用于骨盆骨折大出血快速、有效的治疗手段,止血效果显著,能减少 50% 以上术中出血,而且技术要求相对较低,术前无须介入造影或栓塞,大大降低了患者的费用。

(1)适应证:暂时性腹主动脉阻断术主要适用于 3~6 小时输血 3000mL、输液 3000mL 血流动力学仍不稳定,并且排除肝脾破裂的大出血患者(如肝脾破裂诊断明确,则急诊行开腹探查止血)。

(2)具体操作步骤

1)股动脉插管:对于有经验的医师,可进行闭合性插管;对于经验不太丰富的医师,也可在腹股沟区域切开皮肤,显露股动脉,并用橡皮条将其暂时性阻断。

2)向股动脉内插入 Fogarty 导管,进入腹主动脉;以腹股沟韧带为起点,判定需要插入 Fogarty 导管的长度,为阻断腹主动脉需进管 20cm 左右,为阻断单侧髂总动脉则需进管 14~16cm。

3)气囊充生理盐水,如难以确定球囊位置,可注入造影剂定位。向球囊注射生理盐水,注射量随球囊大小而定,在 X 线透视监控下以能阻断腹主动脉血流为好。

三、合并伤的处理

骨盆骨折常见合并伤主要为腹部脏器损伤、直肠肛管损伤、泌尿系损伤、阴道损伤及创伤性膈疝,这些损伤在闭合性骨盆骨折与开放性骨盆骨折均可发生,伴发于开放性骨盆骨折的损伤将在开放性骨盆骨折一节叙述。

1.腹部脏器损伤　骨盆骨折常伴发腹部损伤,其可分为实质脏器损伤及空腔脏器损伤。实质脏器(如肝、胰、脾、肾)损伤主要表现为腹内出血,可有移动性浊音体征;空腔脏器(如胃肠道等)损伤主要表现为腹膜刺激征、肠鸣音消失和肝浊音界消失等体征。腹部损伤对多发创伤的患者常规行腹腔穿刺,有助于鉴别诊断是空腔脏器损伤还是实质性脏器损伤,腹部B超和CT可协助确诊腹部脏器损伤。如高度怀疑或确定存在腹部脏器破裂,应立即请普外科医师会诊处理,急诊行开腹探查术。

2.直肠、肛管损伤　直肠和肛管损伤主要由坐骨骨折端移位引起,也可由骶骨、耻骨骨折移位引起。直肠损伤如破裂在腹膜反折以下,可引起直肠周围严重感染及盆腔蜂窝组织炎;如破裂在腹膜反折以上,可导致弥漫性腹膜炎。因此,早期确诊并采取及时而有效的治疗是提高创伤性直肠肛管损伤疗效的关键。对于具有腹膜刺激征,同时有肛门流血、溢尿、便血等症状的患者,均需要考虑是否有直肠损伤。临床中腹膜内直肠损伤的主要症状与急性腹膜炎症状相似,其中腹膜外直肠损伤患者会出现肛门出血,肛提肌下损伤患者则主要有撕裂伤疼痛感及其症状。对于骨盆骨折导致的闭合性直肠肛管损伤,应特别注意。虽然其直肠、肛管、尿道损伤严重,但由于黏膜未破裂,因此不表现出便血、尿血等临床症状。针对闭合性损伤患者行直肠指检可扪及直肠受压严重、肿胀。骨盆部位X线或CT检查提示骨折断端刺向直肠或膀胱等脏器。软肠镜的应用可有效帮助诊断识别困难的开放性直肠肛管损伤,且不仅可明确损伤裂口部位,还可经肠镜将粪便吸出。笔者认为直肠肛管损伤治疗的关键是早期诊断及合理处理,具体处理措施:①直肠损伤应予急症修补并做结肠造口;②低位直肠破裂处修补不满意者,必须行局部引流,而且经会阴的引流应达盆膈以上,使坐骨直肠窝完全敞开;③清创要尽可能彻底,必要时用邻近有活力的组织覆盖已暴露的骨折端;④腹股沟及其他适当位置均放置引流,必要时持续负压吸引;⑤合理使用抗生素。

3.膀胱及尿道损伤　膀胱及尿道损伤是骨盆骨折常见的合并伤,在骨盆骨折中,膀胱和尿道损伤的发生率为13%。尿道损伤常见于男性,通常是腹膜部的损伤;在女性患者中,膀胱损伤更常见。

尿道损伤多由骨盆骨折时的撕裂、牵拉甚至是移位的骨折块切割所致。尿道外口滴血或有血迹,有尿意但不能排尿是尿道损伤的重要临床表现。临床上常根据膀胱破裂口与腹膜的关系将膀胱破裂分为腹膜内型、腹膜外型和腹膜内外型3种。膀胱造影检查确诊率可达85%~100%,是诊断膀胱破裂的可靠方法。一旦确诊膀胱破裂,则应根据情况施行膀胱修补术,手术适应证:①尿外渗或出血严重;②腹膜内型膀胱破裂;③合并后尿道断裂;④合并腹内脏器损伤。

尿道断裂如早期处理不当可导致多种并发症,如局部外渗导致持续感染甚至脓肿、直肠破裂管理不善导致尿道-直肠瘘等,远期的常见并发症为尿道狭窄、尿失禁、勃起功能障碍等,直接影响疗效和生活质量。对于能顺利将导尿管插入膀胱的尿道损伤,可以尿管为支架,留置导尿管6周。对并发于骨盆骨折的后尿道完全断裂,目前治疗方法主要有早期进行尿道吻合修复术、耻骨上膀胱造口延期尿道成形术、尿道会师术等。笔者认为尿道会师术能早期恢复尿道连续性,避免了单纯耻骨上膀胱造口的缺点,而且手术简单、创伤相对较小,是骨盆骨折后尿道断裂较为合适、有效的方法。对于一些病情危重、血流动力学不稳定的患者,在早期急救时不适合行尿道会师术,此时应单纯行耻骨上膀胱造口术,待患者病情稳定后再早期行尿道会师术。骨盆骨折伴后尿道损伤患者 I 期缝合可能预后不良。内镜直视下治疗可使 II 期尿道成形术减少 30%~70%,因此早期经尿道内镜直视下或开放尿道会师术中应用尿管对尿道断裂严重、膀胱颈部离断患者的后期治疗具有积极意义,可早期恢复尿道连续性,缩短缺损距离,对 II 期尿道成形术有益。

4.阴道损伤　严重的骨盆骨折可累及女性阴道,骨盆前环耻骨支、坐骨支骨折端移位可直接刺入阴道,使得骨折与阴道相通,导致开放性损伤,并可伴大量出血。阴道损伤出血早期诊断后可先填塞纱布压迫止血。骨盆骨折合并阴道损伤者应尽早在严格清创后,缝合修补阴道损伤,放置引流。如在创口内探及耻骨或坐骨骨折,应尽量使骨折复位,对于碎裂的骨折块应予以取出,以免影响创口愈合,尽量使创口一期愈合。对严重骨盆骨折伴有阴道流血的患者应及时请妇产科医师会诊处理。

5.创伤性膈疝　骨盆骨折合并创伤性膈疝的发生率为1.9%,其发病机制为造成骨盆骨折的巨大暴力挤压盆部和腹部,使腹压骤然升高,骤然挤压腹腔脏器,穿破膈肌的薄弱区进入胸腔,同时因胸腔内负压的作用,进入胸腔内的腹腔脏器不易复位。右侧的膈疝内容物通常为肝,左侧通常为脾、胃、小肠等。当腹腔内脏器疝入胸腔可致肺塌陷,肺通气障碍,严重时纵隔移向健侧,导致回心血量减少,循环障碍;膈肌破裂口勒紧疝内容物,可导致其血循环中断,发生嵌顿、绞窄、坏死、穿孔及胸腔积液,最后形成脓毒血症。

当遇到如下情况即应高度怀疑创伤性膈疝:①不能用其他原因解释的持续性上腹痛,或继发胸闷、胸痛、呼吸困难;②胸部听诊有肠鸣音,伴呼吸音减弱或消失;③胸腔闭式引流引出大网膜或胆汁;④胸腹部 X 线片对于创伤性膈疝有较高的诊断价值。

创伤性膈疝常见的 X 线征象:①膈面失去正常光滑的轮廓线或全面变形、缺如,膈上有异常阴影与膈下器官影相连;②纵隔偏移;③左半胸腔充满血液导致不透光,有时见气泡影、脾影、胃泡影或胃肠蠕动影;④CT 检查可确诊。怀疑创伤性膈疝时应立即请胸外科医师会诊处理。

创伤性膈疝一经确诊,多需急症手术经腹修补膈肌,虽然操作有些困难,特别是右侧的膈疝,有时需要切断右三角韧带以增加显露,但经腹的优点是可以同时探查和处理腹腔脏器的损伤,必要时延长切口为胸腹联合切口。

第三节　骨盆骨折外固定

骨盆骨折通常是由高能量外力所致，其中大多数是由交通事故造成。对于多发创伤中所有的骨骼损伤，在设计治疗方案时，骨盆环损伤应该最优先得到治疗。对于未经适当处理的骨盆环损伤患者，应该在治疗的黄金时间里尽快使骨盆得到最好的稳定。外固定的益处在于其微创性，以及能够被迅速地实施。

一、骨盆外固定适应证

骨盆外固定架是从20世纪70年代末开始逐渐发展起来的，临床应用后取得了明显的治疗效果。公认采用外固定架固定骨盆可明显减少出血，使不稳定型骨盆骨折重新获得稳定，迅速减轻疼痛，可早期活动，减少卧床并发症，而且创伤小，操作方便，便于护理。骨盆外固定架可在急诊室或手术室进行安置。骨盆骨折外固定术适应证主要有以下4点：①严重骨盆骨折患者急诊时控制出血和临时固定；②多发伤患者早期固定有利于护理以减轻患者痛苦；③某些骨盆骨折内外固定联合治疗方法之一；④伴有软组织条件不良，外固定是维持复位的最终方法。

二、骨盆外固定架的类型

骨盆外固定架种类较多，目前临床常用的骨盆外固定架有AO外固定架、Orthofix外固定架、Bastiani骨盆外固定架、组合式外固定架等。

1.AO外固定架　AO成立于1958年，是"国际内固定学会"的德文简称，其英文简称是ASIF，主要致力于骨科内固定的研究，但对外固定架也有涉及。AO固定架中的管状外固定架主要用于骨盆外固定，1952年由瑞士Miller首先设计，1976年开始广泛应用于临床。固定针有两种类型：①斯氏针，直径5mm，长度为15~25mm；②Schanz针，针尖端有螺纹，直径5mm，针全长10~20cm，多为半针固定。固定夹钢管与固定针之间的连接装置，可在钢管上移动与旋转。AO外固定架属于典型的简单钉式外固定架，轻巧牢固，可调式夹头可沿金属管冠状面与矢状面做360°旋转，使Schanz螺钉的位置选择不受限制。可在任何平面对骨盆骨折进行复位或加压，有良好的可调性。因此，穿针时可根据不同的骨折部位和不同的骨折类型来选择合适的进针点。

2.Orthofix外固定架　其基本结构及使用方法：用直径2.5mm左右钻头钻开骨皮质，不扩孔直接拧入直径4mm的半螺纹针，深度为5cm。第1根钉在髂前上棘后1cm，向后隔2.5cm（相当于髂骨结节水平）平行钻入第2钉。每侧各钻入2根，共4根Schanz螺钉。安装钉管夹、连接杆及管夹，使之松散结合成三角形或梯形组合支，透视下复位矫正旋转或垂直移位，复位满意后，旋紧各连接点固定螺母。

3.Bastiani骨盆外固定架　Bastiani等设计出一种单侧轴向加压外固定架，固定针从肢体一侧穿入至对侧骨皮质，可行骨折复位、固定、延伸和加压。Bastiani外固定架属于单边单平面式外固定架。器械的基本结构：主要由连接杆构成，持针夹在连接杆两端，持针夹内有5条夹针的齿槽。连接杆中段为伸缩杆，可进行有限的牵伸或压缩。固定针为用于半针固定,根据固定部位可选用相应直径的固定针。连接杆中段与一端持针夹借助万向关节连接,可用于矫正部分成角移位和少许侧方移位。Bastiani 式外固定架结构简单,易于装卸,手术操作方便。因为是半针固定,对组织损伤小,操作方便,进针方向要求不高,可以非平行进入。

4.组合式外固定架　组合式外固定架自问世以来,由于临床效果甚佳,在我国得到广泛应用,组合式外固定架按照治疗骨折、矫正骨与关节畸形和肢体延长的目的不同,生物力学特点可分为三大系列:治疗骨折以固定功能为主;用于矫形的除具有固定功能外,还兼有牵伸和加压功能;用于肢体延长的以牵伸功能为主。组合式外固定架是由钢针、固定夹、连接杆、半环弓、矫形垫、万向接头、连接杆、固定夹、固定针组成。组合式骨盆外固定架由双侧连杆固定的、穿在髂骨内外板间的三枚半针被弧形连接杆和加压杆连接固定在一起组成,穿在髂骨的半针被钢针固定夹固定在连杆上,每个固定夹和半针为可独立活动的组合体。

5.其他　Starr Frame 公司推出的骨盆闭合复位外固定器械——Starr 骨盆外固定复位架,其由高强度的碳纤维材料制成,不影响患者透视及摄片,该外固定架复位器械改变了传统骨盆髋臼骨折在术中只能靠术者徒手复位的方法,对移位的骨盆、髋臼骨折有较好的复位功能。中国人民解放军总医院(301 医院)唐佩福团队研发的国产新型 Starr 架在临床也获得良好效果。

三、骨盆前环外固定架的临床应用

1.骨盆前环外固定架的分类　根据固定针置入髂骨进针点的不同分为两类:髂骨前上方置钉类(图 4-7A)及髂骨前下方(髂骨柱)置钉类(图 4-7B)。

图 4-7　髂骨置钉点

A.髂骨前上方置钉;B.髂骨前下方置钉

2.髂骨前上方置钉操作步骤

(1)进钉位置:每侧半骨盆的髂前上棘后方至髂结节之间的髂嵴。

(2)进钉方向:沿髂骨内外板之前指向髋臼上方(图 4-8)。

图 4-8　髂骨前上方置钉

A.进钉点及方向;B.钉子的位置

（3）确定进钉点:髂嵴向外侧突起,应在髂嵴中点稍偏内侧处进钉,也可于髂骨内外板各置一枚克氏针为导向,确定进钉点。

（4）钻孔、置钉:用直径 3.2mm 或 3.5mm 钻头钻孔,选用直径 5mm 的固定钉,旋入深度 5~6cm。

（5）进钉手术的注意事项:①避免穿破髂骨内外板;②避免进入髋关节;③注意保护股外侧皮神经。

3.髂骨前下方置钉操作步骤

（1）进钉位置与进针点:进钉位置为髂前下棘。进针位置为髂前上棘后与髂前下棘之间的髂骨前缘。

（2）进钉方向:沿髂骨内外板之间自髂前下棘指向髂后上棘。

（3）钻孔、置钉:选用直径≤6mm 的固定钉,钻孔后进钉,旋入深度 5~7cm。

（4）注意事项:①避免穿破髂骨内外板;②避免进入髋关节;③保护股外侧皮神经;④避免穿透坐骨大切迹,防止损伤臀上动静脉、神经;⑤避免损伤股动静脉、神经。

4.相关并发症

（1）钉道感染:只要注意术中操作和术后护理,感染并不会严重影响疗效。

（2）钢针松动:因进针角度及位置选择不当,反复穿针。

（3）局部血肿:多由反复穿针引起。

（4）置钉点处髂骨翼骨折:多因反复穿针或单针集中受力。

5.骨盆前环外固定的优缺点

（1）优点:①快速、简单、可靠;②在急诊室局麻下就能操作使用。

（2）缺点:①仅限于骨盆前环的固定;②对骨盆后环控制能力差;③对前环过度的加压或撑开不利于后环的复位和稳定;④有学者不建议 Tile C 型骨折(尤其是 C2、C3)使用;⑤可能会影响到进一步开腹探查和后期的内固定。

6.前环外固定架的临床应用

（1）外固定架在闭合性骨盆骨折中的应用:多发伤患者的骨盆骨折,骨盆损伤可能较轻,不伴随其他损伤时可保守治疗,为了缓解疼痛,可早期施行外固定架固定治疗,有利于对患者搬运复苏和合并伤的进一步诊断处理，以及便于对患者的护理、恢复患者的活动能力。如一位中年男性患者，车祸伤导致 B 型骨盆骨折、血气胸、双侧耻骨上下支骨折、右侧髋臼后壁骨折伴股骨头后脱位、左侧胫腓骨骨折、右侧股骨干骨折，术前骨盆 CT 三维重建更加清晰地显示骨盆骨折及右侧髋臼后缘骨折髋关节脱位情况。入院后立即行右髋关节复位外固定架固定骨盆。

术中透视用克氏针定位，在两侧髂骨翼分别拧入两枚螺钉，用 Orthofix 外固定架固定骨盆，以便护理和减轻患者的痛苦。利用外固定架的固定螺钉操控两侧半骨盆进行复位，紧固外固定架各部件，术中用 C 形臂机透视见耻骨支骨折复位良好。术后 10 天再行左胫腓骨、右侧股骨干骨折切开复位内固定治疗，术后患者恢复良好。

（2）外固定架在开放性骨盆骨折的应用

1）髂骨前上方置钉外固定架固定骨盆：急诊中发现严重骨盆骨折导致低血压时，体格检查和骨盆正位片可以明确患者骨盆稳定的程度和类型。若发现患者骨盆出现旋转、垂直方向不稳定时，应该高度怀疑患者低血压是骨盆骨折大出血所致，需要立即进行骨盆外固定，减少骨折处活动，以有效地促进血凝，避免其进一步出血。腹壁对不稳定型骨盆环的髂骨翼起张力带作用，如行开腹探查，无疑将破坏这种张力带作用，进一步降低骨盆的稳定性，而应用外固定架固定骨盆可使骨折复位，不仅可重建骨盆的稳定性，还有利于血流动力学的稳定。在急救阶段，时间就是生命，尽量选用简单、易于操作的外固定架，尽快完成骨盆的有效固定。如图 4-9 所示，一位 16 岁男性患者遭遇车祸伤，造成开放性骨盆骨折（图 4-9A），术前骨盆前后位 X 线片显示耻骨联合分离较大，双侧骶髂关节脱位，属 Tile 分类 C 型骨盆骨折（图 4-9B），同时合并右股骨骨折。患者入院时休克给予输血、抗休克治疗，急诊手术清创，自髂骨前上方置入 Schanz 钉，用 AO 外固定架临时固定骨盆（图 4-9C），修复破裂的血管（图 4-9D），术后 X 线检查证实，耻骨联合间隙较术前变窄，双侧骶髂关节间隙缩小，前环分离较前改善（图 4-9E），患者生命体征逐渐稳定，恢复良好。

图 4-9 AO 外固定架治疗开放性骨盆骨折

A.开放性损伤的大体照片;B.术前骨盆前后位 X 线片;C.外固定架固定术后大体照片显示外固定螺钉从髂骨前上方置入;D.清创术中照片显示修复血管;E.术后骨盆前后位 X 线片显示耻骨联合间隙、双侧骶髂关节间隙均较术前缩小、前环分离较前改善

2)髂骨前下方(髂骨柱)置钉法:开放性骨盆骨折或伴有软组织条件不良、感染等,外固定是维持复位的最终方法。当不稳定骨盆骨折,如翻书样骨盆骨折合并严重的盆周软组织损伤、局部软组织条件不佳或者凝血功能障碍时,不适宜进行切开复位内固定手术;当骨盆骨折合并盆周组织感染时,也不宜行内固定手术。这些情况下,外支架固定骨盆骨折可能成为确定性治疗手段。如能从髂骨前下方置入固定螺钉,使外固定架更接近前环,提供更强的把持力,可使分离的耻骨联合彼此接近甚至达到解剖复位并得以维持,有效恢复骨盆前环的稳定性。

(3)内外固定联合治疗骨盆骨折:临床上主要用于治疗前后环骨盆损伤,当骨盆后环损伤需要复位内固定,而前环损伤缺乏内固定的条件,这种情况下可以内外固定联合应用,达到重建骨盆稳定性的目的。

四、骨盆后环外固定架——C 形钳

20 世纪 90 年代初,骨盆钳的出现为骨盆不稳定骨折合并出血的治疗增加了一种新的、快捷的方法,可在急诊情况下快速固定骨盆环,达到稳定骨盆、减少出血的目的。目前应用的骨盆钳有两种:一是 Ganz 于 1991 年首先报道的骨盆 C 形钳,由 1 根横杆、2 根侧方支柱套接于横杆和固定针组成;二是在前者基础上改进的 ACE 骨盆钳。

1.适应证和禁忌证

(1)适应证:①主要应用于骨盆后环损伤;②骶髂关节脱位;③骶骨骨折;④可有后环复位功能。

(2)禁忌证:①髂骨后方粉碎性骨折;②骶骨骨折伴有神经损伤;③有加重骨折、神经损伤的风险。

2.骨盆 C 形钳操作步骤

(1)体位:仰卧位。

(2)麻醉方法:局部麻醉。

(3)确定进针点:经过髂前上棘垂线与股骨纵轴线延长线的交点。

(4)置入固定针:自确定的进针点刺入固定针,并保证侧臂在固定针上可自由滑动。

如骨盆有垂直移位,可在加压前通过牵伸下肢达到矫正复位(图4-10)。

图4-10　C形钳复位和加压方向

A.下肢牵引纠正垂直移位;B.骨盆钳侧方加压

(5)注意事项:①注意进针位置;②避免位置不当造成骨盆穿孔、骨折移位加大和臀上血管、神经损伤;③在术中、术后要及时观察血压、排尿和下肢运动。

3.C形钳的优缺点

(1)优点:①快速、简单,对后环固定可靠;②可绕固定轴向下或向上旋转;③便于显露腹部或股部。

(2)缺点:①操作不当易损伤重要结构;②固定针孔护理难度大;③发生钉道感染概率大;④仅作为急救临时应用;⑤不能作为后期的确定性治疗方法。

4.用骨盆C形钳复位骨盆后环　对于严重的骶髂关节脱位和骶骨骨折的病例,尤其是肥胖患者,可借助骨盆C形钳进行复位,能取得良好效果。

第四节　骨盆骨折的治疗

骨盆骨折由高能量损伤所致,可有严重的伴发伤,早期急救应以抢救患者的生命为主,首先治疗危及患者生命的颅脑、胸腹损伤,其次治疗合并伤或伴发伤,最后治疗包括骨盆骨折在内的骨与关节损伤。对于骨盆骨折本身来说,其治疗目的是恢复骨盆环的完整性和稳定性。对于稳定型及大多数部分稳定型骨盆骨折多用保守治疗。对于不稳定型骨盆骨折,应采用手术治疗。正确的骨盆骨折治疗对于患者早日康复、重返工作岗位、恢复日常生活具有重要意义。因此对于医师而言,一定要遵守骨盆骨折治疗的基本原则,帮助患者早日渡过难关。

一、骨盆骨折的治疗原则

骨盆骨折基本治疗原则:A型大部分行保守治疗;B型大部分需手术治疗;C型全部需手术治疗。

1.Tile A型的治疗原则　Tile A型骨折为不累及骨盆环稳定性的骨折,如撕脱骨折、无移位或移位轻微的骨盆前环骨折(图4-11A)及S_2以下的骶尾骨骨折脱位(图4-11B)等,均不需要手术治疗,治疗方法主要有卧床、骨牵引、骨盆束带等。只有髂骨骨折移位明显者、青少年和坐骨结节撕脱骨折(图4-11C),以及髂前上棘撕脱骨折(图4-11D)才需切开复位内固定治疗。

图4-11 Tile A 型骨盆骨折

A.骨盆前后位 X 线片显示耻骨支骨折,无明显移位(箭头所示);B.CT 显示 S_2 以下横行骨折(箭头所示);C.CT 三维重建显示坐骨棘撕脱骨折;D.右侧髂前上棘撕脱骨折切开复位螺钉固定术前和术后 X 线片

2.Tile B 型的治疗原则

(1)保守治疗:适用于耻骨联合分离<2.5cm 或无移位的耻骨支骨折等部分 Tile B 型骨折。

(2)手术治疗

1)适应证:①耻骨联合分离≥2.5cm 者;②耻骨联合绞锁;③耻骨支骨折移位≥2cm 者;④骶髂关节前后韧带有损伤,如分离、外翻、外旋;⑤耻骨支骨折伴有股神经或股血管损伤者;⑥耻骨支移位损伤、压迫尿道、阴道者,如污染不严重,可一期行清创复位内固定术。

2)手术治疗方法:Tile B 型骨折治疗可分为前环或后环骨盆治疗,耻骨联合分离可用一块或两块钢板重建及锁定钢板固定,一般情况下使用一块钢板即可达到目的。对分离耻骨联合分离>5cm 的、有垂直移位的、有旋转的可用两块钢板。耻骨支骨折可用重建钢板固定,也可在透视或导航下经皮置入空心螺钉固定。后环可用两块三孔骶髂关节前钢板和骶髂螺钉固定,前后环均可用微创通道螺钉固定,有条件可用导航式机器人。

3.Tile C 型的治疗原则

(1)重建骨盆前后环稳定性:Tile C 型损伤是前后环均损伤,具有旋转和垂直不稳定性,原则上以手术治疗为主。治疗应同时固定前后环,使骨盆成为稳定环形结构,使其抗变形能力大大增强,这样可以获得最大限度的骨盆稳定性。

(2)后环损伤的处置:Tile C 型骨盆骨折的后环损伤包括骶髂关节骨折脱位或移位

的骶骨骨折等。对于骶髂关节骨折脱位或骶骨纵行骨折,可采用重建钢板、空心螺钉或经髂骨棒固定;对于脊柱-骨盆分离的骶骨粉碎性骨折,可采用脊柱-骨盆内固定系统,重建中轴骨和骨盆的连续性。前环损伤辅助固定的指征包括耻骨联合分离及移位明显的耻骨支骨折,可采用钢板或螺钉固定。手术入路采用骨盆前入路、后入路或前后联合入路。

(3)骨盆前后环联合固定的顺序:按解剖及损伤机制,应遵照由上到下、由内到外、由后到前的顺序。首先复位固定后环损伤,再行前环的复位固定,后环的复位固定通常能够改善前环的移位情况。如果合并髋臼骨折,应先复位固定髋臼骨折,然后复位固定骨盆骨折,因为髋臼是关节内骨折,应该解剖复位。

(4)手术时机:关于骨盆骨折手术时机的选择,首先越早复位越有利于术中的固定,患者伤后应尽早行牵引复位治疗,国内学者一致认为患者伤后 7~10 天为骨盆骨折手术的最佳时机;若患者条件不允许,如合并伤较严重,伤后以抢救患者生命为主,致使骨盆骨折的手术时间延后,进而成为陈旧性骨盆骨折,手术中复位固定将会非常困难,如骨盆骨折术中无法复位,只能采用骨盆截骨的方法来纠正骨盆畸形。

二、骨盆骨折内固定手术入路

1.耻骨联合横切口——Pfannenstiel 入路 适用于耻骨联合分离、耻骨支骨折的复位与固定。患者仰卧于可透视手术床上,在耻骨联合及耻骨上支上方约 2cm 处做横行切口(图 4-12A、D),可向两侧延长。切开皮下组织,平行于腹股沟韧带切开腹外斜肌腱膜,确认精索或子宫圆韧带、髂腹股沟神经,牵开并保护;自耻骨上支切断腹直肌腱膜及锥状肌(图 4-12B);骨膜下剥离显露耻骨上支的上方、前方、后方各约 5cm,到达耻骨联合后间隙(图 4-12C),必须注意此间隙的解剖,避免损伤静脉丛或膀胱。关闭切口时应严密缝合腹直肌,缝合腹外斜肌腱膜时应注意腹股沟管内环,防止出现腹股沟斜疝。

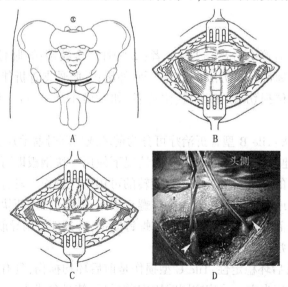

图 4-12　骨盆耻骨联合横切口 Pfannenstiel 入路

A.皮肤切口;B.切断腹直肌止点;C.显露整个耻骨联合;D.术中照片显示保护双侧精索(箭头)

2.髂腹股沟入路

(1)手术技术:髂腹股沟入路即 Letournel 切口,用于显露骨盆前环及髋臼,能提供自耻骨联合至一侧骶髂关节前方的显露,包括耻骨支的上下表面,适用于涉及髋臼前柱的耻骨支骨折。

患者仰卧位,切口起自髂嵴中后 1/3 交界处,沿髂嵴内侧 1cm 至髂前上棘,再横过下腹部,止于耻骨联合上方 2cm 处。在髂前上棘下方 3cm 稍内侧处游离并保护股外侧皮神经,在下方切口段找到精索或圆韧带及邻近的髂腹股沟神经,游离出精索并用第 1 根橡胶条牵开。然后沿切口切开腹肌和髂肌在髂嵴上的起点,将髂肌从髂骨内板处做骨膜下剥离,显露髂窝、骶髂关节前方和真骨盆上缘。再沿腹股沟韧带方向小心切开腹股沟韧带,将髂耻弓从髂腰肌上分开,显露髂腰肌及股神经。用第 2 根橡胶条绕过髂腰肌、股神经及股外侧皮神经,向内侧牵开,在骨膜下剥离闭孔内肌至髋骨的四方区,剥离时要避免损伤髂内血管和臀上、下及阴部内血管。牵出髂耻弓并剪开至髂耻隆起,从外向内钝性分开髂外血管及淋巴管,分离髂外血管时一定要注意血管后壁有无变异的闭孔动脉,或腹壁下动脉与闭孔动脉之间的吻合支,因为这些血管损伤后很容易引起大出血,进而导致患者死亡,故又称"死亡冠"。用一根橡胶条包绕髂外血管及淋巴管,留作牵引,或保留髂耻弓的完整性,将髂外血管、淋巴管连同髂耻筋膜作为一束用一根橡胶条包绕,不单独对髂外动静脉进行分离,这样不干扰髂外动静脉、淋巴管,避免了分离血管而造成对血管的直接损伤,但因游离幅度小,暴露中间窗困难。如此已用 3 根橡胶条分别绕过精索、髂腰肌和股神经束、血管束以便于保护和进一步暴露,对上述橡胶条做各向牵引形成外侧、中间和内侧 3 个窗口,由此显露、复位和固定不同部位的骨折。在外侧窗将髂腰肌和股神经束牵向内侧显露髂窝及弓状线;在中间窗将髂腰肌和股神经束向外牵引、血管束向内牵引显露坐骨棘、坐骨大小切迹、四边体、髋臼的前壁、耻骨上支的外侧和闭孔上缘;在内侧窗将血管束向外侧牵引、精索向内牵引显露耻骨上支、闭孔上缘和 Retzius 耻骨后间隙。如需暴露耻骨角和耻骨联合,可将精索向外牵引。女性暴露较男性容易,将股血管束、髂腰肌和股神经束分离后即形成三窗。

(2)显露范围与适应证:髂腹股沟入路可显露从骶髂关节前方到耻骨联合几乎整个髋骨的内侧面,包括髋骨的四边体和上、下耻骨支,但坐骨内侧不能通过该切口显露,髋骨外侧的显露有限。适用于:①髋臼前壁骨折;②髋臼前柱骨折;③旋转和移位的方向位于髋臼前部的横行骨折和 T 形骨折;④前柱伴后半横行骨折;⑤后柱骨折块比较大的双柱骨折。如果后柱骨折粉碎、位于下部或合并后壁骨折不适合应用此入路,可应用前后联合入路。

(3)优缺点:髂腹股沟入路的皮肤切口与 Langer 皮纹平行,手术瘢痕小,伤口也较美观,创伤相对较小,术后功能恢复快,异位骨化(heterotopic ossification,HO)发生率低,不切开关节囊,有利于保持股骨头的血运,易于显露和固定作为髋臼延伸段的髂骨骨折,有利于髋臼的解剖复位,但不能直视关节面是此入路最大的缺点。另外,该切口容易引起髂外血管、股神经损伤、髂外血管血栓形成、腹股沟疝和淋巴漏等并发症,术中应予以注意,操作切忌粗暴。

3.骶髂关节前方入路(Avila 切口)

(1)手术技术:患者取仰卧位,可在患侧骶后放置一软垫,使骨盆倾斜,也可采用"漂浮"体位。皮肤切口起自髂前上棘以远,平行于髂嵴向后延长 10～15cm(图 4-13A);切开皮肤及皮下组织,自髂骨内侧面剥离腹壁肌肉,骨膜下钝性剥离髂肌,将髂肌及盆内脏器向内牵开,继续分离至骶髂前韧带的外侧附着部,将其自髂骨上剥离;可内收并屈曲患侧髋关节以放松腰大肌而便于显露,即可显露骶髂关节前缘和骶骨(图 4-13B),骶髂关节复位后可以用 2 枚 2～3 孔钢板固定,两钢板夹角 60°左右,骶骨侧只能拧入 1 枚螺钉(图 4-13C)。

图 4-13　骶髂关节前方入路

A.皮肤切口;B.显露骶髂关节;C.复位后钢板固定,注意骶骨侧只能拧入 1 枚螺钉

(2)注意事项:腰骶干位于骶髂关节内侧 2～3cm,自内上向外下走行。在向骶骨继续游离时要避免过度牵拉腰大肌,以免牵拉腰骶干。

(3)优缺点:Avila 切口入路的主要优点是能直视骶髂关节,适用于骶髂关节脱位和(或)累及髂骨的骨折脱位的切开复位内固定;主要缺点是有损伤神经的风险。

4.Stoppa 入路或改良 Stoppa 入路

(1)手术技术:患者取仰卧位,患侧下肢保持能活动。切口可选择腹部低正中切口,也可改良在两侧腹股沟外环之间、耻骨联合上方 2cm 做横切口,横切口可能更适合美容要求,但可能妨碍进一步暴露。切开皮肤及皮下组织后,沿白线切开腹直肌,向下寻找并保护膀胱,向外上牵开患侧的神经血管和腹直肌。锐性剥离,显露耻骨联合及耻骨支,注意闭孔附近的血管出血,可以直视下显露和处理"死亡冠";向上锐性剥离髂耻筋膜以显露骨盆缘、外侧耻骨支、髋臼内壁,屈曲患侧髋关节以放松骨盆内的结构。

(2)适用范围:可以显露髋臼内壁、内侧穹顶及四边体,进一步分离牵开髂外血管可显露骶髂关节和髂骨翼,但有可能损伤神经、血管及腰骶干。这个入路主要用于显露耻骨上支及耻骨联合,也可显露髋臼骨折和骶髂关节前缘,最适用于双侧耻骨骨折。

(3)优缺点:可以作为前方入路的一种选择,因对髋臼内壁和四边体有更好的显露,适用于前壁、前柱及部分双柱骨折,特别是涉及髋臼内壁及四方体的严重粉碎性骨折。但仅用此入路不能完成涉及髂骨翼高位双柱骨折的复位及固定,需要加用一个髂骨的入路来完成手术。

5.骶髂关节后方入路

(1)手术技术:患者取俯卧位或"漂浮"体位。在髂后上棘的内侧或外侧,平行髂嵴做

皮肤直切口(图 4-14A),对于髂骨翼骨折、骶髂关节脱位,在髂后上棘外侧做切口更适合;骶骨骨折则取内侧切口。沿髂嵴的外侧缘后 1/3 至髂后上棘,向深部钝性剥离至髂嵴,切断下腰背筋膜、骶棘肌腱膜、骨膜,向内牵开,即可显露骶髂关节的后缘(图 4-14B)。显露时注意避免损伤臀上动脉。

图 4-14　骶髂关节后方入路

A.皮肤切口,骶髂关节脱位取外侧切口;B.沿髂嵴分别向内外做骨膜下剥离,显露骨折处和坐骨大切迹

(2)适用范围:骶髂关节后方入路主要用于显露骶髂关节的后缘。

(3)优缺点:骶髂关节后方切口较少使用,因为影响髂骨血运,可能导致感染等并发症。

6.骶骨后入路　患者取俯卧位,手术野包括双侧髂后上棘、L_4 棘突及坐骨支近端。切口为纵向,与骶骨中央嵴的中线平行;在 L_4 和 L_5 棘突处将腰骶筋膜切断,从内侧骶骨嵴切除腰骶筋膜,向外拉开肌肉,锐性剥离骶骨上附着的肌肉,可至骶骨外侧区,一个切口即可获得广泛的显露。遇累及骶髂关节的骶骨骨折,可在髂后上棘和内侧骶骨嵴之间的中线附加小切口,锐性剥离以显露双侧髂后上棘和髂后柱,便于放置内置物。

7.骶髂关节横切口(Mears-Rubash 切口)　适用于双侧骶髂关节脱位或骶骨的纵行粉碎性骨折。患者俯卧,切口起自一侧髂后上棘下 1cm 处,沿骶骨中部横行至对侧的髂后上棘下 1cm 处;切开深筋膜,在双侧髂后上棘处显露臀大肌起点的上份,剥离竖脊肌,自中间向两侧髂后上棘做一"凹"形截骨,将其与臀大肌起点一起向外牵开,这样既可显露骶骨背侧及双侧骶髂关节后缘,方便实施复位,且为放置钢板提供了一个平坦的表面,此时可以放置钢板且能避免压迫导致坏死。关闭时,将髂后上棘复位,以螺钉固定,将竖脊肌与臀大肌拉拢缝合。

三、骨盆骨折的复位内固定技术

1.前环损伤的复位固定技术

(1)耻骨联合分离的复位固定技术

1)手术入路:Pfannenstiel 入路。

2)体位:仰卧位。

3)复位:显露耻骨联合,在腹直肌前方,利用 Weber 复位钳夹住耻骨体前面,逐渐分次地复位,尤其是分离移位明显的,更应逐渐复位,可由助手向内挤压髂骨翼或内旋髋关

节以助复位;也可于双侧耻骨体的前方各打入 1 枚螺钉,然后利用螺钉复位钳或 Farabeuf 钳夹持复位。

4)固定技术:重建钢板或动力加压钢板经塑形后,置于耻骨上方,若是单纯的耻骨联合分离,可用 4~6 孔钢板,每侧 2~3 孔,螺钉应与耻骨后侧面平行;若放置第 2 块钢板,则按耻骨前侧面形状塑形,且螺钉由前向后打入,不要将螺钉打入耻骨联合。国内学者认为单钢板固定适用于单纯性耻骨联合分离,而双钢板固定则适用于骨盆骨折垂直移位者、耻骨联合分离较大者、前后环联合损伤者。现在耻骨联合锁定钢板已逐渐应用于临床,还可以在透视或导航下用 1 枚或 2 枚空心螺钉交叉固定耻骨联合分离。

(2)耻骨支骨折的复位固定技术

1)手术入路:髂腹股沟入路或改良 Stoppa 入路。

2)体位:仰卧位。

3)复位技术:暴露耻骨骨折端,以复位钳夹持,直视下复位,主要是使耻骨上支复位,因为上支复位后,同侧下支对位大多满意,不必强求下支的解剖复位,只要骨盆环的连续性恢复,则不影响骨盆的力学传导和负重作用。

4)固定技术:重建钢板固定耻骨支骨折,应精确塑形,要有足够的长度,以便每一骨折块都有螺钉固定,若钢板越过髂耻隆起外侧,则必须防止螺钉穿入髋关节。耻骨支粉碎性骨折,尤其是游离耻骨支骨折,在固定时要跨耻骨联合固定;也可在透视或导航下经皮打入空心螺钉固定耻骨上支骨折。

(3)骨盆前环不稳的内固定架(INFIX)固定术

1)适应证:①前环损伤;②肥胖明显,外固定及其他内固定术式比较困难;③移位不严重的骨盆前环不稳。

2)手术步骤:以髂前上棘为中点,做 2cm 纵向切口,钝性分离至髂前上棘,髋臼上螺钉进针点在股直肌止点近侧,在闭孔斜位、骨盆下口位进行透视监测进针方向,髂前下棘外向髂后下棘置入直径 7~8mm 的万向椎弓根钉,螺钉深度控制在髂前上棘深面 15~40mm,钉尾以露出缝匠肌表面为宜,再次在闭孔斜位、骨盆出口位进行透视确定螺钉位置,根据患者腹型及皮下脂肪厚度进行弯棒,尽量预弯成前弓,以减少对神经、血管及泌尿生殖器形成的潜在压迫风险,棒的长度应较双侧螺钉间距长 5cm 左右,棒应置于皮下、缝匠肌浅面。

2.后环损伤的复位固定技术

(1)髂骨骨折的复位固定技术

1)手术入路:骨盆前方入路或骨盆后方入路。

2)体位:半俯卧位或"漂浮"体位。

3)复位技术:骨折暴露后,在髂前上棘处安放 Schanz 钉,通过 T 形把手提拉、旋转使骨折复位;也可用尖端复位钳钳夹、提拉使骨折复位;对于移位明显的骨折,可借助顶棒,在骨折线两侧钻孔安放螺钉,再借助 Farabeuf 复位钳来夹闭、挤压使骨折复位。

4)固定技术:主要是后路固定技术。①空心螺钉:复位后,以克氏针临时固定,用 3.5mm 或 4.0mm 空心螺钉斜行固定并加压。用于新月形骨折,可用 2 枚 7.3mm 空心螺钉固定;②钢板固定:固定器械以重建钢板为主,因为髂骨中央部骨质非常薄,钢板放置应靠近髂嵴。

(2)骶髂关节脱位的复位固定:骶髂关节脱位有不同的分类方法,有分为单侧脱位和双侧脱位的,也有分为开书型和闭书型的。治疗上应根据损伤的机制,选择合适的治疗方法。遇开书型损伤,可选择骶髂螺钉和前路钢板固定;遇闭书型损伤,则可选择骶髂螺钉、后路钢板和骶骨棒固定。

1)骶髂关节脱位前路复位内固定

①手术入路:骶髂关节前方入路。

②体位:仰卧位。

③复位技术:骶髂关节显露清楚后,观察其脱位情况,在多数情况下,髂骨向后、向上脱位,所以可采用屈髋,轴向牵引患侧下肢,同时用持骨钳或尖头复位钳夹在髂前上棘处的内外侧面上,也可以在髂结节处沿髂骨翼方向打入 1 枚 Schanz 螺钉,借助螺钉和(或)复位钳向上牵拉并内旋,使骶髂关节复位。一旦骶髂关节复位,应设法维持复位状态,并在关节两侧骶、髂骨上各打入 1 枚螺钉,以 Farabeuf 钳或螺钉复位钳夹持以维持复位。

④固定技术:可以使用双钢板固定,选择 2 块 3.5mm 的动力加压钢板或是 4 孔重建钢板跨越骶髂关节进行固定。将钢板塑形后,2 块钢板相互交叉呈 60°~90° 放置,全螺纹螺钉固定;一般骶骨岬上只能放置 1 枚螺钉。螺钉应固定在髂骨后上方骨质致密的区域,这样会有良好的把持力。

骶髂关节复位后也可以使用蝶形钢板固定,这是国内周东生教授研究设计出的新型钢板(图 4-15A)。通过前路复位骶髂关节(图 4-15B),替代双钢板固定骶髂关节(图 4-15C),简化了手术操作,提高了固定强度,获得了良好的临床效果(图 4-15D、E)。

图 4-15 骶髂前路蝶形钢板固定术

A.蝶形钢板实物;B.蝶形钢板固定;C.术中图片显示置入蝶形钢板;D.术前骨盆前后位 X 线片显示耻骨联合分离,左侧骶髂关节分离;E.术后骨盆前后位 X 线片显示左侧骶髂关节前路蝶形钢板固定,耻骨联合重建钢板固定

2)骶髂关节脱位的后路内固定

①手术入路:后方入路,应根据骨折和固定情况选择。

②体位:俯卧位。

③复位技术:先将 Weber 钳的一端放在骶骨正中棘上,另一端置于髂后柱上,钳夹复位;经坐骨大切迹、跨过骶髂关节安放尖端复位钳,安放复位钳时必须小心,经坐骨大切迹用手指进行钝性分离骶孔外侧的骶骨前方区,也可以使用角度复位钳。复位时可将 Schanz 钉打入髂嵴,用以牵拉复位,或在骶骨 I 区、髂嵴或髂后柱上拧入螺钉,以复位钳钳夹复位。

④固定技术:用骶髂螺钉固定时,螺钉的位置需十分准确,因为 S_1 周围有很多重要的结构。打入 S_1 的螺钉入点在自髂嵴至坐骨大切迹连线中点的两边,在髂嵴前方约 1.5cm 处,并与之平行,进钉方向与髂骨表面垂直。随着微创技术和理念的发展,经皮微创内固定治疗骶髂关节脱位的技术越来越受到骨科医师的重视,临床应用逐渐增多。

骶髂螺钉固定适用于骶骨 I 区或 II 区,移位不严重且不伴有腰骶丛损伤的骨折,以及移位不严重的骶髂关节骨折脱位。不过,骶髂螺钉固定的技术要求很高,因为容易损伤邻近的血管神经。手术当中,即便是在术中透视下置入骶髂螺钉,也要反复进行骨盆入口位、出口位及侧位透视,以确认螺钉通道的准确性。如能应用导航系统辅助置钉,可使手术变得准确、安全,掌握技术之后不仅操作简捷,还能取得良好的临床效果。

骶髂关节复位后,也可以用经髂骨棒(也被称为"骶骨棒")来固定。手术时在髂后上棘附近以导针钻孔,经骶骨背侧,打入对侧髂后上棘附近,然后在其下方 2~4cm 处再钻一对孔。第一根棒放置在 L_5~S_1 椎间隙水平 S_1 椎孔的近端,第二根棒则在 S_1 椎孔的远端,两根棒至少要相距 2cm。临床上也有用螺栓作为骶骨棒与钢板结合固定治疗骨盆后环损伤,取得了很好的效果。合并骶骨 II 区骨折时,不要对骶骨过度加压,以免损伤神经。

骶髂关节复位后,也可以用骶骨后钢板固定,手术时在双侧髂骨后方各做一切口;剥离至髂后柱,钝性分离骶骨后方肌肉形成筋膜下隧道;将事先预弯塑形好的 3.5mm 或 4.5mm 重建钢板穿过隧道,经骶骨后方向下到髂骨翼;两端以螺钉固定于髂骨翼上,其中 1 枚螺钉打入髂骨翼剖面,长度要足够。可将锁定钢板塑形后使用,固定加压效果更佳。

(3)骶骨骨折的复位固定技术

1)手术入路:纵行正中切口或骶髂关节横切口。

2)体位:俯卧位。

3)神经减压及复位技术:经手术入路切口显露后,利用椎板撑开器谨慎地牵开骨折线,检查并清理整条骨折线,根据术前 CT 来确定造成骶椎管狭窄的碎骨块位置,压迫骶神经的骨碎片要完全取出。仔细探查骶神经根,至腹侧骶孔水平,操作谨慎细致,避免损伤骶前静脉丛引起出血。对于移位的骨折块,可用尖端复位钳夹持骨折块,轻柔操作使其复位。

4)固定技术:①骶髂螺钉固定:骶骨骨折复位后用骶髂螺钉固定技术与骶髂关节脱位后路骶髂螺钉固定技术相同;②骶后钢板固定:适用于各种类型的骶骨骨折,具有可在内固定的同时做骶管减压的优点。为适合骶骨后方的形态,可以把钢板预弯成"M"形,也可通过钢板螺孔,应用螺钉对移位的骶骨骨折进行复位,并增加固定的稳定性。为加强骶骨骨折的稳定性,可在其下方加用横行钢板直接固定骶骨纵行骨折。有时骶骨骨折并非为单一骨折线,如纵行骨折伴有横行骨折时,可另外加用一钢板纵行固定;③脊柱-骨盆内固定:主要应用于一些骶骨与脊柱和骨盆出现相对脱离(腰盆分离)的粉碎性骶骨骨折的治疗,通过将腰椎固定至髂骨后区以重建骨盆稳定性;适合于骶骨横行、"井"形、"H"形、"T"形等粉碎性骨折。对于伴有骶神经损伤的Ⅱ型或Ⅲ型骨折应先进行骶椎板切除、骶管减压、骶神经探查,在神经减压、骨折复位完成后,向两侧分离显露双侧髂嵴后区,分别置入椎弓根螺钉,在 L_4 和 L_5 的两侧椎弓根分别拧入 2 枚椎弓根螺钉,然后在双侧髂骨内各拧入 1 枚螺钉,采用标准的椎弓根内固定系统,插入连棒,根据骨折移位情况提升、固定钉棒。该固定系统可单侧固定,也可双侧同时固定;④经髂骨棒固定:经髂骨棒固定的适应证是移位不严重的骶骨骨折,但要同后路拉力螺钉合用,也适用于骶髂关节脱位、骶骨双侧骨折。

3.前后环联合复位固定技术

(1)处理原则:骨盆骨折前后环联合损伤,可为单侧损伤,也可为双侧同时损伤,其治疗原则均应采用前后联合固定。

(2)复位技术:前面已经详细介绍了骨盆前环及后环骨折的各种复位技术,本节不再赘述,主要介绍骨盆骨折前后环损伤的联合固定技术。

(3)固定技术

1)前路钢板技术:经前路切口 Pfannenstiel 延长切口和骶髂关节前切口,标准的内固定方式是前方入路采用重建钢板固定耻骨联合或耻骨支骨折及骶髂关节(图4-16)。

图 4-16　经前路钢板前后环固定技术

A.术前骨盆前后位 X 线片显示双侧耻骨骨折、骶髂关节骨折脱位;B.术后骨盆前后位 X 线片显示双侧骶髂关节钢板固定、跨耻骨联合钢板固定耻骨支骨折

2)前路钢板、后路空心螺钉技术:骨盆前环采用重建钢板固定,后环采用骶髂螺钉固定。

3)前后环螺钉固定技术:对于某些无移位或移位较轻的双侧前后环骨盆骨折病例,可在导航系统辅助下或透视下,以长螺钉经髓内固定耻骨支,以骶髂螺钉固定后环的骶髂关节脱位或骶骨Ⅰ区、Ⅱ区骨折。

第五章　肩关节损伤

第一节　肩部撞击综合征

一、肩峰撞击综合征

1.解剖与生物力学　人类胚胎学研究发现,在胚胎第 5~6 周中肩峰开始出现。出生后一般肩峰有 2 个骨化中心,这些骨化中心在 18~25 岁时融合、骨化。如果肩峰骨骺在成年后仍未能骨化融合,则为肩峰骨骺未闭。肩峰位于肩关节上方,由肩胛冈向外延伸形成。肩峰下间隙是指位于肩峰下表面与肱骨头之间的一个自然解剖间隙。其中肩峰、喙肩韧带及喙突构成了喙肩弓。这一结构形成了肩峰下间隙的穹顶。位于喙肩弓和肱骨大结节之间的是肩袖肌腱、肱二头肌长头腱及肩峰下滑囊。其中肩峰下滑囊位于肩袖肌腱表面,从肩峰内侧向外延伸,至三角肌深处。这一滑囊结构可以减小肩袖肌腱与肩峰及喙肩韧带下表面之间的摩擦。

2.病因与发病机制　肩峰撞击的概念最早由 Meyer 在 20 世纪 30 年代提出。他认为,来自肩峰下表面的摩擦是造成肩袖及肱二头肌长头腱退行性变、撕裂的原因。Neer 于 1972 年提出,肩峰的不同形态可能与肩峰下的摩擦和撞击有关。他认为,肩峰的前部 1/3 而不是肩峰的外部或后部是这种摩擦发生的最重要部位。另外,喙肩韧带及肩锁关节也会导致肩峰撞击。肩峰撞击导致的炎症主要发生在肩峰下滑囊、肩袖肌腱及肱二头肌长头腱。Neer 提出了肩峰撞击综合征的分期:第 1 期为肩峰下水肿和出血,多发生于小于 25 岁的患者,病理表现为肩峰下滑膜增生,常有无菌性炎症反应;第 2 期为纤维化和肌腱炎,多发于 25~40 岁的人群,病理表现为肩峰下滑囊的纤维化和肌腱病;第 3 期为骨赘形成和肌腱撕裂,40 岁以上患者较多,病理表现以肌腱撕裂为主。Neer 认为,95% 的肩袖损伤由撞击综合征逐渐进展而来,从而确立了肩袖损伤的外撞击理论(机械性因素)。有人研究了肩关节上举时肩峰下间隙的变化,发现在肩胛骨平面做外展上举时,肱骨和肩峰的间隙逐渐变窄,在上举 60°~120°时两者之间最接近。只有肩峰的前部会在上举过程中与肱骨发生碰撞。另外,肩峰的形态对肩峰下间隙的影响也很明显,有人研究了 140 例尸体标本,对肩峰的形态进行了描述,在冈上肌出口位上,可以把肩峰的形态分为 3 型:Ⅰ 型为平坦形,占所有标本的 17%;Ⅱ 型为弧形,占所有标本的 43%;Ⅲ 型为钩形,占所有标本的 40%。存在Ⅲ型肩峰的患者中 70% 都合并肩袖损伤。

3.临床评估

(1)病史与临床表现:由于肩关节在外展及前屈时肩峰下间隙最为狭窄,因此罹患肩峰撞击综合征的患者多在进行过顶活动时(如梳头、在高处放置物品等动作、自由泳等,此时肩关节常处于前屈上举 70°~100°)出现疼痛症状。疼痛多位于自肩锁关节至三角肌外侧附着点的区域之间,这可能是由于肩峰下滑囊分布于该区域。许多患者会感到夜间痛。

(2)体格检查:与所有骨科疾病的检查一样,肩峰撞击综合征的临床检查应包括视诊、触诊、动诊、量诊的基本步骤。通常肩关节的被动活动并不受限。有时患者肩关节上举或肩关节内旋使手触摸后背时有活动受限。但这种活动受限往往是由于做这些动作时患者感到疼痛,而非由于关节粘连导致的活动受限。在肩关节前屈上举超过 70°时会出现疼痛弧。许多患者会主诉,将上举的肩关节缓缓放下,当经过 70°~100°的疼痛弧范围时,也有明显疼痛。触痛点常位于冈上肌在大结节的止点,以及肱二头肌腱沟邻近肩峰前缘附近。

肩峰撞击综合征的特殊检查主要包括 Neer 撞击试验、Hawkins-Kennedy 撞击试验。

(3)影像学检查:对于肩峰撞击综合征患者,应常规拍摄撞击系列 X 线片,包括标准的肩关节正位 X 线片、冈上肌出口位 X 线片及腋位 X 线片。借助 X 线片,可以明确患者的肩峰形态、肩峰外缘及大结节表面是否存在硬化、增生和骨赘,以及患者是否同时合并肩峰骨骨后未闭、肩锁关节退行性变等。这些影像学表现与手术具体操作密切相关。在严重肩峰撞击综合征患者中,可以在冈上肌出口位上看到肩峰前缘沿喙肩韧带走行的牵拉骨赘,往往需要通过手术予以解决。

由于疼痛的干扰,合并肩袖损伤的肩峰撞击综合征患者的临床体格检查有时难以明确诊断,需要 MRI 或 B 超帮助判断肩袖的情况。

(4)诊断与鉴别诊断:如患者主要症状为活动中的肩关节疼痛,体格检查中上述体征呈现阳性结果,特别是 Neer 撞击试验阳性,则肩峰撞击综合征的诊断就会比较明确。

首先需要鉴别是否合并肩袖损伤。两者从症状到体格检查表现均非常相似。必须通过 MRI 或 B 超检查,明确肩袖肌腱的完整性。另外一个临床上比较常见且容易混淆的是冻结肩。典型的肩峰撞击综合征患者的肩关节活动无明显受限,但在活动过程中会出现疼痛症状。而冻结肩的典型症状是肩关节在各个活动方向上的主动、被动活动均受限,在活动角度接近受限的极限角度时,患者感到疼痛。从 MRI 片上看,肩峰撞击综合征的炎症信号位于肩袖肌腱表面及肩袖肌腱内,而冻结肩的炎症信号常位于腋窝部关节囊及肩袖间隙内,可有喙肱韧带和盂肱下韧带增厚的表现。

4.治疗

(1)治疗原则:肩峰撞击综合征患者应首选非手术治疗,包括改变运动方式、理疗及康复治疗、非甾体抗炎药的应用及肩峰下封闭等。当规范的非手术治疗无效时,可考虑手术治疗。

(2)非手术治疗:规范的非手术治疗应包括减少日常生活中会刺激肩关节产生疼痛的动作、非甾体抗炎药的应用、理疗及康复治疗。康复治疗中,应注意锻炼前、后部肩袖肌力以代偿冈上肌功能;锻炼肩胛带肌肉以改善肩胛骨位置;如患者存在肩关节后方或后下关节囊挛缩而导致肩关节内旋受限的情况时,也应注意纠正。

肩峰下封闭注射也是一种有效的非手术治疗方式。比较常用的封闭治疗方案:采用复方倍他米松注射液(得宝松)1mL、1%利多卡因 4mL、1%的罗哌卡因 5mL,由肩峰前角下 2cm 处注射入肩峰下间隙,浸润肩袖肌腱及肩峰下滑囊周围。但一般认为,应该避免反复进行封闭注射,以防止肩袖肌腱脆化。

(3)手术治疗

1)适应证:在非手术治疗 6 个月仍未能见效或效果不理想的情况下,疼痛与力弱等症状影响患者日常生活及工作时,才考虑手术治疗。少数情况下,既往曾有大结节骨折畸形愈合(X 线正位片上显示大结节上移)造成肩峰下间隙的狭窄,如果患者后期出现疼痛与力弱,可以首先考虑进行手术治疗。

2)禁忌证:①未接受过规范非手术治疗,尤其是合并肩关节活动受限而未接受过康复练习的患者;②合并不可修复性肩袖损伤和肩袖损伤修复后难以确保愈合的患者,不应实施肩峰成形术,因其会破坏阻止肱骨头向上方移位的最后一道解剖屏障——喙肩韧带,从而严重影响患者的日常生活。

3)手术方法与技术:Neer 首先提出肩峰撞击综合征的病理机制及诊断方法,同时建议做肩峰成形术治疗对非手术治疗无效的肩峰撞击综合征患者。Neer 所提出的肩峰成形术的方法,包括切除肩峰前部及外缘突出的骨赘,同时切除喙肩韧带,最后将三角肌止点牢固地修复至肩峰前、外缘。关节镜下肩峰成形术时可置患者于侧卧牵引体位或沙滩椅位。一般需要使用后方入路及肩峰下外侧入路。术中首先需要行彻底的滑囊清扫,清除增生的肩峰下滑囊。通常会发现喙肩韧带增厚,甚至有明显的磨损。

年轻患者有可能肩峰没有明显的骨赘,喙肩韧带也只有增生而没有明显的磨损。这种情况下,不一定需要切断喙肩韧带的止点,而仅仅做肩峰及喙肩韧带下表面软组织清理和将肩峰磨平即可。对年龄较大的患者,该手术应包括肩峰下滑囊的清扫,切断喙肩韧带以显露肩峰前角,并将肩峰前部下表面打磨成形。

行肩峰成形术时,可将关节镜镜头置于后方入路,打磨头置于肩峰下外侧入路。这就要求肩峰下外侧入路的位置可以满足经其进入的器械与肩峰下表面平行(图 5-1)。如肩峰前角有明显的骨赘,则应将其磨平。如没有明显的骨赘,一般可以磨去约 4mm 的前角骨质。比较容易判断所需磨去肩峰骨量的方法,是采用切割模具法进行肩峰成形。这时,需将关节镜置于肩峰下外侧入路,磨钻从后方入路进入肩峰下间隙;以肩峰后缘及肩峰后部下表面为切割模具的参考平面,向前打磨,将整个肩峰下表面变为平坦的 Bigliani I 型肩峰。

4)术后处理:术后患侧肩关节以颈腕吊带制动。术后第 1 天开始进行肩关节被动活动,在疼痛可耐受的前提下进行肩关节前屈上举及内旋、外旋活动;1~2 周后拆除吊带,开始辅助性主动活动;3 个月后开始肌力训练,并逐步恢复正常体育运动。

图5-1　定位肩峰下外侧入路

在做肩峰下外侧入路前,先用硬膜外针头确定合适的通道位置。针头刺入后如能与肩峰下表面平行,则为合适的位置

5)手术疗效:由于 Neer 认为肩峰下撞击是导致肩袖肌腱病的重要原因,因此肩峰成形术一度被作为治疗肩峰撞击综合征的标准方法。该方法要求将肩峰下间隙中的增生滑膜尽可能完全去除,并将肩峰前下角的骨性增生切除,将Ⅱ型、Ⅲ型肩峰转变为Ⅰ型肩峰,以彻底消除肩袖损伤的机械性因素。肩峰成形术的临床报道成功率可达到 70%~90%,对治疗效果的客观评分和主观评分在术后 25 年时仍可达到 82% 和 90%。但肩峰切除的范围与临床结果之间一直缺乏明确的关联。

近年来,肩峰成形术这一传统方法不断受到挑战。有人认为,肩峰下骨赘是肩袖出现病变的继发性表现,即是肩袖病变的结果而非原因,因此肩峰成形术无法从根本上消除肩袖损伤,而行单纯肩峰下减压就已足够。还有人认为,肩峰撞击综合征只是肩袖肌腱病的临床表现,因此肩峰成形术本身无必要。有学者对合并肩袖肌腱病的肩峰撞击综合征患者仅做肌腱清创术而未进行肩峰成形术,平均随访 114 个月后,发现总的治疗成功率为 79%。有人报道,与单纯关节镜下清创相比,镜下清创+肩峰成形术无论在疼痛缓解还是功能恢复上均没有显示出明显差异。其他学者也曾报道对肩峰撞击综合征患者进行肩峰成形术,术后平均 12 年的随访并未发现这一治疗方法与非手术治疗相比,在客观功能评分和经济花费上有明显的优势。

由于缺乏令人信服的大宗病例随机对照前瞻性研究,目前仍无法对肩峰成形术和肩峰减压术治疗肩峰撞击综合征做出科学的评判与比较。理论上,如果肩峰撞击综合征仅仅是由于外撞击的因素产生,行肩峰成形术可以获得较为满意的治疗效果;如果肩峰撞击综合征的发生是由于软组织病变的内在因素产生,则治疗效果往往不太满意。

二、喙突撞击综合征

1.解剖与生物力学　肱骨头及大、小结节表面覆盖着肩袖肌腱,在肩关节运动时,它们在肩峰下间隙内滑动。在喙突和小结节之间存在一个狭窄的间隙,在 CT 水平面片上可清楚地看到这一间隙。据报道,在肩关节处于体侧休息、前臂内旋位时,喙突尖和小结节最凸出的部位之间的平均距离为(8.7±2.4)mm。在肩关节处于前屈内旋位时,这一距离减小至(6.8±2.9)mm。在肩关节前屈内旋位时,喙突和小结节间的软组织会发生褶皱,使该间隙狭窄,特别是在钩状的喙突尖和肩胛下肌肌腱最厚的部位(盂肱上韧带和盂肱中

韧带所在部位)。

肩胛下滑囊在肩袖间隙的部位与盂肱关节相交通。该滑囊包裹肩胛下肌肌腱的上缘。由于该滑囊的存在,使肩胛下肌肌腱看起来像关节内结构。

肩袖间隙是指冈上肌肌腱前缘与肩胛下肌肌腱上缘之间的间隙,其表面有喙肱韧带附着。该间隙内血运及神经支配丰富的脂肪及滑囊组织被认为可能产生许多病变。

2.病因与发病机制 喙突和肱骨头间隙容积减小可能是由于骨性间隙缩小或内容物体积增大。

(1)喙肱间隙减小的常见原因:①创伤源性,如喙突、小结节或肩胛颈的骨折;②医源性,如治疗肩关节前向不稳在肩盂前缘植入骨块。

(2)喙肱之间内容物体积增大往往更加常见,但也更加难以诊断。临床上可以见到肩胛下肌腱撕裂后,肱二头肌长头腱向内脱位后,会明显减小该间隙;肩胛下肌内有钙化灶或囊肿。

3.临床评估

(1)病史与临床表现:患者往往感觉到肩关节前方钝痛,向臂部肱二头肌区域放射。做肩关节的前屈、内收或内旋动作时疼痛加重。

(2)体格检查:在喙突附近及喙肱间隙处软组织可有明显压痛。有时,患者会有改良Hawkins-Kennedy撞击试验阳性的表现。做该检查时,将患者肩关节置于外展内旋位,检查者扶着患者患侧肘关节,将其逐渐内收。此时,如患者随着肩关节的内收出现肩关节前方疼痛则为阳性。患者常同时合并肩胛下肌肌力下降和肱二头肌长头腱病变相关体征(Speed 征和 Yergason 征)阳性。诊断性封闭是辅助诊断的有效手段。封闭时需在喙突下间隙注入局麻药。如能在 CT 或超声引导下进行封闭注射,则能提高注射的准确性。注射时,患者取坐位,上肢置于体侧极度外旋位,防止封闭肩胛下肌肌腱及肱二头肌长头腱。可由体触及喙突尖外缘,注射器针头即刺向喙突外侧,如推药时感到明显阻力,则稍稍退针后再注入。封后立即再次行体格检查,观察之前阳性的体征是否转阴,以此判断诊断是否准确。

(3)影像学检查:通过 CT 检查研究发现,健康人处于体侧休息位时的喙肱间隙为8.7mm,而肩关前屈时该间隙减小至6.8mm。采用动态 MRI 检查喙肱间隙,发现无喙突撞击症状的人,其喙肱间隙一般在 11mm 左右;有症状的人,其喙肱间隙会缩小至约5.5mm。进一步的形态学研究需要 CT 轴位或 MRI 横断位上测量更多的有关喙突的数据,包括喙突指数、喙肱间隙等。喙突指数是测量喙突尖端距肩盂关节面切线的距离(图 5-2)。喙肱间隙是测量喙突尖和肱骨头软骨下骨之间的最小距离(图 5-3)。其他关于喙突撞击有意义的影像学提示包括小结节或喙突内囊肿形成或骨髓水肿。

图 5-2　喙突指数　　　　　　　　　　　　　图 5-3　喙肱间隙

4.治疗

（1）非手术治疗：在决定手术之前，应进行至少 3 个月的非手术治疗。目前探讨喙突撞击的非手术治疗效果的研究极少。康复治疗应注意对肩胛带肌力及肩袖肌力的练习。还需要注意评估患者姿态的异常，如胸小肌是否存在紧张、胸椎活动度是否受限。应注意避免反复的体前内收动作，以防症状加重。有研究认为，封闭治疗对缓解症状很有帮助。

（2）手术治疗：在非手术治疗无效的情况下，可考虑进行喙突成形术治疗。该术式可切开或在关节镜下完成。目前，更多的报道集中于关节镜下喙突成形术。在关节镜下可以比较容易地将肩袖间隙及喙突下的滑囊组织清理干净，将喙突下表面打磨变薄以增宽喙肱间隙（图 5-4）。特别要注意的是，所有的操作均应在喙突内缘以外进行，以避免对血管和神经的损伤。

图 5-4　喙突成形术术中

A.显露喙突下表面；B.喙突成形术。HH:肱骨头；Co:喙突；G:肩盂

第二节　肩袖损伤

一、解剖与生物力学

肩袖是由冈上肌、冈下肌、肩胛下肌和小圆肌 4 块肌肉的肌腱组成的一个袖套样结构，包绕肱骨头，止于肱骨的大、小结节。

肩袖的肌肉在肩关节的正常生理活动中起重要的稳定和动力作用。稳定作用是由

于肩袖对三角肌的协同作用,维持肩关节运动中心,在各项活动中盂肱关节得以保持稳定;动力作用则分别在前屈上举,外旋、内旋及内收、外展过程中,随着肩关节处于不同的位置起着不同的力作用。在肩袖肌腱止点周围有一圈增厚隆起的组织,这便是肩袖索。这一结构是由喙肱韧带在肩袖肌腱止点处的缺血区周围延续形成的,像吊桥一样使作用于肌腱的应力分散,从而保护肩袖止点。因此,当出现肩袖损伤时,只要范围不是很大,其所传导的应力仍能通过肩袖索传导到损伤周边完整的肌腱,从而作用于肱骨头,完成大多数活动。

二、临床评估

1.病史与临床表现

(1)病史:导致肩袖损伤的主要因素是外伤性因素和退行性因素。外伤性因素包括急性创伤和慢性磨损,慢性磨损可能来源于肩峰下撞击、肩关节不稳等因素造成肩袖的损伤。退行性因素主要是指随着年龄增长引发的肌腱退行性变,是从肌腱病变到肌腱完全断裂的一个过渡阶段。

(2)临床表现:肩袖损伤的主要临床表现为肩关节疼痛和活动受限。患者主诉疼痛的区域通常在肩关节前外侧或外侧。起病缓急、持续时间及疼痛程度因人而异,差异较大。疼痛症状一般在活动时加重,尤其是做过顶动作时,休息时常减轻。肩袖损伤患者特征性表现为疼痛弧,抬肩到60°~90°时疼痛明显,过了则不痛了。活动受限以上举和内旋摸背受限最常见。有些患者,尤其是一些巨大肩袖撕裂患者,可以出现"假性麻痹",特征性表现为主动活动受限而被动活动受限不明显,但在肩袖损伤后继发性肩关节粘连患者中,主动和被动活动也可表现为相同程度的受限。有些患者肩关节活动时有响声及力弱的表现。

2.体格检查

(1)一般检查:体格检查应包括视诊、触诊、动诊、量诊4个基本步骤。在急性肩袖损伤患者中,外观并不会有明显异常,但是在病程较长患者中可以看到冈上肌或冈下肌的萎缩。触诊时将手放在患者肩关节上方,被动活动肩关节,在一些肩袖损伤患者中能触摸到捻发感。触诊需检查肩锁关节和大结节及结节间沟的压痛,对应是否存在肩锁关节病变、撞击或肩袖损伤及肱二头肌长头腱病变。

(2)活动度检查:肩关节活动度包括前屈上举、体侧外旋、体侧内旋,这3个方向的活动度能基本代表肩关节各向的活动度。活动度检查应该包括主动活动度和被动活动度检查,并将患侧和健侧进行对比。

在巨大肩袖损伤患者中,当残留的肩袖组织无法再拮抗三角肌的收缩时,肱骨头失去固定的力量,当患者试图将臂前屈上举时,肱骨头会随之滑动,三角肌失去力矩作用,从而出现上举不能的"假性麻痹"现象。当患者出现此现象时,提示损伤的肩袖难以重建。

(3)肌力检查及特殊试验:有关肩袖的肌力检查及特殊试验详见其他章节。

3.影像学检查

(1)X线检查:X线检查用来评估肩峰形态、肱骨头和肩盂、肩峰的关系。在正位片上,大结节的硬化、增生及局限性骨密度降低,甚至囊肿形成,都是肩袖损伤的重要间接征象。

有学者认为肩峰的增生、硬化及骨赘的形成是肩袖损伤后的继发性改变。因此,如果在慢性患者冈上肌出口位X线片上观察到明显的肩峰下骨赘,或者弧形及钩形肩峰,是肩袖损伤的有力提示。

通过X线检查可以观察肩峰下间隙,正常人为7~13mm,如果间隙明显减小或者肱骨头相对肩盂出现明显上移,都提示巨大肩袖损伤(图5-5)。

图5-5 巨大肩袖损伤时肱骨头上移X线影像

巨大不可修复肩袖损伤患者会出现继发的退行性关节炎改变,在X线片上不仅能看到巨大肩袖损伤的征象,如肱骨头明显上移,还可以看到关节的退行性变。

(2)B超检查:B超检查是一项无创、经济、准确性较高的方法,具有能够动态观察的优势,并且可以同时检查双侧肩关节。B超可较为灵敏地显示肩袖全层断裂。

(3)MRI检查:MRI检查是目前在诊断肩袖疾病中最常用的检查方法,对全层肩袖损伤的灵敏度和特异度分别高达96%和98%,因此成为目前判断肩袖损伤最为有效的辅助检查方法。

斜冠状面可以很好地判断冈上肌损伤的情况,T_1加权像可以显示肌腱完整性的丧失,但T_2加权像更为清晰,尤其是T_2压脂像,去除了脂肪组织的干扰,可以清晰显示冈上肌撕裂后在局部造成的水样高亮信号影。在斜冠状面上还可以观察肌腱向内侧回缩的程度。

横断面MRI可以辅助判断肩胛下肌、冈下肌及小圆肌的损伤情况。在MRI上观察到肱二头肌长头腱半脱位或脱位的情况,应该高度怀疑肩胛下肌腱的部分或全层撕裂。这些病变一般在T_2加权像上更容易分辨。

Goutallier曾发表基于CT检查的肩袖肌肉脂肪浸润情况的分级标准,但近年来这一分级标准更多是应用在肩关节MRI检查中。0级:无脂肪浸润;1级:CT或MRI片上可看到肌肉内少量脂肪条带;2级:脂肪量少于肌肉量;3级:脂肪量与肌肉量一样多;4级:脂肪量多于肌肉量。3级和4级提示肌肉脂肪化程度较重,肌腱质量差,手术中有缝合不上的可能。

4.肩袖损伤分型 肩袖损伤有多种分型方法,主要根据肩袖损伤的深度、撕裂的大小、肌腱的质量等因素进行分型。如根据肩袖损伤的深度,可分为肩袖部分撕裂和肩袖全层撕裂。

Ellman 曾将肩袖部分撕裂按位置和深度进行划分。目前为止,这是应用最为广泛的一种分类方法:A 型为关节面部分撕裂,B 型为滑囊面部分撕裂,C 型为肌腱内部分撕裂;Ⅰ级为厚度≤3mm 的撕裂,Ⅱ级为厚度 3~6mm 的撕裂,Ⅲ级为厚度>6mm 的撕裂(图5-6)。

图 5-6 肩袖部分损伤

A.关节面部分撕裂;B.滑囊面部分撕裂;C.肌腱内部分撕裂

肩袖全层撕裂又可根据两种不同方法进行分型。北美地区较多采用按损伤最大前后径的 Post 分型:①小撕裂,最大前后径<1cm;②中等撕裂,最大前后径 1~3cm;③大撕裂,最大前后径 3~5cm;④巨大撕裂,最大前后径>5cm。另一种为 Gerber 分型:①中小型撕裂,仅涉及 1 条肩袖肌腱;②巨大撕裂,涉及 2 条或以上肩袖肌腱;③不可修复性撕裂,涉及 2 条或以上肩袖撕裂,肌腱回缩明显,并且 MRI 显示肌腱内脂肪浸润,术中松解后在外展 60°时仍不能将肩袖组织拉至肌腱止点处。

5.鉴别诊断　要注意将肩袖损伤与肩关节的其他疾病相鉴别,如钙化性肩袖肌腱炎、冻结肩等。前者往往疼痛更为剧烈,X 线片即可鉴别;后者往往表现肩关节的主动和被动活动度减少且一致,而不像肩袖损伤,主动活动度明显小于被动活动度。肩袖损伤所致的肩关节后方疼痛、斜方肌疼痛或者沿肘关节放射至手指的疼痛需注意与颈椎病及心脏病所致的疼痛相鉴别。

三、治疗

1.治疗方式

(1)非手术治疗适应证:①适用于所有肩袖损伤、未接受过规范的非手术治疗,尤其是合并肩关节活动受限而未进行康复练习的患者;②坚持非手术治疗 3~6 个月的患者;③依从性较差的患者;④合并内科疾病无法耐受手术的患者;⑤日常生活不受限制的高龄患者;⑥巨大肩袖损伤、肌腱质量差、无法确保手术效果且对肩关节功能要求低的高龄患者。

(2)手术治疗适应证与禁忌证

1)适应证:①急性损伤患者有明确外伤史、肩关节脱位病史,应择期手术;②慢性损伤患者有明显症状,且经过非手术治疗 3~6 个月效果不佳;③MRI 显示损伤的肌腱出现回缩,以及在斜矢状面上发现肌腹内出现脂肪浸润时,应尽早手术治疗。

2)禁忌证:①急、慢性感染;②疼痛不明显,生活无明显受限的患者;③无法配合术后康复治疗的患者;④合并内科系统疾病、手术风险大或并发症多的患者,如难以控制的糖尿病、帕金森病等;⑤烟瘾大的患者。

2.非手术治疗　非手术治疗包括牵拉等柔韧性练习、应用非甾体抗炎药、避免刺激性动作、严格监督下的康复训练。物理治疗中冲击波、超短波对部分患者有一定的疗效,其他物理方法就目前的报道未见有明显疗效。对于肩袖损伤厚度≤50%的患者,可以尝试单次注射糖皮质激素:复方倍他米松注射液 1mL+1%盐酸罗哌卡因 2mL+2%利多卡因 2mL+0.9%注射用生理盐水 5mL,肩峰下注射。但到目前为止,仍缺乏高等级的循证医学证据支持这一方法。

富血小板血浆(PRP)注射是目前生物治疗的发展之一,对肩袖部分撕裂,尤其是肌腱内部分撕裂有一定疗效。

3.手术治疗　肩袖损伤手术治疗的原则包括解剖修复,即需要尽可能将肩袖组织缝回到原解剖止点,因此术者需要对肩袖的解剖形态与位置有深入了解;在缝合过程中应避免肌腱承受过大的张力,影响愈合过程;同时需要处理合并损伤,如肩峰下骨赘、肱二头肌长头腱病变等。

(1)肩袖部分损伤的手术治疗

1)滑囊面部分撕裂:绝大多数滑囊面的肩袖损伤都与撞击综合征密切相关,因此行肩峰下减压常是必要的。如果经判断肩袖损伤为 EllmanⅠ级,对肌腱进行单纯清创便已足够;如果损伤程度为Ⅱ级、Ⅲ级,则应对其进行修补。如果损伤的肩袖存在明显的分层,即上层肩袖撕裂,而下层保留完整,肌腱在大结节的止点完好,可以用高强缝合线仅对上层撕裂部分进行边边缝合。另一种方法是,将此类损伤转变为肩袖全层撕裂后进行修复,这样可以保证缝合后的肩袖处于一致的张力状态,而不会在肌腱之间存在肌纤维的扭曲。

2)肌腱内部分撕裂:提示存在肌腱内撕裂的一个征象是"气泡征"。将长穿刺针头刺入怀疑部位的肌腱内,注入无菌生理盐水,此时肌腱如存在撕裂,会随着液体的注入出现类似气泡一样的隆起,证明该部位缺乏连续的肌腱纤维。对于肌腱内的撕裂,建议将其转变为上表面或全层撕裂,彻底清创后再进行修复。

3)关节面部分撕裂:与滑囊面撕裂一样,深度<50%的关节面损伤,可以简单清创;深度≥50%的关节面损伤,需要进行"经肌腱"式的修复或转变为全层损伤后进行修复。"经肌腱"的方式进行修复的具体步骤:①在盂肱关节内对损伤部分进行清创后经过肩峰下向大结节拧入缝合锚钉,之后使用套管针从肩峰下间隙穿过分别定位损伤的内侧缘,引入导引线;②从前方通道将导引线和锚钉尾线抓出,将导引线与尾线系紧后经皮肤带出导引线与尾线;③重复以上步骤使锚钉的另一根尾线穿过关节侧损伤的外侧缘;④在肩峰下找到锚钉尾线,分别打结后关闭损伤间隙。

(2)肩袖全层损伤的手术治疗

1)单排缝合:是在大结节顶点,即肩袖的最外缘缝合肌腱。小型和中型肩袖损伤,接受单排缝合或双排缝合的患者,在最终功能恢复上无显著性差异。

技术要点:从后外侧入路进行观察,从后方、前方及前外侧入路操作。对损伤的肩袖进行彻底松解与清创后,肩关节内收位,以组织抓钳将肩袖在无张力状态下拉回到大结节原解剖止点,检查肩袖的活动度。在这一过程中如果发现肩袖组织张力较大,则需要进一步进行松解。紧贴肩峰外缘将缝合锚钉植入大结节,以与关节面呈45°为宜。如果需要1个以上的锚钉才能将肩袖的外缘完整拉回到大结节顶点上,建议可以从后向前逐个植入锚钉,并留一定间距。利用过线装置将锚钉尾线穿过肌腱组织,打结缝合以修复肩袖。

2)双排缝合:与单排缝合的"点接触"方式不同,双排缝合是利用两组锚钉将肩袖以"面接触"的方式贴覆在大结节骨床上。研究证实,这一方法可有效地降低再撕裂率,因此对于大型肩袖损伤推荐使用。

技术要点:在对肩袖松解及清创后,掀起肌腱,在大结节上紧邻关节面的偏外侧1mm处植入内排锚钉。将尾线以"褥式缝合"方式全部穿过肌腱组织,然后在大结节顶点上打入外排锚钉,分别打结缝合。外排锚钉的尾线可以通过"简单缝合"方式打结。

3)缝线桥技术:由于双排缝合过于烦琐,近年来越来越多的医师更愿意采用"缝线桥"技术完成改良的双排缝合。

技术要点:内排锚钉的置入与传统双排缝合一样,尾线以褥式缝合方式穿过肌腱后直接打结。内排两锚钉相距一定距离,尾线穿过肌腱组织时应尽量确保分布均匀,避免因缝线间距不均导致打结后部分肌腱形成"狗耳朵样"或"鸟嘴样"隆起。之后分别选择内排2个锚钉的一根尾线,从外侧入路引出。体外穿过外排专用螺钉的钉眼后一边抽紧尾线,一边将之置入大结节顶点远端1~1.5cm骨皮质深处并锁紧,将肩袖通过挤压的方式覆盖在大结节表面。

(3)肩胛下肌损伤的手术治疗:除去体格检查及影像学检查,关节镜下如果见到肩胛下肌上缘、盂肱上韧带和喙肱韧带一起向内侧脱垂,构成所谓的"逗号征",即可诊断肩胛下肌撕裂(图5-7)。

图5-7 逗号征

A.关节镜下自后向前观察;B.横断面显示逗号征原理

如果发现肩胛下肌存在损伤,可通过CT横断面及术中旋转活动判断是否存在喙突撞击,必要时需进行喙突成形术,扩大肩胛下肌走行中的间隙。与冈上肌损伤相同,肩胛下肌的损伤也有程度的区别,有部分撕裂和全层撕裂。对全层撕裂通常需要行积极的手术治疗。

技术要点:缝合方法分关节内缝合法及肩峰下缝合法。①关节内缝合法:常用于部分撕裂的缝合,镜头在后侧入路,最好用 70°关节镜。将肩袖间隙打开,暴露联合腱外侧,在喙突尖下 20mm 左右,联合腱外缘建立辅助入路等;②肩峰下缝合法:常用于全层撕裂,镜头放置在外侧入路,建立 2 个前方通路;除标准的前方入路外,也可以选择建立联合腱外缘辅助入路。打开肩袖间隙,打磨小结节骨床,使之新鲜化后,在垂直于肌腱的方向上将锚钉植入小结节。以同样方法前方入路经正常肌腱组织抓持缝线并引出体外,完成打结以缝合修复肌腱组织(图 5-8)。

图 5-8　关节镜下修复肩胛下肌

A.小结节拧入锚钉;B.尾线分别穿过肩胛下肌正常肌腱组织;C.打结缝合修复肌腱

4.巨大及不可修复肩袖损伤的治疗

(1)部分修复:部分巨大肩袖损伤无法解剖重建时可采用部分修复的方法恢复一定的功能,并可有效缓解疼痛。对肩袖进行部分修复时,应仔细判断其张力,避免向外侧过度牵拉肌腱,造成过度的负荷。以单排缝合的方式将肌腱止点适当内移,并在骨床上做微骨折等新鲜化处理,适当缩小损伤面积,恢复肌腱的力偶作用。这种术式的生物力学原理:巨大肩袖损伤的部分修复重新创建了肩袖前部和后部的力偶,就像一个"吊桥系统",让力量经过肩关节传导,并且把肱骨头稳定在肩胛盂内,从而增加三角肌提供的前屈上举的力量。

(2)完全修复:有一些巨大肩袖损伤由于损伤的时间短、肌腱质量良好,尚可完全修复。这需要彻底将粘连的肌腱组织进行松解,进一步正确判断撕裂类型,将肌腱组织在无张力的前提下缝合回原解剖止点。具体的缝合技术如前述。另一个需要提到的技巧是边缘对合技术。这项技术适合"U"形撕裂的肩袖,通过边边缝合将撕裂肌腱的前、后叶关闭,这样就将一个较大的损伤转变为一个较小的新月形损伤,然后即可通过简单缝合进一步完全闭合损伤的肌腱(图 5-9)。

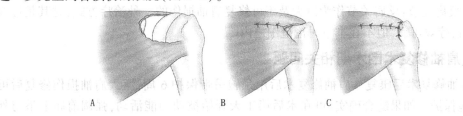

图 5-9　边边缝合

A."U"形较大的肌腱损伤;B.边边缝合将大的"U"形损伤转变为小的新月形损伤;C.行简单缝合解剖修复肩袖

（3）肌腱移位：对于因疼痛造成功能明显下降的肩袖损伤，以及进行初期重建成功率很低的患者，可以考虑肌腱移位术。以背阔肌代替不可修复的后上型巨大肩袖损伤，以胸大肌代替不可修复的前上型巨大肩袖损伤。但其效果并不确定，一般越年轻的患者往往效果越好。

技术要点：背阔肌移位大多需要切开手术或者关节镜结合切开手术完成。切开手术主要用于背阔肌的安全游离。患者取侧卧位，术者沿其外缘向腋窝后缘做后方腋路切口，寻找背阔肌肌腹部分，沿其走行自远向近端小心分离，在其深面可观察到走行其间的血管和神经，充分松解并避免过度牵拉，予以妥善保护。沿背阔肌外侧缘逐步向上，可以找到其在肱骨干前内侧的肌腱附着点。沿肱骨干仔细剥离背阔肌肌腱，并以缝合线缝合作为牵引使用。从前外侧探查肩袖的切口，充分游离三角肌下滑囊，将背阔肌腱的牵引线带出，将背阔肌腱固定在肱骨大结节上。这一步骤也可通过关节镜完成。缝合的方式有多种，既可以做骨髓道，也可以用缝合锚钉做单排、双排重建，具体方法视术者的习惯而定。

（4）补片与上关节囊重建：近年来不断有报道采用多种组织移植的方法治疗巨大肩袖损伤，短期疗效较为可喜。所选择的材料包括自体组织、同种异体组织、异种组织及人工合成组织等，但仍缺乏高等级的循证研究证实其长期效果。手术的关键是通过常规方法尽可能恢复肩袖的力偶作用，在其基础上，利用商用补片、阔筋膜、异体肌腱组织等覆盖其上以起到加固作用（图5-10）。目前，也有术者采用肱二头肌长头腱对损伤肩袖修复进行加强，在国际上被称作"Chinese Way"上关节囊重建。

图5-10 补片技术

A.巨大肩袖损伤，肌腱无法拉回原解剖止点；B.借助补片技术加固缝合

（5）反肩关节：反肩关节作为巨大及不可修复肩袖损伤的一种治疗方式，尤其是针对高龄患者，疗效可靠，但不在本章讨论范围之内。

四、肩袖修复术围术期相关问题

1.肩袖修复术后康复 肩袖修复术后用颈腕吊带保护6周，巨大肩袖损伤修复后可用外展包保护。如果缝合确实，可在术后第1天开始被动功能活动，强调前屈上举与外旋活动；3周后可开始加入被动内旋活动；6周拆除吊带后开始辅助的主动活动，并辅以肌肉等长收缩训练；术后3个月如果活动度恢复满意，可以开始肌肉力量的训练，并逐步恢复正常生活活动。有研究表明，尽管在早期活动度恢复有所差异，但从长期看制动3～

6周后再开始被动功能活动的患者与术后即刻活动的患者,无论在功能上还是活动度上均无明显差异。肩胛下肌损伤的术后康复过程基本一致:术后2周开始被动功能活动,6周开始主动活动,3个月开始抗阻肌肉练习。

2.肩袖修复术后并发症及预防

(1)过度治疗:不是所有的肩袖损伤都需要手术治疗。一些肩袖损伤患者经过严格的非手术治疗后可以明显改善生活质量,尤其是一些对生活质量要求不高的高龄患者。通过非手术治疗,控制疼痛即可达到较为满意的治疗效果。此外,在从事过顶运动的职业运动员这一特定人群中,如果存在部分肩袖损伤,手术治疗的效果并不理想,应尽量采用非手术治疗。

(2)肩袖愈合不良与再撕裂:临床报道,肩袖修复术后再次撕裂的发生率,小型肩袖损伤为25%~35%,大型肩袖损伤可达到90%。导致修复后的肩袖再次撕裂的原因有3个:①患者再次遭受创伤;②生物学因素,包括年龄、初始撕裂的大小、是否存在脂肪浸润或肌肉萎缩、是否合并糖尿病、是否吸烟、术前是否存在活动度受限;③技术性因素,包括不稳定的缝合、粘连松解不足导致肌腱张力过大、过度或不足的康复治疗。对于巨大肩袖损伤,即使术者再努力,仍无法完全避免再撕裂的发生。但如果能较好地恢复力偶作用,即使出现再次断裂,对大多数患者的疗效仍然优于术前。

(3)术后肩关节活动受限与疼痛:建议在术前与患者充分沟通,并适当进行活动度的恢复训练。在活动度良好的基础上再进行肩袖修复,可有效避免肩关节术后活动受限。此外,对于术前合并活动度受限的患者,手术中应常规松解肩袖间隙处的喙肱韧带、盂肱中韧带和盂肱下韧带,为术后活动度恢复创造机会。同时,不要忽视肩袖损伤的合并问题,无论在盂肱关节内还是肩峰下间隙,应彻底检查肩峰的形态、肩锁关节的病变、关节囊及盂唇是否存在损伤、是否合并上盂唇前后损伤等,以免影响治疗效果。

(4)手术技术因素

1)锚钉失效:主要原因是由于患者患骨质疏松症。内排锚钉可适当内移至贴近关节面的大结节处,往往骨质相对较好;外排锚钉可尽量放在大结节顶端以远。另一个办法是更换直径更大的锚钉,如以直径6.5mm代替直径5.0mm锚钉。如果在打入锚钉时出现骨床的破坏,可放弃使用锚钉改用经骨道进行缝合。

2)"狗耳朵样"或"鸟嘴样"畸形:为避免在缝合后形成肌腱隆起于骨床上,需要对肌腱损伤的形态判断清楚,力争进行解剖修复,使得肌腱恢复到原来的解剖位置上。在用刺穿器或缝合钩刺穿肌腱时,应保证每次刺入的位置适中、间距平均,这样可以使缝线穿过肌腱后平均分布。

第三节　肩关节不稳

一、解剖与生物力学

肩关节是全身活动范围最大的关节,其稳定性主要依靠静态稳定机制和动态稳定机制来维持。

1.肩关节静态稳定机制

(1)关节骨性结构:解剖上肱骨头关节面有 30°的后倾,这对于平衡关节周围肌肉力量显然是很有意义的。目前对于关节面的对应关系对关节的稳定程度影响的研究主要集中于肩盂侧。一般认为肩盂的大小、解剖形态对于关节的稳定性都很有意义。肩盂关节面有 5°的向上倾斜,对防止肱骨头向下方脱位很有意义。这可以从肩盂发育不良的患者易出现肩关节不稳这一现象上得到证实。

(2)关节面几何学形态的适合性:肩盂只与 25%~30%的肱骨头关节面发生接触,但两者在几何学形态上却具有高度的适合性。研究发现,肱骨头凸面与关节盂凹面的曲率半径相似,并且由于关节软骨厚度的影响,使两者的关节面较 X 线所测量的骨性标志具有更好的适合性,从而保证了肩关节旋转中心与肱骨头的曲面中心相重叠。如果关节面的适合性被破坏,关节旋转中心与肱骨头的曲面中心发生偏离,肩外展时轻度的旋转就可能造成脱位。

(3)关节囊韧带盂唇复合体:肩关节囊的生物学组成与全身其他关节的关节囊一致。试验表明,对于小于 40 岁的年轻人若要使肩关节脱位需 2000N 的外力,相比之下,使肘关节脱位只需 1500N 的外力。随着年龄的增加,脱位所需外力下降,但这种下降的趋势在肩关节更加明显。肩关节的关节囊很薄而且有很大的冗余,这种关节囊的冗余程度与遗传相关,不同人各不相同。因此,每个人的关节的松弛程度不同。如果关节过于松弛,则可能导致好发肩关节不稳。肩关节的韧带包括盂肱上韧带、盂肱中韧带、盂肱下韧带及喙肱韧带,这些结构由 Flood 在 1829 年首次加以详细描述。

总之,肩关节囊及韧带组织是肩关节周围的重要静态稳定结构。盂肱下韧带又是其中最重要的部分。整个关节囊韧带复合体作为一个整体,通过协同的作用来保持肩关节的稳定。

(4)关节腔内负压:盂肱关节腔内的压力为 4mmHg,可以产生真空机制,将关节囊牵向关节腔压迫肱骨头,起稳定作用。在中等程度的活动范围内,尤其是在肩处于外展中立,关节囊韧带松弛状态时,腔内负压机制在对抗肱骨头下方移位中起重要作用。

(5)凹面-挤压机制:肩盂边缘附着纤维软骨结构的盂唇,使关节盂窝的深度增大50%,同时增加了关节盂的面积。由于盂唇具有吸盘样作用,加上肌肉收缩产生的压力,肱骨头被压入关节盂和盂唇构成的臼窝内,这种凹凸配合的凹面-挤压机制明显提高了关节的稳定性。

(6)肩肱平衡机制:所谓肩肱平衡机制,是指肱骨头在与关节盂的相对运动中,为了防止脱位,肱骨头必须始终位于关节盂的臼窝内。生物力学研究表明,完整的盂缘是肩肱平衡的基础。另外,作用于肱骨头关节应力的力线必须通过关节盂和盂唇构成的弧面,关节周围肌肉的同步收缩是达到这一要求的前提条件。

在肩关节中等活动范围内,关节囊韧带松弛,凹面-挤压机制和肩肱平衡机制是维持稳定的两个主要因素。而它们都必须以完整的关节盂和盂唇结构为基础,因此当盂唇缺损时,如前下盂唇撕脱伤(Bankart 损伤)或上盂唇前后(SLAP)损伤,该稳定机制将被破坏。肩袖损伤、肩胛带肌肉疲劳后,肌肉收缩缺乏同步,会影响肩肱平衡机制的稳定作用。

2.肩关节动态稳定机制 动态稳定结构主要包括肩袖、肱二头肌及三角肌。肩关节周围的肌肉在运动过程中收缩产生动态稳定作用,其作用机制体现在 4 个方面:①肌肉本身的体积及张力;②肌肉收缩导致关节面之间压力增高;③关节的运动可以间接使周围静态稳定结构拉紧;④收缩的肌肉本身有屏障作用。

本体感觉的感受器位于关节囊和肌腱结合部,可以传导关节的位置信息。本体感觉的信息可以反射作用于肌肉组织,使运动处于协调状态,参与了肩关节动力性稳定和肩肱节律的维持。关节囊韧带组织可感知位置、运动及牵拉,这些信号经由静态稳定结构通过反射弧传至动态稳定结构,称为本体感觉。在复发性肩关节前脱位患者中这种本体感觉被破坏。在人的喙肱韧带、肩峰下滑囊、关节囊及盂唇组织上都发现了机械活动的感受器。对肩关节前向不稳患者在术前、术后 6 个月及 12 个月分别检测其双侧肩关节的本体感觉水平,结果发现术前患侧较健侧本体感觉降低而在术后最终恢复到正常水平。

从上述的各项研究可以看出,静态稳定结构和动态稳定结构之间紧密相关,共同对任何不利于肩关节的运动或移位做出反应。

二、肩关节前向不稳

1.病因与发病机制 肩关节是全身活动范围最大的关节,如果去掉肩盂周围的盂唇,肩盂关节面的面积约占肱骨头关节面面积的 1/4,而在有盂唇存在的情况下这一比例也仅为 1/3。由此可见,很小、很浅的肩盂是很难限制很大的肱骨头的移位的。对于肩关节的稳定性,关节周围的软组织起到了重要的作用。对盂肱关节前方稳定性具有重要作用的是盂肱下韧带复合体。该复合体在肩关节位于体侧内收位时很松弛;在中立位外展时就像吊床一样承托着肱骨头;当肩关节处于外展、外旋位(最容易出现肩关节前脱位的体位)时,盂肱下韧带前束及腋窝部就转至肱骨头前下部,此时如果受到自后向前的暴力,导致该复合体断裂,则肱骨头就会出现前脱位。这种断裂最容易发生在该韧带位于前下盂唇侧的起点处,即 Bankart 损伤。但也可能发生在韧带实质部,即前关节囊撕裂,还可能发生在韧带的肱骨侧止点处,即盂肱下韧带肱骨侧撕脱(humeral avulsion of glenohumeral ligament,HAGL)。

有人在尸体标本上复制出 Bankart 损伤,但他们发现单纯的 Bankart 损伤仅会使肱骨头的前移增加,并不能使尸体标本出现肩关节前脱位。生物力学研究发现,盂肱下韧带的断裂可发生在肩盂侧止点(40%)、韧带实质部(35%)或肱骨侧止点(25%)上。与韧带断裂同时伴随的还有明显的韧带拉伸和延长。从这些研究可以看出,单纯的 Bankart 损伤并不足以导致肩关节前脱位。Bankart 损伤和盂肱下韧带的拉伸和延长一起,是导致肩关节前向不稳的最常见病理基础。

2.临床评估

(1)病史与临床表现:肩关节前向不稳患者往往有肩关节反复前脱位或半脱位病史。初次脱位前多有外伤史。此后,每当肩关节处于外展、外旋、后伸位时,容易出现肱骨头向前方的脱位或半脱位。早期的肩关节脱位多与运动或外伤有关,但此后随着脱位次数的增多,肩关节前方骨及软组织结构损伤加重,肩关节可能极不稳定,日常生活动作即可能导致脱位。肩关节脱位发生时,患者多有明显疼痛,肩关节有空虚感,多数患者需至医院进行手法整复。患者在肩关节未脱位时症状往往不明显,但脱位次数较多的患者在上肢处于外展上举位时有明显恐惧感。

现有的研究表明,初次脱位后是否会发展成复发脱位,与初次脱位时患者的年龄有关。初次脱位年龄小于 20 岁,复发率为 95%左右;20~30 岁,复发率为 79%;30~40 岁,复发率为 50%。由此可见,初次脱位时越年轻,脱位越容易复发。

在询问病史时,还需要注意询问患者既往脱位次数;每次脱位是否必须手法复位,还是可以自行复位;是否经常参加体育活动,爱好什么样的体育活动。这些因素都与患者肩关节骨、软组织损伤的严重程度及治疗后复发脱位的概率紧密相关。

需要特别注意的是,癫痫患者可因癫痫发作导致肩关节出现脱位,而且患者常不愿意提及其癫痫病史。但对于这类患者,在癫痫未得到控制时进行手术是十分危险的。因而对肩关节不稳患者进行病史采集时,需要特别注意询问相关病史。

(2)体格检查

1)肩关节活动度检查:进行体格检查时,首先应对患者肩关节功能进行全面检查。了解患者肩关节活动度的情况,包括前屈上举,体侧外旋、内旋,体前内收、外展,90°内旋、外旋等各个角度的活动范围。其中,外展 90°外旋时,由于此时肩关节所处位置为较容易发生前脱位的位置,因此检查者应做好保护,防止患者出现肩关节脱位。检查关节活动度时,应首先检查患者的主动活动度,要求患者向上述各个方向主动活动并测量其活动度。如果患者活动受限,检查者可进行关节被动活动度的检查,以比较主动和被动活动度之间是否有差异,从而考虑其活动受限的原因是什么。

2)肩部肌肉力量检查:对包括三角肌、冈上肌、冈下肌、小圆肌、肩胛下肌、肱二头肌、肱三头肌在内的肌肉力量测试也是非常必要的,可以由此判断患者是否存在因肩关节脱位合并臂丛损伤或肩袖损伤的迹象。颈椎功能方面的检查也是非常必要的,因为颈椎病导致肩关节出现明显症状并不少见。

3)恐惧试验和复位试验:是诊断肩关节前向不稳最重要的体格检查方法。

4)Gagey 试验:可以评估盂肱下韧带松弛程度。患者处于坐位,检查者一只手放在患者肩关节上方以稳定患者肩胛骨,另一只手扶住患者肘关节,使其肩关节被动上举,测量关节被动极度外展的活动范围。在固定肩胛骨的前提下,关节被动极度外展活动范围超过 105°,可能提示盂肱下韧带延长和松弛。部分患者可能同时出现疼痛。

(3)影像学检查:X 线检查主要针对与肩关节不稳相伴随的骨性损伤。一些特殊的 X 线投照体位有助于医师更加清楚地观察这类患者中常见的肩盂前下缘的骨缺损或骨折,以及肱骨头的 Hill-Sachs 损伤。近年来,三维 CT 技术不断成熟及推广,目前已被越来越多地应用于相关骨性损伤的临床评估中。

对于肩关节前向不稳患者,进行三维 CT 检查时,判断肩盂骨性损伤的情况非常重要,因为这对医师选择手术方案至关重要。在三维 CT 上需要观察肩盂前部是否存在骨缺损或肩盂前缘骨折。对肩盂前缘的骨缺损,需测量其占肩盂的比例,如缺损超过肩盂面积的20%以上,则术中需考虑骨移植类手术以恢复肩盂骨性结构。

1)对肩盂缺损的评估:Sugaya等首先提出在三维CT上测量肩盂骨缺损的方法,目前该方法在国际上应用比较广泛。测量时,需首先通过CT处理软件,将患者的肱骨头影像去除。然后旋转肩胛骨,将肩盂正对检查者,形成肩盂的Enface-view。依据解剖学研究,正常人的肩盂下部以关节面中央的软骨裸区为圆心,为一正圆。裸区至肩盂前缘、后缘及下缘的距离近似。因此,在肩盂前缘骨缺损患者的肩盂Enface-view上,可以依据仍保持完整的肩盂后缘及下缘画出一正圆,而这即为在肩盂出现缺损前其下部的正常形态。将现有肩盂的面积与之相比,就可以得出肩盂骨缺损的大小及其占正常肩盂大小的比例。

2)对肱骨头骨性缺损的评估:除了肩盂的骨性损伤,肩关节前向不稳患者还常存在不同程度的肱骨头后上方凹陷性骨折(Hill-Sachs损伤)(图5-11)。但肱骨头骨性损伤的评估较肩盂的评估更加困难。因为该损伤在肱骨头上的位置、宽度、深度、方向等因素均有可能对患者术后肩关节的稳定性有明显的影响。

图5-11　肱骨头Hill-Sachs损伤

箭头所指处即为肩关节脱位复位后,肱骨头后上方凹陷性骨折(Hill-Sachs损伤)

A.咬合型与非咬合型:早期的观点认为,导致肩关节前向不稳的主要病理基础是肩关节前方稳定结构的损伤,肱骨头后上方由于反复脱位导致的凹陷性骨折(Hill-Sachs)损伤并不会明显影响关节的稳定性。但Burkhart首先对这一观点提出了质疑。他在针对肩关节前向不稳术后失效的翻修手术中发现,有些患者虽然初次手术时修复的Bankart损伤已经愈合,但由于肱骨头后上方巨大的凹陷性骨折,导致在肩关节外展、外旋时肩盂前缘仍会卡入肱骨头骨缺损内,从而出现复发脱位。根据肩外展90°外旋时肱骨头凹陷与前方肩盂是否咬合,Burkart将Hill-Sachs损伤分为咬合型和非咬合型两大类。如果在术中关节镜检查时,肩关节外展90°逐渐外旋的过程中,肩盂前缘会卡入肱骨头凹陷性骨折内,则这种Hill-Sachs损伤即为咬合型Hill-Sachs损伤,需要手术处理。

B.在轨型与脱轨型:近来,比较完善的评估方法是Yamamoto和E.Itoi等提出的肩盂轨迹法及由此发展而来的在轨及脱轨概念。早在2007年,Yamamoto和E.Itoi等在正常尸体标本上测量了在肩关节处于不同外展角度、极度外旋后伸位时,肩盂在肱骨头上的运行轨迹。他们发现,该轨迹的内缘距离肩袖止点内缘的距离为肩盂宽度的84%。此后,他们通过应用动态MRI检查,在健康志愿者中重复了该项研究,并将该距离修正为肩盂宽度的83%。考虑到许多这样的患者肩盂均存在不同程度的骨缺损,在2014年,G.D.Giacomo、E.Itoi和S.S.Burkhart提出了在轨及脱轨概念。他们在术前的三维CT上测量Hill-Sachs损伤内缘至肩袖止点内缘的最大距离(HSI),肩盂下部虚拟正圆的直径D及肩盂前缘骨缺损高度d(图5-12)。肩盂轨迹宽度为0.83D-d。如果HSI<0.83D-d,则意味着Hill-Sachs损伤为在轨型,可行Bankart修复术,恢复前下方关节囊韧带的完整性,术后不会出现复发脱位。反之,如HSI≥0.83D-d,则意味着该损伤的内缘延伸至肩盂轨迹内缘以内,即使术中修复前下方软组织,且该组织恢复至正常状态,在肩关节外展、外旋时肩盂会落入Hill-Sachs损伤内,这样的Hill-Sachs损伤即为脱轨型,需要手术处理。该方法的最大优势在于将肱骨头和肩盂侧骨性损伤作为统一整体进行考虑。如果肩盂骨缺损大,会相应减小所计算出的肩盂轨迹宽度,从而使Hill-Sachs损伤更易变成脱轨型。

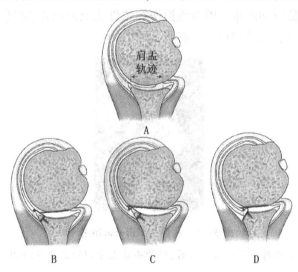

图5-12 在轨型与脱轨型

A.肩盂轨迹=0.83D-d(D:肩盂直径;d:肩盂前缘骨缺损高度);B.如患者的Hill-Sachs损伤内缘至肩袖止点内缘最大距离小于肩盂轨迹,则Bankart修复术后不会出现复发脱位;C.如患者的Hill-Sachs损伤内缘至肩袖止点内缘的最大距离大于肩盂轨迹,则Bankart修复术后会出现复发脱位;D.如因肩盂前缘存在骨缺损,使肩盂轨迹变窄,从而导致患者的Hill-Sachs损伤内缘至肩袖止点内缘的最大距离大于肩盂轨迹,则Bankart修复术后也会出现复发脱位

(4)诊断与鉴别诊断:如果患者有明确的肩关节外伤后脱位、复位及此后多次脱位的病史,体格检查时恐惧试验呈现阳性,影像学检查有肩盂前下缘的骨折或骨缺损,以及肱骨头的Hill-Sachs损伤,则不难得出肩关节前向不稳的诊断。

但对于发作时无典型肩关节完全脱位的患者,常需要通过详细的病史询问、仔细的体格检查并结合影像学检查综合分析,才能得出正确的诊断。

发生在老年人中的肩关节前向不稳,还需要特别注意患者的肩袖功能状态。除了盂肱韧带以外,肩袖肌肉也是非常重要的肩关节稳定结构。在年轻患者中,由于肩袖肌肉及肌腱质量好,往往不易在肩关节前脱位时发生明显损伤。但老年人的肩袖肌肉质量较差,脱位时很容易合并明显的肩袖损伤。单纯的巨大肩袖损伤会导致患者肩关节不稳,即使此时患者的盂肱韧带并没有明显的损伤。

另外,肩关节前向不稳还需与肩关节后向不稳和肩关节多向不稳相鉴别。在进行体格检查时,需要特别注意不稳定的方向,以及是否合并多发关节松弛的情况。

3.治疗

(1)治疗原则:对于肩关节曾出现过2次及以上的前脱位或半脱位、肩关节前向不稳诊断明确的患者,因非手术治疗很难恢复关节的稳定性,且前脱位会增加前方组织的损伤,因而建议尽早进行手术治疗。

(2)非手术治疗:多次脱位的肩关节前向不稳患者通过非手术治疗关节能够恢复稳定的概率低,而反复脱位会导致关节内软组织和骨性损伤加重,不利于手术修复,因此,这种情况下非手术治疗的价值有限。但对于初次脱位患者来说,有可能通过非手术治疗尽可能降低之后的复发脱位率。目前的研究显示,初次脱位复位后,传统的内旋位固定不会降低之后的复发脱位率。通过尸体标本、影像学研究及临床研究证实,在初次脱位后,将肩关节固定在外旋10°位3周,会降低之后的复发脱位率。他们推测,这是因为外旋位时,紧张的肩胛下肌肌腱会将撕脱的前盂唇组织压迫至肩盂前缘,从而使其有一定机会愈合。但也有一些研究者认为,外旋位制动和内旋位制动在后期的复发脱位率方面没有显著性差异。因此,这方面还需要更多的研究验证。

(3)手术治疗

1)关节镜下Bankart修复术:由于导致肩关节前向不稳最常见的损伤是Bankart损伤,以及前关节囊和盂肱韧带的拉伸和延长,因此,直接修复撕脱的盂唇并紧缩前关节囊和盂肱韧带是处理这类损伤的解剖型修复手术的核心内容。以此为目的的Bankart修复术是Bankart在1923年所发表的论文中首先描述。此后,人们发现这一手术治疗肩关节前向不稳的成功率很高,且并发症较少,因而这一技术在世界范围内逐渐得到广泛应用,成为治疗肩关节前向不稳的经典术式。但经典的Bankart修复术是通过切开手术来完成的,对患者的损伤较大。随着关节镜的出现,许多骨科医师尝试采用微创的技术来完成Bankart修复术,但许多尝试并不成功,术后复发率较高。直到1993年,在关节镜下采用带线锚钉进行Bankart修复的手术技术才由Wolf等首次报道。此后,随着骨科医师对这一镜下Bankart修复的手术技术不断改进,手术指征不断优化和更加牢固的内固定锚钉的出现,目前镜下Bankart修复术已成为全世界范围内被最广泛应用的治疗肩关节前向不稳的手术技术。

关节镜下Bankart修复术,可采用沙滩椅位或侧卧牵引体位完成。术中处理的要点是修复盂肱下韧带前束在肩盂前下缘的止点,也即修复前下盂唇。缝合时还需要收紧因反复脱位所造成的盂肱下韧带前束及前关节囊的拉伸和延长。

术后需嘱患者佩戴颈腕吊带,患肢内旋位制动6周。6周后患者即可取掉颈腕吊带,以患肢做日常活动,并开始肩关节被动及辅助的主动活动度练习。

术后3个月,可开始关节终末牵拉及肩袖肌力练习。但术后半年内应避免参加体育活动。至患肢活动度完全恢复且在肩关节外展、外旋位无任何恐惧感时可恢复术前体育活动。

与传统的切开 Bankart 修复术相比,关节镜下 Bankart 修复术具有以下优势:①手术创伤小;②术中不需要切断肩胛下肌肌腱;③可发现并同时处理关节内其他病变;④手术对患者的关节活动度影响较小。但文献报道,切开 Bankart 修复术后患者肩关节复发脱位率一般均低于 10%,而关节镜下 Bankart 修复术后患者肩关节脱位的复发率为 4%~17%。许多研究证实,手术时患者年龄、性别、手术前脱位次数、患者的体育运动水平、术中用来修复盂唇损伤的锚钉数量、肩盂是否存在明显骨缺损、是否合并明显的肱骨头 Hill-Sachs 损伤、是否合并明显的韧带松弛等,均可能明显影响关节镜下 Bankart 修复术后复发脱位率。另外,有研究证实,比起 Bankart 损伤,前方盂唇韧带复合体骨膜下袖套状撕脱(anterior labroligamentous periosteal sleeve avulsion,ALPSA)损伤的患者,其术后复发脱位率更高。有学者总结了可能导致关节镜下 Bankart 修复术后复发脱位的风险因素:①患者手术时年龄<20 岁;②参与竞技水平的体育活动或接触性体育活动;③参与强力过顶位的体育活动;④肩关节过度松弛;⑤在 X 线正位片上,肩关节外旋位时仍可看到 Hill-Sachs 损伤;⑥在 X 线正位片上肩盂前下缘边缘消失。他们因此提出了肩关节不稳严重程度评分(instability severity index score,ISIS)系统(表 5-1)。他们发现,如果患者术前的 ISIS>6 分,则患者在关节镜下 Bankart 修复术后的复发脱位率>70%。这一评分系统在术前综合评估患者术后复发脱位的风险并选择合适的治疗方法时很有参考意义。

表 5-1　ISIS 系统

预后因素	评分
患者手术时年龄	
≤20 岁	2
>20 岁	0
参与体育活动水平或接触性的体育活动	
专业的	2
业余爱好	0
参与体育活动的类型	
接触性或强力过顶位的体育活动	1
其他	0
肩关节松弛度	
肩关节过度松弛	1
正常松弛度	0
在 X 线正位片上 Hill-Sachs 损伤情况	
肩关节外旋位时仍可看到 Hill-Sachs 损伤	2
肩关节外旋位时看不到 Hill-Sachs 损伤	0
在 X 线正位片上肩盂形态	

（续表）

预后因素	评分
肩盂前下缘边缘消失	2
肩盂形态正常	0
总分	10

2）前关节囊撕裂的关节镜下修复术：有时，对肩关节前向不稳患者进行手术治疗时，术中会发现前关节囊及盂肱韧带本身有明显的撕裂。这种关节囊的撕裂可能单独出现，也可能和盂唇撕裂同时存在。这时，在修复时需要注意，锚钉的尾线应跨越关节囊撕裂处，这样打结后可同时关闭前关节囊的裂口。

3）HAGL 损伤的关节镜下修复术：Nicola 等首先描述了 4 例存在盂肱下韧带自肱骨侧起点处撕脱损伤的病例。Wolf 等将其命名为 HAGL 损伤。一般研究均认为，在肩关节前向不稳定的患者中 HAGL 损伤的发病率很低。早期的相关文献均认为由于其所在位置较难处理，因而需采用切开手术对其进行治疗。但随着关节镜技术的不断进步，目前全关节镜下手术也可以很好地修复 HAGL 损伤。

该损伤发病率较低，但临床上遇到创伤性前脱位的患者，如果没有发现明显的 Bankart 损伤，一定要想到可能存在 HAGL 损伤。术中需在关节囊和盂肱韧带在小结节上的止点处植入缝合锚钉，修复关节囊。

4）肩关节前方骨性 Bankart 损伤修复术：骨性 Bankart 损伤是指与肩关节前向不稳相伴随的肩盂前缘骨折。在肩关节前向不稳患者中，这类损伤的发生率很高。采用关节镜下复位，缝合锚钉固定的手术技术多数情况下可有效治疗合并骨性 Bankart 损伤的肩关节前向不稳。当肩盂前缘骨折块不大时，单排锚钉的修复就可以达到满意的生物力学强度；如果前方骨折块很大，则需要采用双排锚钉固定的技术。

采用单排缝合锚钉固定肩盂前缘骨折块时，锚钉尾线的一端应从骨块深方带过并穿过与肩盂前缘骨块相连的前关节囊组织（图 5-13）。还可以采用特殊的缝合钩刺穿骨块，带过缝线，这样能保证缝合锚钉对骨块的有效复位和固定。

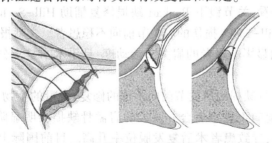

图 5-13 采用单排缝合锚钉修复骨性 Bankart 损伤

采用双滑轮技术固定肩盂骨折块时，需要使用双排锚钉。内排缝合锚钉应置于骨折床面内缘，其尾线需穿过与骨块相连的盂肱韧带和前关节囊。在肩盂关节面上置入普通的带线锚钉，采用肩袖缝合常用的双滑轮技术，将内、外排锚钉的尾线之间打结，从而形成双排固定（图 5-14）。还可以将内排锚钉的尾线穿入较小直径的专用外排挤压钉中，拉紧缝线后,将其挤压固定在肩盂关节面上。两种方法相比,前者稍复杂,应用时应保证内排锚钉的尾线穿过组织后可自由滑动,而其优点是打结时可以调节线结两端缝线的张力,从而调整骨折块的姿态。

图 5-14　采用双滑轮技术对肩盂前缘骨折块做双排固定

目前,许多研究表明,合并骨性 Bankart 损伤的患者如在关节镜下采用缝合锚钉修复损伤,则术后复发脱位率并不会明显升高。现有报道中采用关节镜下缝合锚钉固定治疗合并骨性 Bankart 损伤的肩关节前向不稳患者,其术后复发率在 0~8%。有研究认为,这是由于修复的肩盂前缘骨折块愈合后会明显增加肩盂骨性结构面积。从相关的研究看,手术修复后肩盂面积对手术成功非常重要。若术前 CT 检查显示肩盂残留骨量小,肩盂前缘骨折块面积也小,两者相加小于肩盂下部正圆的 80%,则关节镜下骨性 Bankart 修复术后肩关节不稳的复发率仍较高,需考虑骨移植类手术。

5)Hill-Sachs 损伤的处理:对于巨大肱骨头的骨性损伤的处理也是目前临床上一个争议较大的话题。现有的治疗方法主要包括:①采用骨或骨软骨移植,甚至是假体置换的方法对缺损进行填充;②采用肱骨近端旋转截骨技术改变肩关节运动过程中肱骨头与肩盂的接触部位;③通过关节囊的紧缩限制关节活动;④通过将后方肩袖肌腱填充固定入肱骨头的骨性损伤内,从而使其变为关节外结构,防止在运动过程中出现肩盂前缘卡入肱骨头缺损内的现象。这几种处理方法中前两种手术创伤大,而第 3 种方法又会对肩关节活动造成明显影响,因此应用仍较为局限。第 4 种方法目前已形成比较成熟、微创的关节镜下操作技术,即关节镜下 Hill-Sachs Remplissage 术,且手术可和前方骨性 Bankart 缺损修复术同时实施,对患者影响较小,因而近年来被越来越多的临床医师所采用。从目前的临床报道来看,关节镜下 Bankart 缺损修复辅助 Hill-Sachs Remplissage 术可有效地治疗合并巨大 Hill-Sachs 损伤的肩关节前向不稳患者。文献报道术后复发脱位率为 0~15%。手术不会明显影响患者的肩关节活动度,且手术本身十分安全,并发症发生率很低。

6)合并明显肩盂骨缺损的肩关节前向不稳的修复:大量的生物力学研究及临床研究均显示,如果肩关节前向不稳患者合并巨大的肩盂骨缺损会明显降低关节镜下 Bankart 缺损修复术的成功率,导致患者术后复发脱位率升高。目前国际上较公认的观点是,如肩盂的骨缺损在 20%~25%,单纯的镜下 Bankart 缺损修复术后复发率很高,此时宜选择骨移植类的手术重建肩盂的骨性结构。

治疗存在明显肩盂骨缺损的肩关节前向不稳患者时,可选择的手术方式有以下几种:①喙突尖端的截骨移植术,即 Bristow 术;②喙突主体的截骨移植术,即 Latarjet 术;③自体或异体骨移植术,即 Eden-Hybinettc 术。其中,以 Latarjet 术应用最为广泛。Latarjet 在 1954 年首先报道了一种通过喙突截骨移位来治疗复发性肩关节前脱位的手术方法。在描述手术方法时他提到,行喙突截骨,将带有联合腱的喙突骨折块穿过肩胛下肌肌腱后固定于肩盂前缘。此后,对该术式做了进一步的改良和定型,从而形成目前标准的手术步骤。术中,需在喙锁韧带止点前方、喙突弓背弯曲的最高点截断喙突(图 5-15A)。水平劈开肩胛下肌肌腱,纵向切开前关节囊,显露肩盂前下缘(图 5-15B)。将喙突骨折块下表面紧贴在肩盂前下缘处并以 2 枚螺钉固定。喙突骨折块的位置应位于肩盂前缘时钟 3~5 点间,喙突外缘与肩盂关节面平齐或可稍低于肩盂关节面,切不可突出于肩盂关节面。最后,将纵向切开的前关节囊缝合至喙肩韧带在喙突的残端上(图 5-15C)。

图 5-15 切开 Latarjet 术

A.喙突截骨;B.肩盂显露;C.喙突固定及前关节囊修复

Latarjet 术是治疗复发性肩关节前脱位的有效方法,从目前的文献报道来看,其术后复发率在 0~8%。特别是患者存在明显肩盂骨缺损或前关节囊质量很差时,类似 Bankart 修复术这样的经典解剖修复手术术后的复发率很高,而 Latarjet 术则可以很有效地恢复关节的稳定性。因此,在治疗这类难治性的复发性肩关节前脱位患者时,Latarjet 术是国际上被最广泛应用的术式。国外研究认为,Latarjet 术对肩关节稳定性的改善来源于"三重阻挡效果":①移位的喙突骨块可增加肩盂的宽度;②肩关节外展、外旋时固定在肩盂前下缘的联合腱,以及联合腱下方的肩胛下肌肌腱下半部可起到动力阻挡的作用;③将关节囊缝合至喙肩韧带残端上,可重建前关节囊的止点,从而起到稳定作用。

Latarjet 术后对患者肩关节可能造成的不良影响主要体现在手术后肩关节的骨关节炎可能加重这一方面。从国际上的相关报道来看,这也是这类手术后临床随访的重点。文献报道,中长期随访中患者出现骨关节炎或原有骨关节炎明显加重的概率为 35%~71%。多数的研究认为,一些风险因素可能导致患者术后骨关节炎加重。其中包括:移位喙突骨折块的位置过于偏外,骨折块外缘高于肩盂关节面;患者术后运动水平较高;患者年龄较大,手术之前就有一定程度的关节退行性变;术中发现同时合并肩袖损伤。因此,在选择患者时,应尽可能避免在老年患者中用该术式。另外,术中防止喙突骨折块固定位置偏外及突出于肩盂关节面。

Lafosse 等首先描述了他们的关节镜下 Latarjet 术的专用手术器械及手术技术。此后,这一术式逐渐得到广泛的应用。目前越来越多的医师建议术中尽可能保护前关节囊完整性,并在移位固定喙突后,以缝合锚钉修复前关节囊(图 5-16)。

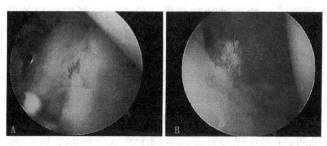

图5-16　关节镜下Latarjet术中固定喙突后修复前关节囊

A.镜下Latarjet术中用1~2枚空心螺钉固定喙突骨折块;B.喙突骨折块固定后,以缝合锚钉修复前关节囊

目前对于关节镜下Latarjet术后疗效随访的研究很少。最大宗病例系列报道了64例术后随访超过5年病例的临床疗效。其中仅1例在随访过程中出现半脱位;手术并发症方面,3例局部出现血肿,1例术后发生骨块移位,8例随访中发现固定螺钉突出后予以取出,1例因严重的关节退行性变行人工关节置换治疗。

三、肩关节后向不稳

1.病因与发病机制　肩关节后向不稳可依据其发病原因和临床特点分为以下几类。

(1)肩关节自发性后向不稳:肩关节自发性后向不稳是指患者能够有意识或无意识地通过非对称性的肌肉收缩引发肩关节出现后方半脱位。这些患者最初肩关节并无明显异常,但随着不断牵拉后方关节囊,导致其出现后方软组织结构松弛,从而使肩关节在非自主情况下也可出现半脱位。其中一些存在精神方面异常的患者,当他们学会如何使肩关节向后半脱位后,会自主反复重复这一动作。这类患者是手术治疗的禁忌人群。另外一类肩关节自发性后向不稳患者,虽然可以自主使肩关节向后方半脱位,但并不愿主动做这一动作,常只是在检查者的要求下使肩关节向后方半脱位。随着半脱位的次数增多,后方软组织损伤加重,他们逐渐出现不能控制的肩关节后向不稳定,并对其产生明显的困扰。

(2)肩关节骨性结构发育异常:这类患者由于肩盂或肱骨近端骨性结构的发育异常,导致肩盂后倾过大或肱骨头后倾过大,从而出现肩关节后向不稳。

(3)获得性肩关节后向不稳:临床上大多数单方向的肩关节后向不稳患者,是由于反复的微创伤或一次明显的外伤,导致肩关节后方软组织或骨性结构的损伤,从而出现肩关节后向不稳。这类患者中最常见的术中发现是肩关节后关节囊非常冗余,失去了维持肩关节后方稳定的作用。这往往是由于反复的微创伤导致肩关节后关节囊拉伸延长,或一次明显外伤导致肩关节后关节囊撕裂后在较伤前延长的位置上愈合。这类患者常主诉肩关节在特定位置时有疼痛或脱位的感觉。这一位置常是一定程度的前屈位、内收位及内旋位。患者有时能回忆起某次明确的外伤事件。随着半脱位次数的增多,很多患者可以明确在某些体位肩关节容易出现后方半脱位,但由于半脱位导致的不适症状,他们并不愿意主动重复这些体位。

2.临床评估

(1)病史与临床表现:肩关节后向不稳患者典型的症状是疼痛及关节的错动感。静息时就感到疼痛者不多见,这种疼痛往往发生在关节错动时。关节的错动感发生在特定的体位,出现症状之前并不一定有明确的外伤史。

(2)体格检查:Jerk 试验是检查肩关节后向不稳的特殊方法。检查者应在患者肩关节处于不同的前屈角度下进行该项检查,从而检视肩关节后下方或正后方的稳定性。

(3)影像学检查:应进行肩关节三维 CT 检查,以发现是否同时合并肩盂或肱骨头骨性结构的发育异常,或肩盂后缘骨折。

(4)诊断与鉴别诊断:由于肩关节后向不稳患者的肩关节后脱位或半脱位比较容易发生,也比较容易复位,因此许多肩关节后向不稳患者并不能明确地将症状描述为关节脱位,而是称其为"关节弹响"或"突然无力"等。这就要求医师在倾听患者主诉时要留意,这有可能是肩关节后向不稳所致。如有所怀疑,往往通过体格检查就能比较容易做出明确诊断。

另外,在明确了肩关节后向不稳后,还应检查患者是否存在其他方向的不稳、对侧肩关节的稳定性,以及是否有多发关节松弛表现,以与肩关节多向不稳相鉴别。

3.治疗

(1)治疗原则:对明确诊断的肩关节后向不稳患者可首先尝试非手术治疗。如经长期非手术治疗无效,可以考虑手术治疗。需要注意的是,对于肩关节自发性后向不稳且患者有主动使肩关节脱位倾向的,不宜进行手术。

(2)非手术治疗:非手术治疗的内容主要包括改进患者的工作、生活方式,避免重复后关节囊牵拉的动作,以及后方肩袖及三角肌肌力的练习。

(3)手术治疗:手术应针对导致肩关节后向不稳的病损进行治疗。对于明确诊断为肩关节后向不稳且术前检查未发现肩盂或肱骨头骨性结构发育异常的患者,可以选择关节镜下后方盂唇关节囊修复紧缩术来治疗后盂唇及关节囊损伤。

术后患侧肩关节应以支具制动于外旋位,这样可以放松后方紧缩的关节囊组织以利于其愈合。一般需要制动 6 周。6 周后可以用患肢进行日常生活动作,并开始辅助主动功能练习。术后 3 个月可以开始肌力练习及关节活动度的牵拉练习。从目前的文献报道来看,关节镜下后方盂唇关节囊修复紧缩术的疗效是比较令人满意的。

当肩关节后向不稳合并肩盂后方骨缺损时,可考虑进行关节镜下的肩盂后部植骨术。术中需取髂骨骨块,将其加工成合适大小后,固定在镜下 Latarjet 术所用的双管导向套筒的前端。关节镜由前方通道观察。将导向套筒自后方通道插入关节内,置于合适位置后,用空心螺钉固定骨块。

四、肩关节多向不稳

1.病因与发病机制　肩关节多向不稳是指由于关节囊的过度松弛使患者的肩关节出现多个方向的不稳定。有关肩关节多向不稳的发病机制,目前仍不十分清楚。比较公认的假说认为其与关节囊的过度冗余及肩袖间隙组织的损伤有关。但也有一些研究认为可能与结缔组织异常及神经-肌肉控制不良有关。

2.临床评估

(1)病史与临床表现:患者往往存在明显的关节松弛,其中一些人可能有多发关节松弛的表现,但并不是所有关节松弛的患者一定存在关节不稳。关节不稳均伴随有类似疼痛、麻木、无力及脱位等症状和主诉;关节松弛无明显临床症状及主诉。多向不稳可以是向前、向下不稳定,或是向后、向下不稳定,或是向前、向后、向下不稳定,其中绝大多数患者均存在下方不稳定。患者在出现症状前可能有明确的外伤事件,但很多患者没有明确的外伤,而是由于反复从事一些运动或训练甚至是重体力劳动,导致关节囊在反复多次的微创伤下发生改变,从而出现不稳定的症状。在问诊时还应注意询问患者是否存在家族遗传史,以除外 Ehlers-Danlos 综合征、Marfan 综合征等遗传性结缔组织发育异常。

(2)体格检查:患者关节十分松弛,肩关节活动度非常大,如体侧外旋超过 90°以上,则意味着存在前关节囊的过度松弛。Sulcus 征是检查肩关节是否存在下方不稳定的重要体征。在患者处于坐位,患肢位于体侧时行抽屉试验检查,以明确肱骨头在肩盂内前后向移动情况。另外,以恐惧试验或 Jerk 试验来判断患者肩关节前、后向的稳定性。

(3)影像学检查:大多数情况下,这类患者的肩关节骨性结构正常,但有时三维 CT 检查可能发现肩盂的发育异常。MRI 造影检查可能发现肩关节囊的过度冗余。

(4)诊断与鉴别诊断:通过体格检查发现肩关节存在多个方向的不稳且均可导致患者的不适症状,就可诊断肩关节多向不稳。如患者合并多发关节松弛表现,则还应排除是否存在 Ehlers-Danlos 综合征或 Marfan 综合征。

3.治疗

(1)治疗原则:对于肩关节多向不稳患者,由于其病因并不完全清楚,因此首选非手术治疗。只有当长期非手术治疗无效时,才考虑手术治疗。

(2)非手术治疗:首选的治疗方式是康复训练。非手术治疗的重点在于通过肩袖肌肉、三角肌及肩胛带肌肉的力量练习,来增强肩关节的动态稳定机制,从而恢复关节的稳定性。

(3)手术治疗:如果患者诊断明确,且经 3~6 个月的非手术治疗无效,可考虑手术治疗。但这类患者中一部分人可自行使关节脱位,对于这样的患者,需仔细鉴别其是否存在精神问题,如有,则为手术禁忌人群。对于存在 Ehlers-Danlos 综合征、Marfan 综合征的患者,应明确其他系统受累程度,以了解手术风险。

早期的成功手术治疗方式是 Neer 和 Foster 等提出的切开下的关节囊紧缩缝合术。随着关节镜技术的不断进步,目前,越来越多的医师选择关节镜下的关节囊紧缩术对这类患者进行治疗。完成关节镜下关节囊折缝紧缩术后,还可将肩袖间隙关闭,以进一步增加关节的稳定性。

术后患侧肩关节应以支具制动于中立位,这样可以使盂肱关节处于前后平衡的位置。一般需要制动 6 周。6 周后可以用患肢进行日常生活动作,并开始辅助主动功能练习。术后 3 个月可以开始肌力练习及关节活动度的牵拉练习。

第四节 肱二头肌肌腱及 SLAP 损伤

一、解剖与生物力学

肱二头肌长头腱近端起自盂上结节和上盂唇,其关节内部分经肩袖间隙穿出盂肱关节;在走行出盂肱关节时,肌腱被肱二头肌长头腱滑车稳定在结节间沟内。此滑车是由肌腱和韧带组成的吊索样结构,由盂肱上韧带、喙肱韧带及冈上肌肌腱和肩胛下肌肌腱组成。滑车的内侧壁由盂肱上韧带和喙肱韧带深层组成,外侧壁由冈上肌肌腱下缘与喙肱韧带浅层组成。肱二头肌长头在盂肱关节外与肱二头肌短头汇合移行为一块肌腹,远端止于桡骨结节。肱二头肌长头腱性部分长约 9cm,直径为 5~6mm,近端血供来自旋肱动脉的分支。肱二头肌长头腱受交感神经网络的支配,这可能是肱二头肌长头腱病变引起肩痛的重要原因。

肱二头肌长头腱的主要功能是屈肘和使前臂旋后,而其在肩部的功能尚存在争议。有学者通过尸体研究认为,肱二头肌长头腱能够下压肱骨头部,是前向、前下方重要的稳定结构。有学者认为,肱二头肌长头腱是一个退化结构,对于盂肱关节没有任何功能。

二、病因与发病机制

肱二头肌长头腱病变或损伤大致可分为上盂唇前后(SLAP)损伤、肌腱炎或腱鞘炎、肱二头肌长头腱不稳和肱二头肌长头腱断裂。

1.SLAP 损伤

(1)损伤机制:①投掷运动员投球后的减速阶段对肱二头肌肌腱造成了离心负荷,使得长头腱止点反复的牵拉损伤;②跌倒时臂外展,肩胛盂上关节面受到压力及肱骨头近侧半脱位;③肩关节外展、外旋时产生的扭转力,即"回剥"机制。而投掷运动员肩关节后下关节囊挛缩造成肱骨头向后上方的移位,对后上盂唇附着部位产生向后上方的剪切应力,最终也会导致盂唇后上方的 Ⅱ 型 SLAP 损伤。因此,牵拉、压缩、扭转和剪切均与 SLAP 损伤的产生密切相关。多变的解剖结构和多种外力的共同作用造成了运动员肩关节上盂唇的不同损伤类型。

(2)分型:将 SLAP 损伤分为 4 种类型(图 5-17)。Ⅰ 型,表现为完整的长头腱起点伴盂唇磨损;Ⅱ 型,表现为长头腱上盂唇止点分离;Ⅲ 型,表现为完整的长头腱止点伴上盂唇桶柄样撕裂;Ⅳ 型,表现为上盂唇桶柄样撕裂延伸入长头腱。随后,其他学者进一步将 SLAP 损伤的分型扩展至目前的 10 种类型之多。

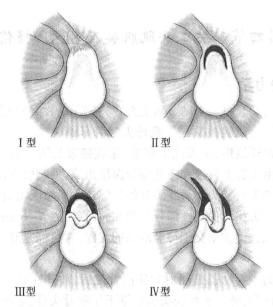

Ⅰ型　　　　　Ⅱ型

Ⅲ型　　　　　Ⅳ型

图 5-17　SLAP 损伤分型

2.肱二头肌长头腱炎或腱鞘炎　肱二头肌长头腱炎或腱鞘炎是由于肱二头肌长头腱过度使用及退化造成的。肱二头肌长头腱在结节间沟中走行的解剖结构会在过度使用时与结节间沟骨质摩擦后出现肌腱炎或腱鞘炎。肱二头肌长头腱炎或腱鞘炎的疼痛多位于肩关节前方的结节间沟附近。当考虑肱二头肌长头腱炎时,要明确是否继发于肩袖损伤、肩关节不稳等情况,因为只有 5% 的肱二头肌长头腱炎是原发的。沙漏样肱二头肌长头腱是一种特殊的病变,是指肱二头肌长头腱近端关节内部分在结节间沟处反复摩擦增生肥大,而不能滑入关节内的病变,往往会导致关节内肌腱的机械嵌顿。患者的临床症状往往是失去 10°~20° 的主动和被动抬高角度而没有旋转活动角度的丢失,是一种肩部的真性机械交锁,应注意不要与冻结肩相混淆。

3.肱二头肌长头腱不稳　滑车病损是导致肱二头肌长头腱不稳的主要原因,病变可能由退行性变或创伤性因素引起。导致肱二头肌长头腱不稳的主要创伤动作包括臂外展、内旋或外旋时摔倒,手或肘部向后时摔倒,或过顶投掷动作的减速动作等。肩关节前上方撞击概念,即肩胛下肌肌腱上缘、滑车和肱二头肌长头腱与关节盂前上方发生撞击,这可能是导致滑车反折退行性损伤的原因。肱二头肌长头腱不稳的疼痛通常为弥漫性和非特异度,或位于肩部的前侧或前外侧,有些患者可能会描述为肩前“深部”的疼痛,也有患者会出现肩部的弹响感。Habermeyer 等描述了肱二头肌长头腱滑车病变导致的肱二头肌长头腱的前内侧不稳,并将其分为 4 型:1 型为单纯盂肱上韧带损伤;2 型为盂肱上韧带和冈上肌肌腱的关节侧部分撕裂;3 型为涉及盂肱上韧带和肩胛下肌肌腱的关节侧部分撕裂;4 型为同时涉及盂肱上韧带、肩胛下肌肌腱和冈上肌肌腱的关节侧部分撕裂(图 5-18)。

1型　　　　　　　　　　2型

3型　　　　　　　　　　4型

图 5-18　Habermeyer 的肌二头肌长头腱滑车损伤分型

4.肱二头肌长头腱断裂　肱二头肌长头腱断裂常是由于退行性变的肌腱受到外伤而导致。肱二头肌长头腱断裂的病理机制较为简单,患者年龄通常在 40~60 岁,原本已伴有肱二头肌肌腱近端的慢性退行性变,在进行举重物或肱二头肌肌腱近端肌腹快速收缩时,退化的肌腱就会发生断裂。单纯近端肱二头肌长头腱断裂很少造成功能障碍,肘部和肩部运动的范围通常不受影响,并且肘关节屈曲、旋后力量和肌肉耐力的下降也仅为8%~25%。但部分肱二头肌长头腱断裂的患者会出现臂前部的鼓眼(Popeye)征(又称大力水手征)。

三、临床评估

1.病史　SLAP 损伤的临床表现因人而异。年轻运动员多在外伤后产生症状,而老年患者则多隐匿起病。疼痛常是最初、最主要的临床表现,但是疼痛部位和性质不尽相同,易与其他肩关节病变相混淆。有些患者会伴随有弹响声和束缚感,或在肩关节过顶、旋转活动时出现无力感。投掷运动员可能表现为挥臂和早期加速期的速度和控制丢失,并伴随疼痛感。年纪较大的运动员则可能表现为与疼痛相关的无力感,这可能与肩峰撞击或继发的肩袖损伤相关。主诉为肩关节不稳的患者多为年轻运动员,他们往往有创伤性肩关节脱位病史,这很可能会掩盖伴随的 SLAP 损伤。腱鞘炎患者多表现为肩关节前方结节间沟区域的疼痛,肱二头肌长头腱不稳患者可能会出现交锁感,肱二头肌长头腱断裂患者则可能出现屈肘时臂前部鼓眼征、主动屈肘乏力及前臂旋后力量下降等症状。

2.体格检查　文献中已经描述了许多肱二头肌长头腱的体格检查方法,但到目前为止还没有一种检查被公认为"金标准"。肱二头肌长头腱很少单独发病,因此体格检查也应做到全面,尤其要注重对肩袖撕裂和盂肱关节不稳的专项检查。

肱二头肌长头腱撕裂时由于肌腱的回缩,有时能见到典型的鼓眼征。体侧盂肱关节内旋 10°位时肩关节正前方的压痛(结节间沟区域)也提示可能存在肱二头肌长头腱病变。在肱二头肌长头腱的半脱位或脱位时,压痛可能出现在小结节上或其内侧,并且有时能感觉到肌腱在手指下滑动。Speed 试验和 Yergason 试验是最常用的针对肱二头肌长头腱病变的专项检查方法;O'Brien 试验也被报道用于诊断 SLAP 损伤和其他肱二头肌长头腱病变。但是上述试验均没有很高的灵敏度和特异度。

3.影像学检查　肩关节常规 X 线检查对于诊断肱二头肌长头腱病变的作用很小,很少能观察到结节间沟有无骨质增生,仅用于排除创伤导致的骨折等。CT 造影可以帮助发现肱二头肌长头腱的半脱位或脱位,但目前临床很少使用。MRI 对于肱二头肌长头腱病变的诊断具有十分重要的意义。水平位 MRI 图像能够显示肱二头肌长头腱的结节间沟区域撕裂、水肿,结节间沟中如果找不到肱二头肌长头腱,常表明其完全断裂或脱位,斜冠状位 MRI 尤其是 MRI 造影技术对于 SLAP 损伤的诊断有帮助,同时还可以在 MRI 上观察有无合并的肩袖损伤等。但也有学者质疑 MRI 检查的精准性,并指出其在诊断 SLAP 损伤方面可能存在较高的假阳性率。值得一提的是,超声是一种简单、快捷并可以广泛应用的影像学检查方法,对于肩部软组织损伤,它还具有可动态检查的优点,是观察肱二头肌长头腱半脱位和脱位最理想的影像学检查方法。

4.关节镜检查　关节镜检查被誉为诊断 SLAP 损伤和关节内肱二头肌长头腱损伤的"金标准",可以在后入路进行观察,前方入路进探钩探查上盂唇,然后使用探钩将肱二头肌长头腱下压拉入关节腔内,观察结节间沟区域内的肱二头肌长头腱病变。

5.诊断与鉴别诊断　肱二头肌长头腱的损伤常伴随肩关节的其他疾病,明确诊断具有一定难度,需要结合病史、体格检查和影像学检查。当然,关节镜探查仍是肱二头肌长头腱在关节内和结节间沟区域病损诊断的"金标准"。需要注意的是,肱二头肌长头腱的初始评估应该在没有液体的情况下进行,因为泵压可以压迫腱鞘周围血管,导致发炎的滑膜出现褪色。而Ⅱ型 SLAP 损伤,常难以与正常解剖变异相区别,镜下诊断时需要通过出血点、5mm 以上移位、上盂唇移位伴下方软骨异常、上盂唇下方粗糙组织及 peel-back 现象来帮助鉴别诊断。如临床上遇到疑似肱二头肌长头腱病变的患者,还可以选择进行 1%利多卡因诊断性结节间沟注射,观察患者疼痛缓解的情况,作为一种辅助诊断的手段。

四、治疗

1.非手术治疗　肱二头肌长头腱的损伤对肩关节的稳定性影响较小,很少引起肩关节功能障碍,对外形和肌力要求不高、疼痛不严重的中老年患者可采用非手术治疗。非手术治疗通常包括口服非甾体抗炎药、物理治疗等。由于近期一项研究显示,对患有Ⅱ型 SLAP 损伤的投掷运动员采取非手术治疗不仅有更高的回归投掷竞赛的可能,而且有更高的概率回归相同竞赛水平,因此建议对于肱二头肌长头腱病变患者先尝试 3 个月以上的正规非手术治疗。有研究显示,对于年龄>40 岁的患者,长期随访显示手术治疗与非手术治疗在肘关节屈曲及旋后功能上效果无差异,但少数肱二头肌长头腱断裂选择非手术治疗的患者可能会出现臂部痉挛性疼痛。

2.手术治疗　对于肱二头肌长头腱病变导致疼痛、肩袖撕裂的肱二头肌长头腱不稳患者,如年轻、对上肢肌力要求高、职业要求屈肘及前臂旋转,以及臂部有难以缓解的痉挛痛、难以接受臂部外观异常和力量减弱者,一般建议采取手术治疗。肱二头肌长头腱病变手术治疗有 3 种常用术式。

（1）上盂唇清理术或修补术:上盂唇清理术或修补术均在关节镜下进行,Ⅰ型 SLAP 损伤的治疗目前已有共识,通常不需手术治疗或仅在少数情况下进行清理术。同样,对于不累及肱二头肌长头腱止点的较大移位碎片,关节清理术可适当去除机械瓣和非结构性盂唇碎片。Ⅲ型或Ⅳ型 SLAP 损伤伴关节不稳时,偶尔需行修补术(图 5-19)。其他伴有向下方延伸的盂唇不稳的 SLAP 损伤,如Ⅴ型、Ⅷ型或Ⅸ型,一般需行修补术来恢复盂肱关节稳定性并减轻运动时的疼痛症状。需要注意的是,有研究显示Ⅰ型 SLAP 损伤患者经过治疗后,约 90% 的患者疼痛明显缓解,但对于运动回归率,特别是对于投掷运动员而言,差别较大。值得一提的是,腱切断术和固定术作为上盂唇修补之外的治疗选择,已被越来越多的临床医师所接受。

图 5-19 关节镜下上盂唇修补术

右肩关节镜后入路观察 SLAP 损伤修补情况

（2）腱切断术:腱切断术可在关节镜下进行。手术时首先从近端开始观察上盂唇有无 SLAP 损伤,然后观察肌腱的主体是否有炎症充血、毛糙、撕裂,有无沙漏样改变,重要的是将结节间沟部分的肌腱尽力拉进关节腔内,观察有无肌腱的充血、撕裂、半脱位和脱位。然后使用篮钳或等离子刀切断肱二头肌长头腱止点部分,任其回缩至结节间沟内。腱切断术具有操作简单、费用低、康复快的优势,缺点在于有术后发生鼓眼征、痉挛性疼痛及屈肘和前臂旋后力量减弱的可能性,但总体来说患者的满意度高。

（3）腱固定术:腱固定术可以维持肌腱的张力,避免痉挛、肌力减退及鼓眼征的发生,适用于肱二头肌长头腱病变的年轻患者、对外观要求较高者及非手术治疗失败者等。腱固定术可行开放式手术或在关节镜下完成(图 5-20),固定的位置可在关节内、结节间沟内、胸大肌腱上或下。关节内或结节间沟内的高位固定方式操作简单,但可能由于结节间沟内或结节间沟远端存在隐匿性损伤而导致术后疼痛缓解不彻底。固定在胸大肌腱下的低位固定方式可完全暴露并切除结节间沟内肌腱,术后遗留疼痛少。因此,对于固定的位置选择,目前多认为位置越低,固定术后翻修的概率越低,效果越满意。就固定的方式而言,主要有挤压螺钉、带线锚钉、微型钢板、钥匙孔技术等。有研究表明,挤压螺钉的固定强度最可靠。有研究提示,在胸肌下固定时皮质内纽扣固定与挤压螺钉固定效果相当,但挤压螺钉有 30% 的失败率。

图 5-20　关节镜下腱固定术

带线锚钉固定肱二头肌长头腱。A.在结节间沟拧入 1 枚直径 4.5mm 带双线的生物型锚钉；B.将锚钉尾线套索式穿越肱二头肌长头腱后打结固定

五、康复原则及要点

对于行上盂唇清理和单纯腱切断术的患者而言,仅需在术后 1 周内使用吊带制动,被动活动范围不受限制,第 2 周即可进行主动辅助运动和主动运动。需要注意的是,对于行腱切断术的患者而言,在术后 4~6 周应避免针对肱二头肌的负荷训练,包括肘关节屈曲或臂前屈上举等。对于行上盂唇修补和腱固定术的患者而言,术后可使用支具外展 20°旋转中立位制动 3~4 周,4 周内从被动运动训练开始逐步进展到主动运动,但肘关节抵抗性负荷训练要在 6 周后逐渐开始。对于合并进行肩袖修补及涉及前下或后下盂唇修补等手术的患者,康复方案应基于其采用的术式制订。

第六章　髋关节损伤

第一节　髋关节盂唇损伤

一、解剖与发病机制

髋臼盂唇是髋臼边缘的纤维软骨组织,凭借髋臼边缘的潮线和钙化层与骨性髋臼紧密结合,位于髋臼前上后 3/4,在髋臼切迹处与髋臼横韧带相延续。髋臼盂唇的横断面大部分呈三角形,分为关节软骨面、关节囊面和游离缘;部分盂唇断面呈圆形、扁平形和不规则形。Wolf 等研究发现,髋臼盂唇主要由 I 型胶原纤维构成,少量 III 型胶原纤维穿插其中,仅在盂唇关节面附近、软骨细胞周围有 II 型胶原纤维存在。与半月板相似,其 I 型胶原纤维成束状与髋臼缘平行排列,环绕于下方与髋臼横韧带相延续。盂唇在形态上有很大差异,常见的变异是在盂唇和髋臼关节面间有一道裂缝,其边缘光滑,无纤维愈合征象或创伤后反应,应注意不要将这种变异误认为是创伤所致。

髋臼盂唇的血液供应来自相邻的关节囊血管支,盂唇关节囊面的外周 1/3 有明确血液供应,关节软骨面及游离缘 2/3 无血液供应。盂唇的神经分布较丰富,主要为神经末梢,包括本体感受器和痛觉感受器,因此盂唇撕裂患者常述疼痛剧烈。盂唇主要通过加深髋臼和"密封圈"机制发挥作用。盂唇加深关节臼杯,使髋臼形成一个大于半球形的臼杯来包绕股骨头,研究显示该结构能提高关节稳定性的幅度为 21%。盂唇的"密封圈"机制可维持髋关节内负压以增加关节的稳定性,保障关节液的润滑机制,使应力能均匀地分布在整个关节软骨表面,从而加强髋关节的稳定性。如盂唇发生缺失或破损,"密封圈"机制将遭到破坏,关节液的流失使关节液的润滑和保护软骨的作用减弱,也使关节内压力增加,继而发生关节退行性变,最终发展为骨关节炎。

导致髋臼盂唇损伤的因素很多,包括运动损伤、创伤、年龄、髋关节结构发育异常(如髋臼发育不良)等,以运动损伤和训练伤最为常见。前上方盂唇损伤最常见,后方盂唇损伤相对少见。对 55 例新鲜冰冻成人髋臼标本研究后发现,96% 的标本有盂唇撕裂,其中 74% 为前上方盂唇撕裂。髋臼发育不良也常造成盂唇磨损,撕裂的盂唇可嵌入髋臼内,发生交锁症状。

二、临床评估

1.病史　通常表现为进行剧烈运动的年轻患者在运动后出现腹股沟区疼痛。髋关节发育不良患者出现髋部疼痛,均应怀疑有盂唇损伤。髋臼盂唇损伤的典型症状是活动后腹股沟区疼痛或大转子附近髋关节后方区域疼痛;疼痛位置相对固定,部分患者可出现关节弹响或交锁。目前普遍认为,股骨髋臼撞击综合征(FAI)与髋臼盂唇损伤有着密不可分的关系,FAI 患者多因盂唇损伤症状来就诊。根据病史、体格检查和 MRI 等辅助检查,诊断髋臼盂唇损伤并不困难。

2.体格检查　盂唇损伤后,大多数患者的髋关节活动度正常,少数患者可能存在髋关节活动度的受限,以屈曲和内旋受限为主。主要阳性体征包括屈髋内收内旋试验(FA-DIR 试验)和屈髋外展外旋试验(FABER 试验)时腹股沟区前方疼痛,后外侧撞击试验时髋后方疼痛等。需要注意的是,以上试验对盂唇损伤有较高的灵敏度,但特异度较低。

3.影像学检查　包括 X 线、CT、MRI、MRA 检查,其中单髋 MRI 检查对于诊断盂唇损伤有重要的价值。

盂唇损伤的 MRI 征象包括盂唇形状不规则、非三角形盂唇、不伴隐窝的盂唇增厚、盂唇在 T_1 加权像信号增强、盂唇与髋臼缘分离等。但有研究对 MRI 和关节镜检查结果进行对比,发现常规 MRI 诊断盂唇损伤的准确性并不十分可靠。单侧髋关节高分辨率 MRI 和增强 MRA 的临床应用提高了对盂唇病变的认识。Czerny 依据 MRA 表现将盂唇损伤分为Ⅰ~Ⅲ 3 期(图 6-1),每期又分 A、B 2 期。Ⅰ A 期:髋臼盂唇内可见高信号,但未达关节面;Ⅰ B 期:髋臼盂唇增厚;Ⅱ A 期:髋臼盂唇内见高信号,并且累及关节面;Ⅱ B 期:髋臼盂唇增厚;Ⅲ A 期:髋臼盂唇与髋臼缘分离,髋臼盂唇仍然保持正常三角形形态;Ⅲ B 期:髋臼盂唇与髋臼缘分离,髋臼盂唇增厚,信号异常。

图 6-1　盂唇损伤 MRA Czerny 分期

4.诊断与鉴别诊断　大多数情况下,结合病史、体格检查和影像学检查可明确诊断。对于诊断不清的患者可行封闭试验,即向关节腔内注入利多卡因等麻醉药,如疼痛减轻者,说明症状来源于髋关节内结构受损。单纯的髋臼盂唇损伤很少见,应注意多数可能合并髋关节撞击。

多项研究显示,正常人群中有 41%~43%经 MRI 检查有盂唇损伤,但无不适症状。研究发现,无症状的盂唇损伤人群中仅 2%患者在 2 年的随访中出现相关症状,提示不能单纯根据影像学检查显示的髋关节盂唇损伤来选择治疗方式,必须结合病史和体格检查,以明确患者髋部症状和盂唇损伤是否存在相关性。

常见的鉴别诊断包括髋关节滑膜炎、圆韧带损伤、软骨损伤和 FAI 等。

三、治疗

1.非手术治疗　理论上,髋臼盂唇损伤后愈合能力差,可能导致早期发生髋关节骨关节炎。但是,临床上比较公认的是无明显症状的盂唇损伤可以观察或非手术治疗,单纯影像学检查发现的盂唇损伤不能作为选择手术的依据。

根据患者情况采取个体化保守治疗,如充分休息、控制体重、减少活动量、避免做引起髋关节不适的动作、理疗、康复锻炼、口服或关节内注射药物等。经 3~6 个月正规治疗无效者,可考虑手术治疗。

2.手术治疗　手术分为开放式手术和髋关节镜手术。髋关节镜手术创伤小、恢复快,已逐渐成为治疗髋臼盂唇损伤的主要方法。

髋关节镜可充分评估盂唇的解剖形态,是目前髋臼盂唇损伤诊断的"金标准"。盂唇损伤根据部位分为盂唇骨性附着部撕裂和盂唇实质部撕裂,根据损伤类型分为纵行撕裂、放射状撕裂、分层撕裂、瓣状撕裂等。

目前关节镜手术处理盂唇损伤的方法主要包括盂唇缝合、盂唇成形和盂唇重建(图6-2)。

图6-2　盂唇损伤关节镜下手术方法
A.盂唇成形;B.盂唇缝合;C.盂唇重建

(1)盂唇成形:如果适应证选择正确且手术操作恰当,单纯的盂唇成形手术能够取得满意的治疗效果,其优点是操作简便、创伤小、手术时间和下肢牵引时间短。但需要综合考虑多种因素,包括组织的质量、伴随损伤、潜在病因、患者期望值等。手术采用刨刀和射频进行有限化处理,注意避免过多清除正常盂唇组织。基本原则有 3 点:①清理损伤组织;②尽可能多地保留正常组织;③建立平缓的组织过渡区,以避免盂唇进一步撕裂或症状持续(图6-3)。对髋臼发育不良伴有盂唇损伤者应进行选择性清理,尽可能地保留健康的组织,盂唇清理范围过大会加重关节不稳。

图6-3　髋臼盂唇损伤成形

A.镜下确定盂唇损伤伴退行性表现;B.用刨刀修整盂唇损伤部位;C.用射频修整损伤面;D.盂唇损伤组织去除,保留正常组织

(2)盂唇缝合:盂唇缝合是以缝线锚钉将盂唇修复至正常解剖位置的技术。动物实验和关节镜二次探查均证实盂唇缝合后能够愈合。盂唇缝合手术的目标是使盂唇尽可能地在靠近髋臼关节软骨面的解剖位置得以修复,并恢复盂唇的"密封圈"功能。

常用手术入路包括前外侧入路和辅助中前入路。手术步骤:判断盂唇损伤的部位;清除盂唇后隐窝和部分关节囊组织,显露髋臼骨性外缘;磨除增生髋臼缘的髋臼成形;植入缝合锚钉。

髋臼缝合时一般需磨去硬化骨,抵达松质骨交界处即可。磨除的具体深度要根据髋臼侧是否有钳夹型FAI、髋臼覆盖程度等来综合判断,切不可磨除过多,以免造成髋臼对股骨头覆盖不足,引起术后髋关节不稳。

植入锚钉时应紧贴关节软骨面,一般距离软骨缘1~2mm,距关节面太远是最容易出现的错误,将导致盂唇"密封圈"功能被破坏。另一常见问题是锚钉植入关节内。因此术中制作钉道时应十分小心,可通过术中透视确保安全的植钉角度(图6-4)。

图6-4　植入缝合盂唇的缝线锚钉

A.植钉位置距离髋臼缘1~2mm;B.可通过透视确保钉道不会进入关节腔内

当预判钉道角度不佳时,可通过增加辅助前外侧入路来解决。根据盂唇损伤部位,

在髋臼12点至3点方向植入2~4枚锚钉,2枚锚钉之间的距离通常是5~8mm。盂唇缝合时首选的方法是单线套扎缝合技术,即以缝合器将缝线的一端从盂唇底部穿入送至关节腔内,随后将抓线钳经盂唇和股骨头之间进入关节腔抓取缝线,这样缝线的一端环扎盂唇后打结固定。当盂唇质量较好时,可采用单线缝合穿梭技术,即以缝合器将缝线的一端从盂唇底部穿入送至关节腔内,随后将缝合器靠近盂唇游离缘处穿刺盂唇组织进入关节腔,抓取缝线后打结固定。该方法可避免缝线存在于盂唇和股骨头软骨之间,造成后期软骨损伤。

(3)盂唇重建:目前已有学者报道采用自体或同种异体肌腱进行盂唇重建,其中最常用的是髂胫束(图6-5)。此手术主要适用于盂唇缺损且有疼痛症状的患者,在手术技术和适应证选择方面还有待于进一步改进。

图 6-5　采用同种异体髂胫束重建髋臼盂唇

A.同种异体髂胫束;B.盂唇重建后关节镜下表现;C.重建盂唇,恢复对髋关节的"密封圈"功能

四、康复原则及要点

单纯盂唇成形术后可完全负重,盂唇缝合和重建术后4~6周需拄双拐部分负重,随后逐步完全负重。关节活动度需循序渐进地增加,一般术后4周达到0°~90°,6~8周达到0°~120°。臀中肌和腰背肌力量对术后康复至关重要,需坚持练习。盂唇缝合术后8~12周可恢复正常生活,12~24周可散步、慢跑,24周后若肌力、平衡性、稳定性、灵活性达标可逐步进行剧烈运动。经积极功能康复,一般可获得满意效果。

第二节　股骨髋臼撞击综合征

股骨髋臼撞击综合征(FAI)是引起中青年,特别是运动量较大者髋关节疼痛的主要原因,也是引起早期骨关节炎的重要因素。髋关节形态学异常是由于股骨近端和(或)髋臼的骨性结构异常,在髋关节活动特别是屈髋内旋时发生股骨头颈区和髋臼边缘的异常碰撞,导致髋臼盂唇和(或)相邻髋臼软骨的损伤和退行性变,进而引起髋关节慢性疼痛的疾病。近年来,FAI已成为国内外髋关节骨科领域关注的热点。

一、解剖与发病机制

FAI 解剖学异常的病因目前尚未完全明了,目前认为胚胎时期的发育异常和遗传因素与 FAI 的发生有相关性。FAI 是由于股骨近端和(或)髋臼解剖学异常而导致股骨近端与髋臼边缘发生异常碰撞,造成髋臼盂唇撕裂及髋臼关节软骨损伤,引起髋关节慢性疼痛、髋关节活动范围受限(特别是屈曲和内旋受限),最终导致骨关节炎的一种疾病。股骨近端的解剖学异常包括股骨头颈交界处前部或前上部骨性突起(典型者如"手枪柄"样畸形),股骨头形态不规则(如非球形)、股骨头颈偏心距缩短、颈干角过小、股骨颈前倾角减小等。髋臼解剖学异常包括发育畸形、髋臼过深、髋臼内陷、髋臼局部后倾或整体后倾、盂唇骨化等。当髋臼前外方出现局部过度覆盖时,屈髋可导致髋臼缘和股骨头颈之间发生异常碰撞,在造成盂唇损伤的同时可因杠杆原理使股骨头向后外侧半脱位。

二、临床分型

按解剖部位形态学异常,FAI 可分为凸轮型、钳夹型和混合型。

1.凸轮型 FAI　产生的主要原因是股骨近端解剖学异常。最常见的是股骨头颈交界处前部或前上部出现异常骨性突起。该型多见于运动量大的年轻男性。股骨头颈交界处的骨性突起在髋关节屈曲内旋时挤压、碰撞并剪切髋臼盂唇与软骨。盂唇多从表面向内部损伤或撕裂。髋臼软骨损伤通常发生在髋臼的前上部,且位于盂唇和软骨移行部位。

2.钳夹型 FAI　多见于活动量大的中年女性,产生的主要原因是髋臼解剖学异常,包括髋臼局部骨质增生、发育畸形、髋臼前倾减小(甚至后倾)、髋臼过深、盂唇骨化等,造成髋臼对股骨头的过度覆盖。髋关节活动时,髋臼缘与股骨头颈交界处的异常接触,导致髋臼盂唇损伤变性、股骨头颈交界处及髋臼骨囊性变。

3.混合型 FAI　研究表明,凸轮型 FAI 和钳夹型 FAI 很少单独发生,临床上 60%~70%患者为两者同时出现,即为混合型 FAI。

三、临床评估

1.病史　好发于喜欢运动的青壮年,常表现为不明原因的髋关节慢性疼痛和(或)活动受限,可能有轻微的外伤。疼痛多为隐痛、酸胀感及关节闪痛等,部位以腹股沟区最为多见,也可出现股骨外侧和后侧疼痛。随着疾病进展,疼痛可能放射到膝关节,还可出现腰背部、骶髂关节、臀部或大转子处疼痛,但很少会波及膝关节以下。髋关节活动受限以屈曲内旋和屈曲外展最为显著。以上症状可在长时间行走、下蹲、抬腿、久坐后起立、剧烈运动时出现或加重。

2.体格检查　主要表现为髋关节活动受限,以屈曲、内收、内旋受限最为明显。早期或病情较轻的患者步态多正常,但是病情一旦加重会出现躯干向患侧侧弯的臀中肌无力步态。

3.特殊检查　主要包括前方撞击试验(FADIR 试验和 FABER 试验)、后方撞击试验和滚木试验等。前方和后方撞击试验的阳性率高达 95%以上。FABER 试验对诊断 FAI 的敏感度为 60%。滚木试验对 FAI 诊断准确率高达 99%。

4.影像学检查

(1)X线检查:考虑 FAI 的患者应该拍摄标准的骨盆正位片和特殊侧位片。特殊侧位包括 Dunn 位、穿台位、蛙式和假斜位等。目前,认为髋关节 45°、60°及 90°Dunn 位片检查对诊断凸轮型 FAI 更为准确(敏感度 91%,特异度 88%,准确率 90%)。常用的骨盆 X线片测量指标如下。

1)髋臼倾斜度:倾斜程度主要是以髋臼前、后壁的解剖关系来衡量的,在髋关节正位片上,正常髋臼前壁水平、靠近内侧、覆盖股骨头的内 1/3,后壁垂直、靠近外侧、覆盖股骨头的内 1/2。前、后壁边缘在 X线片中投影为不相交的"人"字形。若出现髋臼局部后倾,其髋臼前后壁边缘投影为相交的"X"形,即为交叉征或"8"字征阳性。

2)LCE 角:又称为外侧中心边缘角,反映髋臼外侧对股骨头的覆盖情况,是指在骨盆正位片上,通过股骨头中心的垂直线和股骨头中心与髋臼外上缘连线的夹角。其正常值标准尚无定论,一般认为是 25°~35°,当>40°时考虑髋臼存在过度覆盖。

3)α 角:反映股骨头颈交界区骨质突起的范围,是指经股骨头中心向股骨头开始失去圆度的点做直线,该直线与股骨颈轴线构成的夹角。一般认为 α 角≤48°为正常,而≥50°是诊断 FAI 的临界值,提示存在凸轮型 FAI 可能(图 6-6)。

图 6-6　α 角及偏心距(OS)测量

上图为正常股骨头颈;下图为凸轮型 FAI

4)头颈偏心距(off set,OS)及偏心率:反映股骨头颈交界区骨质突起的高度。头颈偏心距和偏心率越小,越容易发生撞击。偏心距是髋关节侧位片上平行的股骨颈前缘切线与股骨头前缘切线之间的距离,正常值为 11.6mm,通常<9mm 为异常,FAI 患者一般≤7.2mm。偏心率是头颈偏心距与股骨头半径的比值,通常认为≤0.17 为异常。此外,常用的测量指标还包括头臼指数(髋臼覆盖率)、臼顶倾斜角、Sharp 角、Tönnis 指数、髋臼前倾角、颈干角等。一般需要根据多个指标来综合评估髋关节的骨性解剖结构。

另外,凸轮型 FAI 可见在股骨头颈连接处前外侧平直或突起,骨盆正位片上股骨近端呈"手枪柄"征。

(2)CT 检查:单纯的水平面 CT 检查对 FAI 的诊断价值有限,应常规行冠状面重建和斜矢状面(平行于股骨颈长轴)重建。与髋臼边缘发生碰撞的股骨颈区软骨下骨可出现囊性变;碰撞的髋臼边缘骨质硬化或囊性变。三维重建可更直观地评估骨性撞击情况,凸轮型 FAI 可见在股骨头颈连接处前外侧平直或突起。一般建议术前常规进行 CT 三维重建,利于术前评估和手术方案的制订。

(3)MRI 检查:FAI 患者的 MRI 片可显示出股骨头呈不规则圆形、股骨颈偏心距减小、出现凹痕或边缘骨化。为了更清楚地观察髋臼盂唇和髋臼软骨的情况,可以进行 MRA 检查。其方法是向患者髋关节腔内注射 5~20mL Gad-DTPA,然后令患者穿刺侧髋关节免负重活动 10~15 分钟,随后进行水平面、斜冠状面和斜矢状面、径向位扫描。研究发现,88%的凸轮型 FAI 患者的 MRA 表现出三联征:α 角异常、髋臼前上方软骨异常、前上方盂唇撕裂。

四、诊断与鉴别诊断

青壮年慢性髋关节疼痛或出现与年龄不相符的髋关节退行性变者,影像学检查提示存在 FAI 异常解剖学结构的直接或间接征象,结合体格检查综合考虑,可以做出 FAI 的诊断。鉴别诊断方面需与股骨头坏死、先天性髋关节发育不良、髋关节骨关节炎等鉴别。

五、治疗

1.非手术治疗　FAI 患者初期可采用非手术治疗,包括休息、限制髋关节运动、服用非甾体抗炎药及关节腔局部封闭治疗等。非手术治疗只能暂时缓解疼痛症状,无法从根本上改变髋关节的异常解剖结构。虽然有研究报道非手术治疗对改善 FAI 患者早期症状有一定疗效,但其远期效果尚不确定。

2.手术治疗　手术治疗旨在解除髋关节的异常解剖结构、恢复关节活动度、消除股骨近端与髋臼的碰撞、修复受损的软组织、延缓髋关节骨关节炎的发生。根据手术方法分为开放式手术和关节镜手术。

(1)开放式手术:通过股骨头脱位技术彻底显露股骨头颈及髋臼边缘,去除产生异常碰撞的因素,使髋关节在正常生理活动范围内不发生碰撞,从而缓解症状。对于凸轮型 FAI,通过股骨头颈成形术去除股骨头颈交界处的异常骨性突起。对于钳夹型 FAI,通过髋臼缘成形术切除髋臼边缘的骨赘。若异常碰撞由髋臼后倾引起,必要时可行髋臼周围截骨矫形术。对于存在股骨颈前倾减小或内翻的患者,必要时需要进行股骨近端截骨矫形手术。

(2)关节镜手术:凸轮型 FAI 在关节镜下表现为局部明显高于周围的骨性突起,通常色泽略红。通过屈曲内旋和外展外旋可以重现撞击过程,镜下清理凸轮畸形,恢复股骨头颈区的自然弧度(图 6-7)。对于钳夹型 FAI,切除髋臼边缘引起撞击的骨赘,以减少髋臼前方的过度覆盖,最后把髋臼盂唇缝合固定在髋臼缘上。

关节镜手术也存在局限性,在纠正髋关节解剖结构异常(如髋臼后倾等)方面可能不如开放式手术彻底;术中进行髋臼边缘及股骨头颈交界处的切削时应务必谨慎,以免切除过度导致髋臼变形及股骨颈骨折。患者高龄、已有明显骨关节炎、症状持续时间较长、术前疼痛显著和术前功能评分较低等,预示 FAI 关节镜手术效果可能不理想。

图 6-7　凸轮型 FAI 股骨头颈交界处骨性突起关节镜手术前后

A.关节镜下外观;B.X 线片表现

第三节　髋关节外撞击综合征

髋关节撞击引发的关节疼痛和功能障碍逐渐受到临床重视。根据撞击部位的不同,可简单分为髋关节内撞击和髋关节外撞击两大类,前者主要指股骨髋臼撞击综合征(FAI),后者则包括髂前下棘撞击综合征、坐骨股骨撞击综合征、髂腰肌腱撞击综合征(内源性弹响髋)及大转子骨盆撞击综合征。髋关节外撞击既可以直接挤压软组织造成损伤,也可能继发性造成关节内撞击或不稳定,从而引发一系列临床症状。

一、髂前下棘撞击综合征

1.解剖与发病机制　髂前下棘位于髋臼前上缘的上方 5~10mm,股直肌直头的起点在髂前下棘的上部,其为橄榄形,头尾长度为(26.0±4.1)mm,内外宽度为(13.4±1.7)mm。在髋臼解剖的钟表定位上,髂前下棘外侧缘位于 1 点到 1 点 30 分,内侧缘位于 2 点到 2 点 30 分,而股直肌腱的反折头位于 12 点的髋臼上凹。

髂前下棘撞击综合征(sub-spine impingement,SSI)是指形态异常的髂前下棘(包括异常骨突增大和骨突方向异常)和股骨头颈部在深度屈髋时发生撞击,损伤盂唇、前关节囊和股直肌腱,从而引起不适症状。

髂前下棘的位置和形态与 SSI 的形成密切相关,可通过 CT 三维重建对髂前下棘的形态进行临床分型:Ⅰ型髂前下棘,其下缘和髋臼骨性边缘界限清晰并存在平缓的髋臼骨壁;Ⅱ型髂前下棘,其下缘延伸到髋臼骨性边缘,两者界限难以分清;Ⅲ型髂前下棘,其下缘向下突出超过髋臼骨性边缘。Ⅱ型和Ⅲ型髂前下棘可能导致髋关节屈曲和内旋活动度受限,也可能是盂唇损伤的潜在解剖因素。

造成髂前下棘形态异常的原因目前尚不完全清楚,既有先天因素如髋臼的局部后倾,也有后天因素如青春期过度活动造成髂前下棘被动牵拉继发骨性增生和骨突炎,还有继发于骨盆截骨术后髂前下棘的过度下移。

2.临床评估　SSI多见于运动活跃的年轻人,部分患者可能存在截骨矫形手术史或股直肌腱损伤史,多表现为髋关节深度屈曲和屈曲内收、内旋时腹股沟处疼痛,通常撞击试验阳性,以及屈髋90°时内旋受限。这与FAI的临床表现存在较大重叠,细致的体格检查可能会发现髂前下棘的压痛及被动屈髋时的机械性受限。

关节腔内封闭注射试验是进行鉴别诊断和明确疼痛来源的重要手段,对有些可疑FAI患者进行注射,如果深屈髋时疼痛缓解并不明显,需要警惕是否同时合并SSI。尽管关节镜手术可以同时处理关节内的FAI和关节外的SSI,但是术前对髂前下棘进行评估并明确有无SSI是十分有必要的。

对于可疑的SSI患者,需要进行系统的影像学评估,包括骨盆X线正位及65°假斜位摄片、三维CT和MRI检查。髂前下棘的突出状况、有无撕脱性骨折、股直肌腱的钙化及股骨颈的囊性变都应当在影像学评估中被重视。目前认为,三维CT是评估髂前下棘形态的最佳方式,MRI/MRA可以对盂唇和软骨的损伤进行细致的评估(图6-8)。

图6-8　髂前下棘形态的影像学表现

A.骨盆前后位X线片显示髂前下棘和髋臼前缘形成部分重叠,可能被忽视或被判读为交叉征阳性;B.65°假斜位X线片,可以显示髂前下棘的大致形态;C.Dunn位X线片显示髂前下棘异常骨突和头颈部的撞击关系;D.CT三维重建显示髂前下棘的形态;E.CT三维重建显示Ⅱ型髂前下棘和头颈部畸形同时存在,使得屈髋位棘下间隙更加狭窄,盂唇受到对冲挤压;F.MRI显示盂唇撕裂

3.治疗和康复　非手术治疗方法包括调整运动方式、康复训练、物理治疗和封闭治

疗,通常是患者的初始治疗方案,但临床疗效并不明确。

对于非手术治疗无效的患者有必要进行髂前下棘成形术。以往这种手术通过开放式手术完成,近年来关节镜微创手术逐渐成为主流(图6-9),而且关节镜下可以同时进行髋关节内病变评估和处理。术后康复并没有成熟和固定的方案,通常2~4周的拄拐部分负重和3~4周的异位骨化药物预防是必要的。

图6-9 关节镜下髂前下棘形态和打磨所见

A.盂唇部分剥离后显露髂前下棘增生(箭头);B.对髋臼缘上方的髂前下棘进行打磨成形(髂前下棘成形术)形成较为平坦的骨床

二、骨股骨撞击综合征

1.解剖与发病机制 坐骨股骨撞击综合征(ischiofemoral impingement,IFI)首次于1977年被提出来解释关节置换术后髋骨疼痛的原因。IFI的基本病理基础是小转子和坐骨结节之间骨性间隙的异常狭窄,从而反复挤压其间的股方肌,引发股方肌损伤,甚至导致腘绳肌腱、坐骨神经等软组织继发损伤。

坐骨股骨间隙(ischiofemoral space,IFS)内的软组织结构包括股方肌、腘绳肌肌腱、髂腰肌肌腱和坐骨神经。股方肌起于坐骨结节外缘,止于股骨近端转子间线的上段;髂腰肌止于小转子;腘绳肌的起点在坐骨结节。这些肌腱组织病变和滑囊的炎症既是IFI病变的结果也可能加重IFI,因此成为疾病发展的重要环节。

IFI的病因包含静态因素和动态因素两个方面。骨性形态是重要的静态因素,股骨颈干角和股骨近端前倾角的增大可造成IFS的减小。有研究显示,颈干角>135°和股骨近端前倾角>25°时IFI发生概率增大。另外,坐骨结节骨性异常、骨与软组织的占位性病变,以及腘绳肌近端的增厚都可能造成IFS的狭窄。有研究显示,坐骨股骨距离(ischiofemoral distance,IFD)的正常值女性为18.6mm,男性为23mm。IFS并不是一个恒定值,而是一个动态的概念,股骨位置和步行姿态会对其造成显著影响,通常IFS在股骨内收和外旋时缩小、股骨外展和内旋时增大,步态异常带来的大腿过度内收和过度外旋,将会造成行走过程中IFS的狭窄。表6-1列出了IFI的原发(先天)因素和继发(获得)因素。

表 6-1 IFI 的原发因素和继发因素

原发因素	继发因素
髋外翻 小转子突出 先天性股骨偏后内 股骨直径过大 异常的股骨颈前倾 股骨颈较短 骨盆骨性解剖异常	功能性疾病 髋关节不稳定 骨盆、脊柱不稳定 内收、外展不稳定 坐骨结节、肌腱病变 创伤、过度使用和超范围活动 医源性因素、肿瘤因素 膝外翻、肢体不等长、足外翻等

2.临床评估　IFI 患者 80% 为女性,以中老年女性最为多见,平均年龄为 50.8 岁。最常见的临床症状是髋关节后方疼痛,多位于坐骨结节外侧、臀肌深层;有患者出现类似弹响的症状及坐骨神经的放射痛症状,不能大跨步和长距离行走;若腘绳肌肌腱和坐骨神经受累,还会伴发相应的临床症状。IFI 可能引起髋关节后伸受限,造成腰椎关节面压力增加,出现下腰痛的症状。IFI 试验和跨步试验是最为常用的体格检查方法。

(1)IFI 试验:患者取侧卧位,检查者使患者被动伸髋外旋并内收髋关节时诱发髋关节后方疼痛,被动外展髋关节则疼痛缓解,此为 IFI 试验阳性。

(2)跨步试验:患者在较大跨域的步态中髋关节后伸时诱发撞击产生疼痛,步幅缩小或外展步态则疼痛可缓解;如果发生可重复的疼痛,视为阳性。

3.影像学评估

(1)X 线检查:尽管髋关节 X 线假斜位片对 IFS 狭窄具有提示意义,但是整体上骨盆 X 线片对于 IFI 的评估和诊断帮助不大,通常作为是否存在骨性畸形的筛查手段。

(2)超声检查:被用于股方肌水肿的评估及 IFS 的测量,是动态评估运动时 IFS 变化的检查手段。

(3)MRI 检查:是诊断 IFI 的"金标准",IFS 和股方肌间隙(quadratus femoris space,QFS)是最为常用的影像学指标。IFS 是坐骨外侧皮质和小转子内侧皮质之间的最小距离。QFS 是腘绳肌外缘到小转子后内面之间的间隙。Torriani 首次用 MRI 对 IFS 和 QFS 进行了测量,认为 IFS≤17mm 和 QFS<8mm 为异常。除此之外,MRI 还可以对 IFS 内软组织水肿和脂肪浸润、骨髓水肿、腘绳肌腱炎、坐骨结节炎、坐骨神经受累情况等进行评估(图 6-10)。需要提醒的是 IFI 是动态的问题,基于静态的影像学评估并不足以确定临床诊断,需要结合体格检查进行诊断。

图 6-10　MRI 示 IFS 和股方肌损伤情况

A.左箭头示 IFS,右箭头示 QFS;B.IFS 狭窄并股方肌水肿和变性(星号)

4.治疗和康复

(1)非手术治疗:非手术治疗包括调整运动方式(步幅的控制)、应用非甾体抗炎药、外展肌力训练、核心肌力训练及个性化的髋关节运动训练。外展肌力弱引起的 IFI 可以通过外展肌力训练获得缓解;过度内旋引发的 IFI,可以进行姿态矫正等康复训练;透视或超声引导下注射封闭既可以区分疼痛来源,也是有效的治疗方式。

(2)手术治疗:对非手术治疗无法缓解者需要考虑手术。手术的目的是建立正常的 IFS,可以通过小转子或坐骨成形来实现,必要时双侧都进行成形。手术包括开放式手术和关节镜手术。

关节镜手术时,患者取仰卧位,使用牵引床,床体向对侧倾斜 20°。入路是前外入路、后外入路和小转子水平远端入路。首先,在牵引下进行中央间室检查,而后进入臀肌深层间隙,从前外入路置入 70°的关节镜,其他入路作为工作入路。为更好地显露小转子,通常需要将部分股方肌切开,切开位置要在旋股内侧动脉和股动脉第 1 穿支之间进行,保留远端股方肌,避免血管损伤。术中通过髋关节内收后伸及内旋来评估小转子减压的程度(图 6-11)。需要注意的是,进行小转子成形或多或少会损伤髂腰肌肌腱的止点。若同时合并有腘绳肌损伤,同时进行坐骨成形和腘绳肌的修复固定,可以通过臀部小切口完成。

图 6-11　关节镜下臀肌深部间隙

A.外旋肌群(三角形)和坐骨神经(五角星);B.股方肌(四角星)和坐骨神经毗邻关系;C.股方肌部分切段后显露小转子(六角星)

(3)术后康复:通常需要 4 周的部分负重和中立位的伸髋拉伸,术后恢复良好的外展和伸髋力量对维持腰骶骨盆的平衡特别重要。对于小转子成型或髂腰肌腱固定的患者,应当限制主动抬升髋关节的动作。

三、髂腰肌肌腱撞击综合征

髂腰肌肌腱由起源于髂嵴及内侧髂骨面的髂肌和起源于第12胸椎及全部腰椎的腰大肌构成,止点在小转子上。解剖学证实,髂腰肌肌腱在髋关节水平恰好位于盂唇前方,髂腰肌肌腱的反复牵拉撞击可能造成前方关节囊盂唇复合体的损伤。另外,肌腱自身的过度紧张和炎症,也是造成髂腰肌肌腱撞击综合征的病因。与经典的FAI患者盂唇损伤位置发生在前上盂唇不同,髂腰肌肌腱撞击综合征的盂唇损伤多位于髋臼时钟定位3点位置。

髂腰肌肌腱撞击综合征多发生于爱好体育运动的年轻女性,多为25~35岁。研究发现,撞击综合征的发生与髂腰肌肌腱的直径相关,患者髂腰肌肌腱较正常人群的肌腱更细。临床表现为主动屈髋时前方疼痛,可能伴有弹响感,还可能存在局部无特异度的压痛。撞击试验阳性,直腿抗阻试验阳性,并且可能由屈曲外展外旋位到伸髋位时诱发弹响。

通常髂腰肌肌腱撞击在X线片上没有阳性发现,MRI检查或造影检查可能发现髂腰肌肌腱滑囊囊肿或股骨头颈区存在水肿或滑膜疝,超声检查有助于诊断和动态评估髂腰肌肌腱和髋关节的撞击。

治疗包括非手术治疗和手术治疗。非手术治疗即康复和运动调整,以及局部穿刺注射。手术治疗主要是进行髂腰肌肌腱的松解和延长。髂腰肌肌腱松解可以通过牵引在中央间室盂唇前方进行松解,或屈髋位通过髋关节外周间室进入髂腰肌肌腱滑囊进行松解,还有通过关节外进行小转子水平的松解。

四、大转子骨盆撞击综合征

大转子骨盆撞击综合征是指髋关节外展时大转子和骨盆发生的撞击,其病因包括发育异常,如股骨近端骨抑制、Perthes病、骨髓滑脱等,也包括骨折后畸形等。临床表现为髋关节过度外展或后伸时疼痛和活动受限,体格检查可出现"离合器换挡"体征。该类撞击发生率较低,可以通过X线和CT检查发现显著的骨性异常。治疗方案需要进行个体化的评估后制订。

第七章　微创人工髋关节置换技术

第一节　后入路小切口髋关节置换手术技术

自 1874 年 VonLangenbeck 首先描述髋关节置换后入路以后,至今约有多达 13 种改良方式,其中包括 Kocher、Gibson 和 Moore 入路。1997 年,创伤科医师 Dana Mears 与 Zimmer 公司一起提出了微创设想。到 2001 年后路微创手术开始进入临床试验阶段,并于 2003 年进入国内。一般认为小切口全髋关节置换术皮肤切口应小于 10cm,其初始目的虽然是追求美学效果,但是近来的研究都倾向于强调它的功能效果,着重于在保证安全的前提下减少深层软组织创伤。

后入路小切口的优势在于关节外科医师对常规后入路全髋关节置换的理念相对熟悉,因此学习曲线较短,而且在手术进程中具有一定的弹性,可随时根据需要改变切口长度。随着熟练程度的增加,甚至可以使用普通器械完成。因此对于大多数关节外科医师具有较强的可操作性。

一、操作技术

1.患者体位　患者取侧卧位,手术侧在上,双侧髂前上棘的连线需垂直于手术床,腰骶部与髂前上棘或耻骨联合部准确支撑以保证手术过程中不会产生骨盆前倾或后倾,引起假体的安装角度判定误差。此外同侧上肢的支撑摆放也对体位有一定影响。支撑腿摆放在屈髋屈膝 45°。但是笔者体会这一普遍应用的固定体位在涉及内收肌或缝匠肌等松解时要做相应的改变。因此消毒铺手术巾时应留出足够大的视野,以利于术中对骨盆平面的辨识和对身体水平面的确认。

2.软组织分离　对于后入路的皮肤切口位置设定,不同的医师略有不同,但基本都以股骨大转子的顶点作为标志性参照点来设计。Zimmer 在早期推出后入路小切口全髋的切口描述:骨盆最高点向后下两横指为 A 点,指向大转子中心的 B 点向下,切口的轴线位于 A 和 B 的连线上,约为 7.5cm 长。以大转子顶点水平计,切口的 70% 位于远侧,30% 位于近侧(图 7-1)。典型的后入路是在髋屈曲 45°,切口以大转子顶点为中心,向近、远端各延长 5cm,近端部分的切口线向后微弧指向髂后上棘,远端沿大转子后缘至大转子的股肌转子水平或以远,但必须要沿股骨干向下走行。对于后来发展的典型的小切口,通常会要求切口位置有些许后移。有人认为小切口的位置应该位于大转子的后 1/3,患者体型越大,切口越短,切口位置越靠后方(图 7-2)。

图 7-1　Zimmer 早期推出的后入路小切口位置分布示意

A.为骨盆最高点向后下两横指;B.为大转子中心点切口位于 A 和 B 连线上

图 7-2　两种后路小切口

向上,切口 A 可向髂后上棘任意延长,切口 B 可向髂后下棘任意延长。向下两切口都可以沿股骨干后缘线任意延长

后路小切口的切口线设定与分布对手术操作的影响不容小视。如欲在有限的显露下准确而安全地完成手术,就必须追求合理的分布切口的位置,切口布局的差异时常会让初学者感到困惑,所以相关临床研究从未中断过。有学者认为,小切口应在从容操作的前提下设定,向上有利于髋臼磨锉,向下便于股骨髓腔准备,同时又可避免对软组织特别是皮肤的挫损。根据长达 15 年的小切口后路全髋关节置换手术应用体会,国内学者总结出了所谓"一掌式小切口设定法",即术者立于患者后方,伸出与患侧相反的手,将中指轻抵股肌结节的后部,示指尖触股骨干后缘线,五指自然伸展如同休息位,这时示指与小指间的直线或微向上弧的连接线就是理想的切口线。一般这样设定的切口长度为 7~

10cm。

切开皮肤、皮下组织向下切至臀筋膜,随后于大转子后顶点紧后方顺着切口方向切开阔筋膜全层并向后上切开臀筋膜,然后顺臀大肌纤维走行,钝性分离开臀大肌,其长度可略长于皮肤切口长度。此时可以直视转子后脊和附于其上的小外旋肌群浅层的脂肪筋膜层,注意坐骨神经即位于其内后方深部的小外旋肌群的浅面,除有髋关节外旋僵直或发育畸形,一般情形下无须显露坐骨神经。

3.暴露关节囊　沿转子后嵴切开脂肪筋膜移行部,并用骨膜剥离器或纱布将之向后轻轻推开,用"S"形拉钩轻轻牵向后方。注意拉钩顶端不可深扣,以防伤及后方的坐骨神经。牵开上方的臀中肌后即可完整地直视小外旋肌群在转子区的附丽。电凝外旋肌群内浅在的小血管,沿其于转子后脊下的止点部切断上孖肌、闭孔内肌、下孖肌,距股骨止点约 0.5cm 切断股方肌上 1/2 以利显示股骨颈基部及窥视小转子以作为截骨水平参考,注意切断时要层层凝切,尤其是股方肌内的血管如不及时电凝,肌肉断端回缩后会有较多出血,在止血时费时较多。至于梨状肌,常规体型的患者基本都可以保留或做部分切断松解,尤其是对于外展肌力较弱或高龄患者,保留梨状肌对于髋关节的稳定性是有意义的。当然,如果对手术显露影响较大则可于止点切断,任其回缩,因为其腱性部分明确,修复时很容易触及。所有的小外旋肌切断后,顺关节囊表面使用骨剥离器一同向后推开至髋臼缘以外。由于保持层次分明,这样便无须做梨状肌等的标记,也利于接下来的操作中减小牵开关节囊时的阻力。也有术者偏好于小外旋肌与关节囊同层切开。这应该仅是技术细节上的差异。

牵开外旋肌后,其下的关节囊完整可视,注意置于臀中肌下的拉钩只能做轻拉以免造成损伤。

4.切开关节囊　顺转子后脊,由梨状肌窝至小转子前上方充分切开关节囊,以防牵拉时撕裂不利于修复。再与之垂直向后上方呈倒"T"形切开,至髋臼后上缘以上 0.5～1.0cm,并向两侧稍做紧贴骨面的潜行剥离松解。由于关节囊在髋臼缘的纤维附着极其牢固,直接用骨膜剥离器不易剥离,且易撕损其与骨膜移行部。笔者喜欢使用止血钳尖部,自较厚实的髋臼盂缘与骨性边缘交界处刺入后轻轻撬起,即可轻松掀起关节囊,这样既可以避免在关节内清理和盂缘切削时切穿关节囊,给后续修复造成困难,更可以在安装臼杯时防止边缘软组织阻挡,充分显露骨性髋臼。

5.股骨颈截骨及股骨头取出　有人主张完全脱位后截骨。但笔者认为股骨头完全脱出后占用了有限的手术野,会增加软组织的牵拉,所以屈髋,将股骨内旋、内收,即可将股骨头及颈的后方完整地递送到术野内;用两把 Hofmann 置于股骨头后上、前下,轻轻牵开关节囊及肌肉。股骨颈截骨平面的确定有两种方法比较便捷,也可以相互印证。一种是自梨状肌窝的股骨颈基部起始处向内、向下做 45°倾斜标记线,再以手触摸小转子上缘至此线的股骨矩保留高度应为 1.0～1.5cm;另一方法是直接向下剥离股方肌并向远侧牵开,直视下确定小转子上股骨颈截骨高度,然后斜向外上方的梨状肌窝凹点做连线标记。顺此线全层截断即可。需要注意的是,由于切口小,大转子难以完全直视,向外上锯时要避免损伤大转子,尤其是骨质疏松患者,如不控制好锯速与力量易造成误伤。此外,要确定股骨颈前侧皮质是否彻底切断,否则在加大髋屈曲、内收、内旋时有可能造成前方劈裂。保留股骨近端入口的解剖结构完整与充分对于近端固定性生物假体的早期稳定性极为重要。此外要重视的是,在使用电锯截股骨颈时,于小转子平面的内侧一定要用"S"形拉钩或其他拉钩将内侧的软组织牵开,以防电锯摆动时伤及走行在邻近软组织内的坐骨神经。

将大腿做内收内旋,并同时稍用力向远侧牵引即可让截骨端脱离并张开,再适当撬拨股骨头使其断端朝向术者,术者用手指触摸股骨头主体方向,再于其中央部轴向拧入股骨头拔除器。此操作中,需要重视的是要将截骨端脱离足够充分,以免在用力旋转外拨时意外磨损股骨侧截骨面。其他细节同经典后入路取头技巧。

6.髋臼准备及安装 保持前述体位,以一个拉钩置于髋臼前壁外侧,连同股骨近端牵向前下以显露髋臼前部,另置一双齿钩于髋臼切迹偏后方向后下牵开。髋臼上方以 1~2 根斯氏针自关节囊内面上撬并打入髂骨体,这样可以减少手术野内的占位。如有必要可再辅以一把"S"形拉钩将后侧的软组织牵开,有人主张此处使用 Hoffmann 拉钩,但后壁倒齿的安放受限,且易过度牵张软组织。如此,便可以直视完整的髋臼。

于关节囊内将超出髋臼缘内壁的软组织清理干净,但不要切透关节囊。这样就可以在无障碍条件下磨锉髋臼。如没有偏心臂的臼锉,则须在操作时将两侧拉钩松弛下来,利用有限的切口长度,使髋臼锉的柄向远端倾斜 40°~45°,如仍不能有足够的角度则应略向下延长切口,直至可以刨出正确的髋臼外展角至渗血面。

需要注意的是,在很多退变严重的髋关节,不易刨出骨出血面。由于骨性增生严重,可以形成卵圆窝及切迹周围的硬化夹层。以至于在锉刨时将刨推顶向上方,形同髋臼中心上移且不易被发现。所以在锉刨前可使用骨凿凿除夹层或硬化骨赘,以确保生理的髋臼位置。还要强调,由于显露有限,锉刨的方向要随时调整,切不可损坏后壁及后上壁。一旦达到合适的大小,取出髋臼锉时便在臼内有一种明显的负压吸力,此时即为所需选择的臼杯大小。如不确定,则应使用髋臼杯试模。

同样,可使用带偏心矩的臼杯打入器或普通打入器,安装金属杯。注意合适的外展角及前倾角。小切口后路全髋最易犯的错误便是臼杯的安装误差,由于切口小,如利用不当,易限制杯的外展角度,尤其是使用直柄打入器时。笔者建议二步式打入臼杯。即先初步打入稳妥,然后取出打入器,再以活动的打入器不受限制地打压紧,同时还可以调整击打力的方向,对杯的方向做微小校正。如使用螺钉杯,钉孔预钻时使用的钻头不宜过长,因后方软组织阻挡会使钉道方向偏差,拧入螺钉后钉尾外凸。

当臼杯安装固定后,清洁干燥臼杯内壁,安装内衬。

7.股骨侧处理 去除拉钩及固定牵引钉。屈膝 90°,适当加大股骨屈曲、内收、旋前并向近端挤推,直至股骨近端被充分的"递入"并显露在切口内。以一双齿拉钩置于小转子及股骨矩下,另一顶端稍尖的拉钩置于大转子顶部牵开臀肌,即可 360°显露股骨近端。充分可视股骨近端对于后续操作过程中防止入口的骨劈裂具有意义。

良好的显露有利于后续的髓腔准备。同样,扩髓和锉髓腔时最好是使用有偏距的手柄,如是直柄,则应注意拉钩的力度变化,以免在进出髓腔时锉伤近端伤口的皮肤。锉髓前应彻底清理大转子侧的股骨颈基部残留,尤其是使用有肩的直柄假体时,它会限制假体的入髓方向,最终导致柄的外翻或内翻。对于前倾角的确定,在正常发育的股骨与截骨平台长轴保持一致即可,但多数都必须参照股骨髁通髁线以获得 15°前倾角。少数情形下,如先天性髋关节发育不良,尚会考虑联合前倾角的设定。

当扩锉至髓腔壁有硬抵抗感或呈实音时应停止扩髓,用止血钳伸入髓腔探知内外侧内壁呈硬质感时即为最终试模柄型号,在使用表面有喷涂或摩擦力高的假体,同时骨质又比较硬的时候,最好是将髓腔锉锉至预定平面深进 0.5~1.0mm,以防假体打入时爆裂。

8.缝合　再次冲洗伤口,整理关节囊上下瓣并钳夹对位,10 号丝线或可吸收线间断缝合 2~4 针,梨状肌如有切断,可重新将之附丽于臀中肌止点附近。股方肌断端与残存止点或转子后脊下方钻孔后重新附丽。剩余的小外旋肌可不处理。

连续缝合深筋膜及阔筋膜,关闭伤口,术后摄 X 线片复查,术中透视非必需。

二、手术技巧和陷阱

小切口全髋关节置换的操作技术与经典手术相比,既有相似之处又有特别之处,手术医师宜在充分理解髋关节置换手术理念并积累了相应经验的背景下逐渐开展。过程中要注意以下要点。

1.不要过分强调切口的长度,要按需取长,按能力缩短,否则会造成操作不便,增加组织损伤,影响假体安装位置。

2.小切口的分布位置很重要,有限的切口必充分利用。如切口过于偏向头侧,则髋臼侧就不能从容;反之,股骨侧处理会很别扭。同样,偏前、偏后都会减小术野显露范围,"一掌式定位法"简化了这种切口设定难度,减小了误差,使长度得到高效利用。

3.微创理念不仅体现在皮肤切口的长短,更重要的是讲究深层组织的保护。还有人强调的由皮至骨层次分明的程式化显露及操作有利于减小手术损伤。

4.髋臼拉钩安放通常影响全臼的直视显露,固定钉可以从前上和后上方有效阻挡软组织进入视野而且不占用视野内的空间。

5.小切口全髋手术磨锉髋臼时,旋转中心与外展角极易产生误差。解决的方法是放入髋臼锉后两侧的拉钩要适当放松,以降低切口远角的软组织张力。此外,臼杯打入过程中,在初步取得稳定感后,由于软组织的弹性易向上对打入器的柄形成较强的推力,有可能改变起始位置,所以可推压保持杯的稳定下取出打入器的柄,在分体的情况下相对自由地调整柄的角度,充分击牢臼杯。如仍然困难建议适当延长切口。

6.股骨侧的处理关键是通过屈曲、内收、内旋髋关节,屈膝 90°给股骨轴向上的推力,将股骨入口"递入"伤口内,操作过程中易对切口造成挫伤,应注意髓腔锉等出入股骨开口时保护软组织。

7.因小转子易被软组织遮挡,确定股骨柄的前倾角要随时参考股骨髁的通髁线,所以在铺手术巾时不应过度臃肿,以免影响解剖标志识别。

8.对选用的假体柄要有清楚的了解,特别是表面处理及与髓腔的早期固定形式。如表面摩擦力高的假体,根据骨质状况有时要适当预留髓腔空间,将同型髓腔锉向远端多打入 0.5~1.0mm 将是不错的选择,减少了股骨劈裂之忧。

9.复位时术者用手推股骨头观察杯的上缘相对位置,应待股骨头完全进入臼杯上缘以内水平时才可旋转复位,否则在视野不充分的前提下强行扭转,同样可导致股骨近端劈裂。

10.关闭伤口时关节囊可以很方便地修复,梨状肌、股方肌属必修复组织,因为这样有利保持髋关节的张力,有助于防止术后脱位,同时减少术后出血。

11.术后只要患者全身情况允许,麻醉清醒后即可完全下地负重。

第二节 SuperPATH 微创髋关节置换手术技术

自 20 世纪 60 年代被提出以来,全髋关节置换术在临床中应用越来越广泛,这得益于手术医师不断进行手术技术的创新,而手术入路始终是医师们关注的热点。任何手术入路都需要手术者熟练掌握髋关节的解剖,以便术中最佳显露股骨和髋臼视野,减少并发症及优化术后髋关节功能。临床实践表明,手术暴露、解剖分离和软组织损伤是导致血管及肌肉、肌腱损伤的主要原因,除增加出血外,这些损伤还直接影响患者术后的全身反应、局部疼痛及功能康复。因此,在不影响手术疗效的前提下如何最大限度地减少手术对关节周围软组织和生物学环境的干扰,一直是手术医师追求的目标。近 10 年来,学者们提出了多种保留肌肉的微创全髋关节手术入路,包括 SuperCap 入路和 PATH 入路,这些技术能够减轻术后疼痛,保留步态运动学,促进髋关节早期无限制的功能锻炼。本章介绍的 SuperPATH 入路,即经皮辅助上方关节囊入路全髋关节置换,是 James Chow 博士在 2011 年结合 SuperCap 入路和 PATH 入路两种技术的优势,提出的手术入路技术。其特点是使用了 PATH 技术经皮辅助工作通道完成髋臼的操作,同时使用 SuperCap 技术上方关节囊入路原位完成股骨侧操作,设计并改良了工具和操作流程,建立了一套比较完整的手术操作方案。短期临床报道,该技术具有术后并发症低、输血率低、术后步态优良及住院时间减少等优点。

一、操作技术

1.患者体位 将患者置于便于手术医师操作的标准侧卧位。因为本技术的特性,不需要将患者置于手术台前缘,因为下肢无须进行最大限度的内收。

为了确保合适的骨盆旋转,将髋关节稍向后倾。术侧髋关节屈曲 45°、内旋 10°~15°,让大转子朝上。将术侧足部抬高或放置在 Mayo 架上,下肢稍内收,术侧下肢的重量可使骨盆置于平衡旋转中立位。这是手术的基本体位,在大部分手术时间里,患肢都将保持在此位置。

2.软组织分离 切口始于大转子尖部后角,沿股骨轴线向近端延伸 6~8cm。切口止于臀大肌表层筋膜水平。然后使用电刀切开筋膜,切口范围始于大转子顶部,并与主切口平行延伸。可以屈曲、伸直,或内收术侧下肢,以调整在主切口中的术野。使用翼尖剥离器分离臀大肌,暴露覆盖臀中肌的滑囊。沿着臀中肌后缘仔细切开一薄层的滑囊组织。

将 Cobb 调位器插入臀中肌下方,然后使用钝头 Hoffmann 拉钩替换。让手术助手轻压拉钩,在保护臀中肌的同时维持拉钩的位置。不应过度按压钝头 Hoffmann 拉钩,使其叶片与伤口的成角超过 90°,对于髋关节肌肉紧张的患者可能需要松解短外旋肌。在学习曲线过程中可以逐渐减少切口长度和对短外旋肌的破坏,直至保留全部的短外旋肌(图 7-3)。

图 7-3　软组织分离

A.皮肤切口;B.沿臀大肌肌肉纤维分离臀大肌,显露其深层的臀中肌和梨状肌、臀小肌

3.暴露关节囊　一名助手外展、外旋髋关节(抬高膝关节同时将足部固定在 Mayo 架上),以减少外旋肌的张力,将 Cobb 调位器从后方放置在梨状肌腱和臀小肌之间。外旋肌可以保护坐骨神经。然后使用钝头 Hoffmann 拉钩替换 Cobb 调位器,现在钝头 Hoffmann 拉钩位于后关节囊和外旋肌之间。钝头 Hoffmann 拉钩的叶片弯曲角度应不超过 90°,并且 Hoffmann 拉钩的手柄应互相平行。然后放下膝关节,下肢回到基本体位。如果梨状肌腱产生了过多的牵拉力,此时可以在直视下对其进行松解(图 7-4)。

图 7-4　分别使用拉钩向前后方向牵开梨状肌和臀小肌,显露髋关节上方关节囊

4.切开关节囊　使用 Cobb 调位器轻轻将臀小肌后缘向前推,暴露下方的关节囊(图 7-5)。然后用电刀沿主切口方向切开关节囊。应使用长头电刀切开转子窝,防止股骨颈基底部周围出血。确保使用电刀对整个股骨颈鞍部和大转子进行完整准备。在减少此区域众多血管出血方面,过度准备比准备不足好得多。关节囊切开范围从股骨颈鞍部延伸至髋臼近端 1cm 处。仔细从髋臼边缘将关节囊附着点进行 1cm 的骨膜下剥离,剥离范围向前、后各延伸 1cm。此区域剥离在各个方向上仅限 1cm,并且让助手通知足部运动,因为坐骨神经就位于此区域后方 2cm 处。关节囊切口应为简单直线,并且在手术结束时

191

进行缝合。

图 7-5　切开关节囊

让助手抬起膝关节以减少外旋肌张力,并在关节内将 Cobb 调位器插入后关节囊和股骨颈后方之间。然后用之前插入后关节囊的钝头 Hoffmann 拉钩替换 Cobb 调位器,再将下肢恢复基本体位。以相似的方式在关节内重新插入前方钝头 Hoffmann 拉钩。对关节囊进行标记以便于在修复过程中进行识别,然后分离梨状窝、大转子尖部和股骨颈前方(鞍部)。

5.股骨准备　对股骨进行扩髓和锉髓腔,保持股骨头完整,以最大限度减少股骨骨折的风险。

助手对膝关节稍施加内收压力,股骨颈鞍部即可出现在切口中。使用开髓钻,通过转子窝插入股骨髓腔中。可以使用干骺端铰刀扩张股骨近端开口,确保之后的手术工具能够正确对线,并且不会置于内翻位。

为了更简便地插入股骨髓腔锉,可以使用合适型号的圆形股骨距开口器和击打器手柄。从扩髓钻开口处开始,打开股骨颈,并朝向髋臼缘开槽。让助手施加额外的内收压力,最大限度进行暴露。然后将股骨距刮勺插入股骨中,准备股骨髓腔近一中段,确保髓腔表面可以提供良好的皮质接触,以促进骨长入,同时可以防止假体下沉和微动。

6.锉髓腔　为了准备股骨髓腔,根据选择的合适的铰刀+股骨髓腔锉,对于股骨柄仅使用股骨髓腔锉。带槽股骨髓腔锉手柄包括便于测定从股骨髓腔锉顶部到大转子尖部深度的测量标记。深度通常为 15～25mm,并且根据患者解剖结构和术前的下肢长度不对称情况而有所不同,可以使用股骨髓腔测量器进行检查。在打入最终的股骨髓腔锉后,取出股骨髓腔锉把手,并将股骨髓腔锉用作内部股骨颈截骨导向器。

7.切除股骨头　为了让股骨颈截骨平面与手术切口平行,让助手抬起膝关节,使髋关节稍外展。使用窄片摆锯沿着股骨髓腔锉顶端进行股骨颈截骨,也可使用往复锯完成截骨。

8.取出股骨头　将带螺纹斯氏针插入股骨头的硬质部分,撬动斯氏针,旋转股骨头至最大限度内收。然后将第二根斯氏针插入股骨头另外的硬质部分,使用仍处于连接状态的钻头夹,将股骨头从主切口中取出。

如果股骨头取出困难,可以取下第一根斯氏针,继续向内收位旋转股骨头,然后再插入第二根斯氏针。可以将股骨头不断旋转至最大内收位,直到圆韧带断裂或可以用电刀切断圆韧带。

9.髋臼准备　将下肢保持在基本体位,然后将两个尖头 Hoffmann 拉钩从髋臼正面和反面插入关节囊和髋臼唇之间。在直视下,切除所有髋臼和髋臼唇上的残留组织。注意后方的闭孔动脉。在切除软组织之后,可以使用电凝控制出血(推荐使用长头电刀)。

在近端切口髋臼边缘的骨膜下放置一个 Zelpi 牵引器,在远端关节内放置一个 Romanelli 牵引器。联合使用这些自动牵引器可提供旋转稳定性,并形成了髋臼锉和假体置入通道。现在,移除尖头 Hoffmann 拉钩。

10.经皮工作通道建立　将下肢仍置于基本体位,让助手将骨钩尖部插入股骨髓腔锉顶部,并向前方牵拉股骨。然后将对线手柄、导向器、带螺纹髋臼杯适配器和髋臼杯试模组合,并将其放入髋臼。使对线手柄顶部与患者躯干垂直,导向器杆与垂直轴倾斜 10°~15°,可与患者在手术台上的骨盆倾斜角度相对应。

此时可以插入带套管的钝性穿刺器,直到穿刺器尖贴近术侧下肢。在钝性穿刺器与下肢的交点处,垂直做一个 1cm 的皮肤切口。然后通过此切口插入套管和钝性穿刺器,朝向股骨后方插入 1~2cm,直到可以从主切口中看到套管。然后取出对线手柄、导向器、带螺纹髋臼杯适配器和髋臼杯试模组合,保留套管在位。通过改变下肢位置,可以容易地改变套管方向,进行多方向的锉磨。

11.锉髋臼　使用髋臼锉把持器,将合适型号的六角形髋臼锉插入主切口放入髋臼内。髋臼锉连杆插入套管后在髋臼内与六角髋臼锉连接。使用医师偏好的锉髋臼方法进行髋臼准备。

12.置入髋臼杯　将带螺纹臼杯适配器拧入髋臼杯顶孔,并固定在对线手柄上。对线手柄的设计在与患者躯干垂直时可以提供 25°前倾,在与地面垂直时可以提供 40°的外展。将臼杯放入髋臼,直接击打对线手柄,使髋臼杯置入髋臼底部。通过套管插入对线手柄顶部,直至固定在带螺纹臼杯适配器窝中。再次将对线手柄与垂直方向倾斜 10°~15°,以补偿患者置于手术台上的骨盆倾斜,然后击打臼杯打入器,直到髋臼杯完全打入与髋臼压配。可使用对线导向器连接臼杯打入器。

臼杯牢固固定后,使用臼杯打入器的六角头将带螺纹臼杯适配器从臼杯上拧下,并用髋臼锉把持器将其取出。

13.置入螺钉　将钻套插入套管,为髋臼螺钉打导向孔,直到在髋臼杯上确定理想钉孔,然后将螺钉钻插入钻套,并用螺钉钻末端的测深标记,钻孔至所需深度。取下螺钉钻和钻套。

另外,也可以使用钻套和一枚斯氏针以类似方式打导向孔。在使用这种组合时,将斯氏针插入钻管底部。随着斯氏针的不断旋转,骨被旋出逐渐剥离,逐渐形成 30mm 深的导向孔。

可以使用一套螺钉固定钳通过主切口将螺钉固定在位,然后球形螺丝刀或直形螺丝刀连接到棘轮螺丝刀手柄,并穿过套管,咬合并拧紧螺钉。

14.试模复位　通过测量截骨面或使用术前模板测量确认的假体组件,可以选择股骨头和股骨颈试模。将股骨颈试模安装到已插入的股骨髓腔锉上,同时控制下肢位置。将股骨头试模置入髋臼窝中,并将其开口旋转至后上位置。

钝性穿刺器头部插入髓腔锉顶部,然后将股骨颈试模装入股骨头试模中。在进行此步操作过程中,外科医师通过主切口直视下推移髋关节控制下肢,同时助手通过抬高或降低足部或膝关节来控制髋关节内旋和外旋。

15.拆卸试模　将下肢仍置于基本体位，让助手将骨钩尖部插入髓腔锉顶部，并向外侧牵拉下肢。将钝性穿刺器头部插入股骨颈试模的上方孔中。将钝性穿刺器侧边接入靠近骨钩尖端附近的凹槽，并将两件工具互相撬动，即可从髓腔锉上拆下股骨颈试模。然后取下假体试模，包括股骨髓腔锉。

16.置入假体　擦干假体锥部连接处后，可以使用臼杯打入器（通过套管）和合适的内衬打入器将髋臼杯内衬打入合适的位置。然后将股骨柄打入合适的位置。可以使用髓腔测深器末端的测深标记确认股骨柄距离大转子尖部的深度。将股骨头假体放入髋臼杯中，开口朝向后上方。

如果选择组配式股骨柄，可以使用带保护套的钳子将组配式股骨颈假体置入股骨柄套袖中，以保护股骨颈锥形结构。

注意：为了适当安装并打入组配式股骨颈，应确保组配式股骨颈和股骨柄套袖的锥形结构清洁、干燥，并使用骨锤重敲偏心型股骨颈打入器，将组配式股骨颈假体完全打入。将钝性穿刺器插入股骨柄假体顶部，清洁并擦干股骨颈和股骨头锥形结构之后，将组配式股骨颈装入股骨头中。在进行假体复位的过程中，外科医师通过主切口直视下推移髋关节控制下肢，同时助手通过抬高或降低足部或膝关节来控制髋关节内旋和外旋。可通过检查关节活动度来验证关节稳定性，同时还要确认合适的下肢长度。

17.缝合　关节囊保留完整，并可以与切口平行接近。缝合从接近关节囊上下端的位置开始。如果之前对梨状肌进行了松解，可以将梨状肌重新附着在臀中肌后缘上。逐层缝合臀大肌肌膜、皮下组织和皮肤。根据术中创面渗血情况选择是否放置引流。

二、手术技巧和陷阱

为了方便读者更好地学习使用这一手术技术，笔者根据自己临床实践并和有经验的医师的讨论，分享手术的技巧和陷阱。

1.体位　SuperPATH 入路使用常规的健侧卧位，需要患髋在术中能够有屈曲、内收和内旋的活动。骨盆的固定比较重要，建议前方固定耻骨联合或髂前上棘，后方固定骶骨。可允许骨盆略后倾，必须避免前倾。因为在术中可能因为股骨的牵拉导致骨盆前倾。同时，术前检查骨盆与身体纵轴的方向并调整手术床的水平有助于帮助术中确定髋臼的外展角度。

2.切口　SuperPATH 入路采用的切口基本为后入路切口的近端部分，建议患髋屈曲60°，沿股骨干纵轴方向做直切口，这样当髋关节处于中立位时，切口呈向后弯曲的弧形切口。初学者可以先将切口做长些，显露到大转子最高点，以利于术中判断股骨锉磨的方向和深度。随着手术技术提高逐步缩短远端的部分直至不显露阔筋膜张肌腱性部分，这样可以进一步减轻术后的疼痛。

3.髋关节的显露　在沿臀大肌肌纤维进入显露臀中肌外旋肌层后，必须让助手抬高患肢，做外展轻微外旋髋关节的动作，使臀中肌和外旋肌处于松弛的状态，有利于在外旋肌和关节囊之间插入拉钩进行显露。避免使用暴力强行插入拉钩而造成肌肉和肌腱损伤。待拉钩放入后再让患肢处于自然内收内旋屈曲状态进行操作。

4.关节囊的切开　由于 SuperPATH 入路是纵向切开上方的关节囊,如果不适当地进行前后方向的松解,显露或比较局促。对于关节囊有挛缩的患者,可以在髋臼侧向前后剥离 1cm 关节囊,更好显露髋臼,也有利于清除骨赘。

5.股骨的准备　股骨开髓类似于股骨髓内钉的置入,一般选择在梨状窝股骨颈前后中央。插入髓腔后一般因为股骨存在前弓,会使扩髓杆向后方移动。建议使用近端锉锉磨股骨近端,特别是靠近大转子部分的股骨颈皮质务必去除,避免因为皮质阻挡造成股骨锉和假体置入的内翻。

6.股骨柄前倾的确定　可根据原股骨颈和头的解剖前倾确定,如果是髋关节发育不良(DDH)前倾异常的髋关节,可参考膝关节屈曲 90°时小腿轴线做 15°前倾。

7.股骨大小的确定　根据术前模板测量及股骨锉打入时的进入情况决定。如果股骨锉大小和术前计划相差较大,必须在术中透视确定股骨柄的大小,防止假体位置不佳或骨折。由于 SuperPATH 入路不能直视小转子,一般将大转子尖端作为股骨柄置入深度的参考,打入连接工具上有标记供参考。

8.股骨颈截骨和股骨头取出　股骨颈的截骨可以使用窄的摆锯,笔者更推荐使用往复锯?当股骨头取出困难时,推荐用骨刀切除一部分股骨颈,取出后将大大方便股骨头的取出。

9.髋臼的显露　用好关节囊内的点状撑开拉钩能很好地显露髋臼前后壁,助手用骨钩向前下牵开股骨能显露髋臼下缘及髋臼横韧带。

10.经皮工作通道的建立　工作通道尽可能在紧贴股骨干后方,穿刺器一定从股骨后侧穿刺进入,这时导向器下的杯试模看上去好像是后倾,但是没关系,这只是为了确定套管通道的位置。在真正磨锉时,通过调整股骨位置使髋臼锉连杆置于正确位置,再进行磨锉。这时从皮肤外观上看可能套管位置和股骨位置是有距离的(非紧贴)。相反如果从皮肤外观看是紧贴股骨后侧,可能在切口里面就没有紧贴了。

11.髋臼锉磨　必须让助手帮助向前方牵拉股骨并同时屈曲髋关节,保证工作通道没有被股骨阻挡。股骨阻挡会使髋臼的偏心锉磨影响安装。锉磨大小以去除所有软骨保留软骨下骨为佳。由于没有髋臼试模,可以使用髋臼锉判断大小是否合适,若锉到合适型号,将髋臼锉留在髋臼内,将取出器插入髋臼锉中心的六角接口中,若取出器不会前后左右倾倒,即判定髋臼锉在臼窝中已紧实。

12.髋臼置入　SuperPATH 入路通常可以使用解剖定位判断髋臼置入的位置。在确定臼杯最后的位置时有两个重要参数:①臼杯下缘和髋臼横韧带平行;②臼杯前唇在髋臼前骨缘下 2~3mm,也就是术者可以看到髋臼前壁边缘。

13.假体的选择　SuperPATH 入路只是一种手术入路,如果有合适的工具应当适用于目前大多数的假体,包括一体和组配型假体,作为一种微创的术式,使用组配型工具进行操作更加便捷。如果医师有对高组配假体较多界面的担忧,可以选择一体柄。

第三节　侧卧位微创前外侧入路髋关节置换手术技术

髋关节置换手术是骨科最为成功有效的手术之一,目前临床最常用的手术入路包括外侧入路与后外侧入路。传统外侧入路需要自大转子部位分离部分前侧的外展肌(臀中肌与臀小肌)止点,所以可能会导致术后外展力量及旋前力量的减弱,从而增加脱位风险并增加跛行的概率。传统后外侧入路由于需要切断外旋肌,增加了早期术后脱位的风险。近年兴起的微创入路髋关节置换由于手术创伤小、术后功能恢复快、手术住院天数短、患者满意度高,为发展的方向之一,但在应用过程中需要经历较长的学习曲线,且需要一定的传统入路手术经验,故而应用受到一定的限制。微创入路代表性的有微创直接前方入路、微创前外侧入路、微创后外侧入路及双切口入路,大多为经典髋关节入路的改良。

微创前外侧入路(OCM 入路)来源于经典的前外侧 Watson-Jones 入路,2004 年国外学者最早报道了改良的前外侧微创入路全髋关节置换手术方法。手术自臀中肌与阔筋膜张肌之间进入,不切断任何肌肉,从而保留了外展肌的功能,具有创伤小、恢复快的优点,另外由于没有损伤后方关节囊和外旋肌肉,比后外侧入路具有更小的后脱位风险。由于阔筋膜张肌与臀中肌均为臀上神经支配,所以此入路并非神经肌肉间隙,故而也被称为保留肌肉技术。

自 OCM 入路报道后,越来越多的医师开始了微创手术的尝试,很多医师将其作为常规初次髋关节手术入路,国内对于前外侧微创入路的报道始于 2006 年,张先龙教授等则对入路进行了细致的解剖研究并进行了临床应用,近年,随着厂家工具及假体的改进,微创入路再次受到推崇,对于入路的了解也逐渐加深。

国内有学者在外侧改良 Hardinger 入路(切断前方 1/3 的臀中肌止点,术毕予以缝合)基础上,于 2013 年起采用 OCM 入路进行全髋关节置换手术,进行了入路解剖研究及改良,并进行了工具的改进,目前已经有 500 例前外侧微创入路手术经验,已将此入路作为常规手术入路,顺利地在 I 型、II 型、III 型先天性髋关节发育不良、陈旧性股骨颈骨折、髋内翻、骨性强直的强直性脊柱炎、翻修等复杂病例中进行了使用,大大降低了患者术后疼痛,获得了极高的患者满意度,手术后当天或第二天即可下地活动,降低了血栓发生风险,同时具有极低的跛行与脱位率。

一、操作技术

1.假体及特殊工具准备

(1)假体准备:髋臼假体无特殊需求,股骨假体尽可能选择合适做前外侧微创切口的假体,另外一些短柄假体也可使用,这些假体多有一个共同特点,股骨近端肩部较小,不需要进行大转子过多的开槽,需要注意的是各种柄均有不同的设计特点,需要有所了解,并结合患者的股骨形态进行选择。当然,一些公司的标准直柄也可以选择,但很多时候这样选择可能需要做相对多的松解,并可能会导致外侧臀中肌锉伤概率增加。

(2)特殊工具准备:很多时候,普通髋关节置换工具及拉钩也可以用作微创前外侧手术,但是一般都需要配备一些特殊的手术器械以防止意外情况,基本所有的公司都配备有适合微创前外侧入路的偏心髋臼锉、偏心股骨髓腔锉及弧形或大腿式臼杯安装器。

(3)手术拉钩准备:在厂家提供拉钩器械的情况下,仍建议使用自己适合的拉钩,好的拉钩可以使得手术流程简化并习惯化,有利于手术的常规化。以下为笔者常用的手术拉钩:7 号髋臼 Hoffmann 拉钩,十分有用,可以备用两把,拉钩便于显露髋臼及股骨颈;臀中肌保护拉钩,笔者在临床实践中自行设计了分左右侧的"麻花"扭弯拉钩,可以在显露髋臼时作为臀中肌保护使用,尤其在牵拉显露股骨时,"麻花"拉钩与臀中肌走向十分吻合,有利于保护臀中肌,从而降低其牵拉损伤概率;股骨矩拉钩,可使用窄的眼镜蛇拉钩或双齿拉钩方便翘拨牵拉股骨矩;门形拉钩,软组织保护用;其他备用特殊拉钩,如带光源的拉钩可以增强术野深部髋臼的显露效果。

2.患者体位、消毒及术者位置　可以采用标准平卧位或者侧卧位体位,笔者采用侧卧位,摆放要点如下:去除后方的手术床腿板,患者取全侧卧位,身体纵轴方向与手术床一致;大转子部位位于后侧床板远端上方约 10cm,保证患侧大转子向上凸起,同时术中方便进行髋关节后伸、内收、外旋动作;骶尾部、耻骨联合部位分别行支撑垫牢固固定,避免在术中摆放下肢时导致固定体位失效;健侧肢体处于屈膝屈髋位置,膝关节上方放置软枕,使得患肢放在健肢上时处于轻度的内收位,踝关节位置放置软垫避免压疮,将健侧肢体绑缚在手术床腿板上,防止术中健腿掉落;调节手术床位于水平位(也可根据习惯调整手术床于头低脚高位,方法有:透视法,使得双侧髋臼中心或股骨头中心重合;采用特殊的定位工具使骨盆处于标准侧位);有条件使用真空固定垫的,可以在体位固定后将真空垫抽空使得体位完全固定。

消毒范围包括会阴部,向前至患侧腹中线、上至脐上 5cm,后侧过背部中线,下至膝下 15cm,铺无菌单,露出患侧髂前上棘至大转子下方约 15cm,会阴部使用手术膜封闭,膝关节与小腿使用无菌防水袋或无菌巾单包裹。术者根据各自习惯可站在患者右侧,也可站在患者前方。两位助手一前一后站立,如有 3 位助手,保证前后侧各有 2 人。在处理股骨侧时候需要有一位助手维持患肢放置于床边,另一助手扶持拉钩。

3.软组织分离　切口方向略有不同,经典入路位于髂前上棘和大转子顶点连线,切口走向可以有各种变化,可始于髂前上棘后侧 3cm,指向大转子前结节,对于肥胖患者,预计可能向两端延长切口时,切口近端尽可能往后,使得切口线与身体中轴更为平行,可略呈弧形的切口,一般切口长 7~9cm。

锐性全层切开皮肤及皮下软组织,直至显露髂胫束,皮肤撑开器向两侧撑开,自切口线近端寻找阔筋膜张肌的外侧界线,髂胫束位于下方,阔筋膜张肌位于上方,髂胫束颜色灰白,而阔筋膜张肌呈红色,一般比较容易分辨,特殊病例难以分辨的可以寻找血管标记,可看到固定的血管从髂胫束下方穿出至表面。

髂胫束的切开线对于手术操作方便与否十分重要,有多种切开方式,可以自近端沿髂胫束纤维方向向远侧切开,或沿着切口线方向切开,也可略呈"L"形切开髂胫束,电刀或剪刀切开后,甲状腺拉钩将臀中肌及髂胫束向后方拉开,前侧拉钩将阔筋膜张肌向前侧拉开,此时即显露出臀中肌与阔筋膜张肌之间的间隙,自远端向近端钝性分离,可以发现穿行于臀中肌与阔筋膜张肌之间的穿支,长镊子夹持并电凝止血,一般有 2~3 根穿支,越靠近近端越需注意保护支配阔筋膜张肌的臀上神经终末支,此终末支一般位于髂前下棘下方约 3cm,直径约 3mm,使用示指轻微地向上钝性游离间隙。

4.暴露关节囊　此切口内无重要血管神经,显露清楚的情况下,均可以使用电凝进行止血。进入间隙后，手指即触及髋关节囊，一把7号髋臼拉钩自臀中肌、臀小肌下方插入关节囊外股骨颈后侧，也可使用宽的大弯拉钩保护臀中肌，另一把7号拉钩自阔筋膜张肌及股直肌直头下方，插入至关节囊外股骨颈前方，将下肢外旋，可清晰显露髋关节囊，臀中肌发达者，可在髋臼后上方插入一把"麻花"拉钩，电刀清除髋臼前方脂肪，注意可能会有滋养血管需要进行止血，骨膜剥离器向前方推开股直肌反折头，将拉钩插入髋臼前缘向前拉开并牵拉，显露出前方及外侧的髋关节囊。

5.切开关节囊　关节囊可行切除或保留，根据关节囊本身质量及个人手术习惯。安全起见，可沿着股骨颈中轴线方向切开关节囊，显露并辨别股骨头颈及髋臼位置后，再行准确的关节囊处理，电刀切除前外侧关节囊（髂股韧带，股骨外侧束股骨转子止点需要尽量的游离为后续手术准备），下方尽可能地切至股外侧肌，注意前侧的关节囊比较菲薄，切除时候需辨别清楚，当发现肌肉或肌腱组织时及时停止，调整拉钩位置后再行切除，小心对血管、神经及髂腰肌保护。如果需要保护关节囊，可以将关节囊做"Z"形切开，并分别前、后拉开，上、下方尽可能沿着髋臼及股骨颈基底部切开，避免影响后续手术操作。

6.股骨颈截骨及股骨头取出　关节囊准备结束后，可以试行牵引后伸、外旋脱位髋关节，避免暴力脱位而影响体位，如果可以脱位，则行"一步法"截骨：拉钩在股骨颈基底部前、后放置，摆锯在股骨颈预计截骨位置截骨后，使用取头器拧入股骨头或髋骨刀插入截骨线中间并击入股骨头后翘出。大部分情况无法脱出需要行"两步法"截骨。将两把髋臼拉钩换至关节囊内，放置于股骨颈头颈交界区前、后方，分别前、后牵拉，下肢处于外旋中立或轻度外展体位，可以松弛臀中肌张力并使得股骨头颈恰好在切口下方，方便摆锯进行操作。摆锯自股骨头下垂直股骨颈方向进行第一刀截骨，摆锯深度控制，可以保留少许骨连接而避免损伤下方的髋臼，用髋骨刀彻底凿开股骨头颈，后伸外旋患肢，使得下肢处于外旋90°位置（髌骨朝向正上方），这时候可以将两把7号拉钩放置在股骨颈基底部，行第二刀标准截骨，可以沿着转子基底部向内侧股骨矩，按照术前规划或者做相对于股骨干内翻45°的截骨，保留股骨矩约一横指，摆锯垂直手术床往下（垂直于股骨干），直至股骨颈完全切断，注意保护内侧血管神经束。骨刀分离并使用抓钳取出骨块，特殊粘连的病例可以分割成小块取出，前、后拉钩重新放置于髋臼前、后方，切开残留的影响股骨头视野的关节囊，取头器取出股骨头（注意取股骨头时应该去除所有拉钩，避免股骨头过大取出时挤压损伤肌肉）。

7.髋臼显露　三把髋臼拉钩分别置于前下、后下、后上方，显露髋关节，后下方7号拉钩置于髋臼后下方，牵拉股骨向后下方，前侧7号拉钩置于髋臼前下方，后侧麻花拉钩置于髋臼后上方牵拉臀肌。其中后下方的7号拉钩十分重要，主要作用为牵拉股骨往后下方，牵拉力较大，注意避免骨折，如显露困难，需要重新观察股骨矩是否保留过多，或者关节囊松解或切开不足。可以调节患肢位置，以便最理想的髋臼磨锉，可以抬高患肢放置于器械台上，或者在两腿中间垫高，处轻度屈髋外展体位；长柄电刀或长刀片进行髋臼盂唇切除，圆韧带切除，髋臼窝内软组织清理，髋臼边缘骨赘清理，完整显露髋臼和横韧带，如有影响可以进行横韧带部分切除，但需要小心的是可能会引起不易止住的出血，可以采用电凝烧灼。完整处理后，对髋臼形态进行观察，包括前后倾、骨缺损、骨硬化髋臼下缘等的判断,以及安装臼杯位置的大致判断。

8.髋臼磨锉 处理髋臼边缘增生的骨赘,初步了解髋臼前、后壁及上缘的骨质情况,根据切口及髋臼深度,髋臼锉可以使用直锉也可以使用偏心锉,由于视野相对较小,初学者可以选用小号的髋臼锉逐步磨锉,对于髋臼发育正常的病例,可以选择比目标大小小4mm的髋臼锉进行磨锉。按照2mm或1mm逐渐增加,目标角度40°～45°外展角,前倾10°～25°进行磨锉,最后一把锉完后,应该看到关节软骨完全磨锉干净并显露出软骨下骨,不同公司配备有角度控制器固定于磨锉的手柄上,可以对角度进行大致判断。

磨锉时固定手需要尽可能下压,抓持电钻的手需要进行纵向施压,对于正常髋臼,需要磨去髋臼软骨,出现软骨下骨的小点状出血即可。特殊情况可以根据术前判断进行深锉,但不能超越卵圆窝底,对于髋臼发育不良的,卵圆窝往往由于硬化骨而出现封闭,第一把髋臼锉可以定位置和深度,并找到卵圆窝,从而对磨锉深度进行判断,同时根据横韧带位置判断最终磨锉的下缘,逐渐加大,直至出现足够的骨床以满足髋臼杯的安放。髋臼上缘如骨量不足,可以取大块股骨头结构性植骨螺钉固定,或使用松质骨颗粒及骨泥植骨,对于软骨下骨的囊性变需要置入磨锉下来的自体松质骨泥。磨锉完毕后进行试模安放,观察假体周围骨床覆盖、前后倾及外展情况。

9.髋臼杯安放 根据个人习惯,可使用生物型假体或者骨水泥假体,根据公司推荐并综合骨床情况,使用磨锉同号或者加1mm/2mm假体,安放时将带直的螺纹臼杯适配器拧入髋臼杯顶孔,如髋臼位置较深,可以使用特殊的大腿式或弧形臼杯适配器,大部分情况并不需要,安装目标角度外展40°～45°,前倾角度15°～20°(根据各自经验决定),为防止此前操作造成的可能的体位偏差,综合髋臼前、后缘及术前的髋关节X线片及CT等,进行前倾角度准确性的再判断。安装臼杯时前后的拉钩可予以放松,减少因为牵拉导致的骨盆位置改变,击打臼杯打入器,直到髋臼杯完全打入,前后上下晃动感受臼杯的稳定情况。

臼杯牢固固定后,拧下臼杯适配器,长血管钳探查髋臼底部及螺钉孔,髋臼杯是否与骨床完全接触,根据假体稳定情况决定是否增加髋臼杯固定螺钉,使用锋利的骨刀或尖嘴咬骨钳清理髋臼边缘增生的骨赘,以及可能导致撞击的多余骨质,装入陶瓷或聚乙烯内衬,特殊病例也可先装入试衬。由于前外侧入路髋关节前方稳定性相对于后侧稍差,往往臼杯的安放前倾角度较后侧入路要小些,可以在内衬安放时将高边放置于髋臼杯的后上方,左侧放置于1～2点位置,右侧放置于10～11点位置,处理完毕撤去所有拉钩。

10.股骨准备 行股骨侧准备,将患肢置入无菌袋内,髋关节极度后伸内收,术者可用下肢顶住患者小腿使小腿纵轴与地面垂直,使股骨外旋,一把Hoffman拉钩置于股骨大转子外侧保护臀中肌,另一把Hoffman拉钩置于股骨小转子上方将股骨近端撬起,此时可显露股骨颈截骨面,进行股骨扩髓磨锉。置入适用股骨假体柄,安装股骨球头试模,助手辅助牵引下内旋复位髋关节。测试张力,关节稳定性和活动度。脱位后冲洗关节腔,安装内衬,打入股骨假体,安装球头,复位关节,缝合伤口。

二、总结

OCM入路由德国Röttinger医师于2004年首次报道,由臀中肌前方及阔筋膜张肌后方之间的间隙到达髋关节前方关节囊,符合微创理念,其优点:①切口小,几乎无肌肉损伤,术后外展肌功能正常;②臀上神经损伤发生率低;③不损伤后方关节囊及外旋肌群,后脱位发生率低;④入路远离前方股血管神经束与后方坐骨神经,发生血管神经损伤的风险较小;⑤入路创面小,术后疼痛轻,感染发生率降低。一项基于 MRI 评估手术入路对肌肉创伤的研究显示,直接外侧入路组臀中肌前半部出现较高程度的脂肪浸润,以及阔筋膜张肌的代偿性肥大,OCM 入路组仅出现与直接外侧入路组相近的阔筋膜张肌脂肪浸润。OCM 入路适用于多数髋关节疾病,不宜采用 OCM 入路的情况除了全髋关节置换术的禁忌证之外,还包括合并严重的髋臼骨缺损,严重的髋臼发育不良,强直性髋关节炎,股骨侧畸形或股骨截骨术后,以及翻修术。OCM 入路初学者在学习曲线期需避免选择肥胖和肌肉强壮的患者,虽然肥胖不是 OCM 入路的禁忌证,肥胖患者大腿近端前方的脂肪并不肥厚,但还是可能对显露形成阻碍;肌肉强壮的男性患者在进行股骨近端松解时更为困难。老年患者合并严重骨质疏松时,术中出现股骨大转子骨折及股骨干骨折的风险增加,术前选择患者时需要注意。

研究中,OCM 入路在术后早期显示出微创的优势,包括出血减少,住院天数短,异体输血率低,伤口疼痛轻。在一项前瞻性随机对照研究中,OCM 组术后 48 小时血红蛋白下降值显著低于 Hardinger 外侧入路组,平均住院天数没有差异。国内一项研究比较两组间术后第 4 天与术前血红蛋白差值,OCM 组血红蛋白降低显著少于后入路组,说明 OCM 入路术中出血与术后隐性失血总量低于后入路组。同样,异体输血率也显著低于后入路组,但可能由于后入路组平均年龄较高,且纳入较多股骨颈骨折病例,存在抽样误差,直接导致围术期重度贫血发生率高,异体输血率高。

术后 1 年随访时,除后入路组 1 例大腿前方疼痛外,两组患者均无髋关节疼痛,Harris 评分则是 OCM 组略高于后入路组。数个前瞻性对照研究短期随访结果均认为 OCM 入路的手术结果并不优于传统手术入路。据报道,微创入路(包括微创后入路与 OCM 入路)与常规入路相比在术后 1 年随访期没有显示出优势,但该学者承认主刀虽然有 1000 例以上的常规入路髋关节置换经验,但微创入路组显示出与并发症相关的明显的学习曲线。有学者则在 2 年随访末期认为 OCM 入路与主刀熟悉的常规入路相比,WOMAC 评分与 SF-36 评分没有差异,且发现 OCM 入路组出现更多的股骨假体下沉和股骨假体周围骨折。经过 4 年随访,认为 OCM 入路在术后关节功能,假体角度方面与 Waston-Jones 入路没有差异。笔者同样认为,术后 1 年 OCM 组 Harris 评分优于后入路组的结果可能是研究方法导致,后入路组患者高龄,原发病为股骨颈骨折的病例多,合并骨质疏松症等基础疾病,可能对术后远期髋关节功能及患者满意度产生负面作用,因此不能认为 OCM 入路在术后 1 年手术结果优于常规后入路,还需要设计前瞻性临床研究,以及进行远期随访做进一步的评价。在并发症方面,本研究两组病例围术期至末次随访均未出现并发症,OCM 组未发生臀上神经损伤与股骨骨折,后两者是 OCM 入路相关并发症,这与主刀医师经过 OCM 入路培训及度过学习曲线有关。多个 OCM 入路早期结果报告表达了对股骨侧并发症的担心。国外报道 103 例 OCM 入路全髋关节置换术的早期并发症包括 3 例股骨大转子骨折和 3 例股骨距骨折,与对照组 98 例后侧入路全髋关节置换术相比,股骨骨折发生率没有差异。国外还有学者报道103例OCM入路全髋关节置换术出现1例股骨皮质穿透,2例股骨近端骨折(纵向劈裂),认为与学习曲线相关。

　　OCM入路虽然切口较小,但髋臼显露清楚,利用曲柄的手术工具,可以完成髋臼侧骨床准备。股骨近端显露是这一入路的难点,通过对股骨大转子周围软组织的松解,以及患肢后伸、内收、外旋,可以逐渐显露股骨近端截骨面。在对股骨近端松解时要注意:①松解范围不要超过大转子顶点后方,否则可能过度松解后方关节囊产生后脱位的风险;②避免电刀损伤坐骨神经;③Hoffman拉钩置于大转子后外侧辅助显露时,避免暴力导致大转子骨折,在显露不够充分时,依靠患肢极度后伸,外旋进行显露而不是依靠拉钩撬起股骨近端。股骨颈截骨是另一个难点,采用二次截骨形成V形截骨块可以方便取出,如截骨呈倒"V"形,则截骨块易卡于股骨颈前侧,难以取出。取出截骨块后,患肢后伸范围增加,便于进一步显露股骨近侧。由于手术中不能直视小转子,需要在后伸,内收,外旋患肢时用手指触摸小转子,再进行股骨距截骨,一般保留小转子近侧皮质0.5cm。OCM入路技术是采用骨凿插入截骨间隙将截骨远端翘起行二次截骨。

　　OCM入路采用的体位为侧卧位,在进行髋臼磨挫和假体放置时,符合熟悉后外侧入路手术医师习惯与空间感,但在一些病例中会由于对侧肢体和床板的阻挡限制患肢内收外旋,股骨近端显露不够充分。法国Bringer医师于2008年对OCM入路进行改良,即采用45°侧卧位施行OCM入路全髋关节置换术,可以避免上述情况,使股骨近端显露良好,在术前进行体位准备时需要将患侧腿板卸下,健侧置于腿板并固定,患侧肢体做后伸内收动作确认手术床边缘及对侧下肢腿板对患侧肢体无阻挡。国外学者报道侧卧位OCM入路放置假体时,对于髋臼假体中心位置、偏距、股骨柄偏距、力线均无影响,但容易出现髋臼假体前倾角,外展角异常的情况,与直接外侧入路相比,髋臼假体角度不良的发生率较高(38.5% vs. 16.7%),特别是前倾角过大和外展角过大的发生率高。国外有人采用CT评价103例OCM入路全髋关节置换术术后髋臼假体前倾角,平均值为9.2°±9.2°。国内研究中,OCM组髋臼假体角度与后入路组没有显著差异,没有出现髋臼假体后倾,与其他学者报道结果一致。笔者除了参考髋臼横韧带,髋臼前后缘,还采用上文描述的办法,在髋臼磨挫和打入髋臼假体时,手术工具轴线与躯体纵轴呈后倾5°夹角,这要求在放置患肢腿架时,需要使患侧髋关节位于中立位,患肢与身体纵轴呈一直线,在手术中以患肢作为参考,使髋臼磨挫或髋臼连接杆与患肢呈后倾5°左右夹角,可以获得10°~25°的髋臼假体前倾角。尽管如此,OCM入路初学者仍然可能在45°侧卧位时对髋臼假体前倾角的把握不准确。

　　虽然全髋关节置换术在本单位已经标准化形成临床路径,研究期间两组病例的围术期处理措施基本一致,但由于需要对OCM入路患者做病例选择,无法形成随机对照研究。两组间病例在年龄、体重指数、原发疾病等方面存在差异,OCM组病例相对年轻,骨质良好,可能对术后康复及远期效果产生积极的影响,因此,尽管OCM组术后1年Harris评分优于后入路组,由于组间存在抽样误差,影响了结果的可信度。但是,对于手术入路选择的问题,医师更关注术后早期的康复。笔者认为,OCM入路具有围术期快速康复的优势,且安全性与常规后入路相当,具有一定的应用前景,值得临床进一步研究与推广。

第八章 上颈椎骨折

第一节 概述

一、概念与病因

上颈椎通常是指寰椎、枢椎(包括与寰椎相连接的枕骨部分)及其相互间联系的关节、关节囊和韧带结构等(图8-1)。上颈椎骨折往往继发于头部或者颈部的创伤。这个区域的骨折和韧带损伤可以导致多种神经系统并发症。当颈椎、脊髓损伤时可能由于呼吸抑制而导致死亡。然而这个区域的骨折大多数并没有导致严重的神经症状,因为这个区域的椎管相对较为宽大,并且骨折往往导致椎管扩大而不是狭窄。

图8-1 上颈椎的CT扫描

A.冠状面扫描显示枕寰枢单元,箭头所示为钩突;B.矢状面旁正中线扫描显示枕寰、寰枢间关节形态,箭头所示为枢椎椎弓峡部;C.矢状面正中线扫描显示齿突、枕骨大孔、寰椎前后弓间关系

颈椎骨折最常见于交通事故,其次是火器伤、体育运动等。据统计,年龄分布具有双峰特性:第一个年龄段是15~24岁,第二个年龄段是大于55岁。上颈椎骨折占整个颈椎骨折的10%~15%。枢椎骨折是上颈椎骨折最常见的类型。在一个大型的流行病学调查中,枢椎骨折占上颈椎骨折的71%,寰椎骨折占17%,其余寰枢椎同时骨折占12%。可以看到,50%的寰椎骨折患者合并有枢椎骨折。寰椎骨折占整个脊柱骨折的1%~3%,但却占致死性损伤的20%,这些死亡往往见于意外事故,得不到及时有效的院前急救。

二、损伤机制与病理解剖

枕部、寰椎、枢椎组成了生物学结构,其中寰椎起着"垫圈"的作用,在固定的枕骨力和活动的枢椎间起着缓冲的作用。几个韧带和其他结构维持着上颈椎的稳定性。枕寰连接处最重要的稳定结构是枕寰关节囊、前后及两侧的枕寰膜。横韧带是寰椎最强大的稳定韧带,通过其升部将寰椎牢固地固定于颅底。颅底与枢椎的稳定主要依赖耳蜗覆膜(寰枕膜)及成对的翼状韧带。耳蜗覆膜阻止上颈椎的过伸,两侧的翼状韧带阻止寰枢椎

的过度旋转和侧屈。

寰椎是一个很特殊的椎体,没有椎体和椎间盘,借助关节面与枕骨髁和枢椎连接。肌肉附着于圆形椎弓根中部的凸起骨突上。从上面看,侧块与枕骨髁以关节相连,类似于"杵臼关节",侧块的上面是凹形的,和卵圆形的枕骨髁能够很好地契合。这种杵臼关节结构实际上导致枕寰关节没有轴向旋转,俯屈、过伸、侧屈活动受到一定限制。寰枢椎的关节面是两面凸的,导致运动模式和枕寰关节相反,轴向旋转能力强,而俯屈、过伸、侧屈活动受到明显限制。

两个主要的稳定韧带位于寰枢椎两侧。寰椎横韧带位于枢椎齿状突后侧,两侧止于寰椎侧块内侧的骨突上。寰椎前弓、侧块、横韧带和枢椎齿状突一起,构成了寰齿关节。将寰椎的椎孔分为前、后两部。前部容纳齿突,后部容纳脊髓及其被膜。寰椎横韧带中部向上、向下各发出一纵行纤维束,分别附着于枕骨大孔的前缘和枢椎体的后面,纵横纤维共同构成寰椎十字韧带,有限制齿突后移的作用。一旦寰椎十字韧带损伤,可导致寰齿关节的不稳定,引发寰椎与枢椎间的不稳定,继而发生寰椎前脱位,严重者伤及延髓,导致患者高位瘫甚至死亡。翼状韧带起于齿突尖的两侧,各自斜向外上方,至止于枕骨髁内侧面的粗糙部,并分别与寰齿前、后关节囊及寰枕关节囊相愈合,左右各一条,可限制寰椎过度的前俯和旋转运动。

上颈椎的骨折和韧带损伤目前并没有普遍接受的分型方法,像胸腰椎骨折那样典型的分型在上颈椎是不适用的,因为这个区域在解剖学及生物力学上具有很大的特异度、损伤类型多样。这个区域很多骨折及韧带损伤的机制是复杂而难以重建的。

三、临床表现

临床表现主要是枕颈部疼痛,活动功能受限。如果合并脊髓损伤,视神经损伤的部位及程度可有不同表现。呼吸中枢受损可有呼吸消失;颈脊髓受损可表现肢体瘫痪或肢体无力、大小便失禁及呼吸功能障碍等。部分损伤可发生迟发性神经症状。

上颈椎骨折及损伤形式多样,各损伤各具特点。常见的为齿突骨折、Jefferson 骨折、寰枢椎脱位、Hangman 骨折。

第二节　寰枢横韧带损伤

一、解剖特点和损伤机制

横韧带附着寰椎两侧块前方,并与其前弓共同构成骨纤维结构,包绕并限制齿突过度活动,保持寰枢椎稳定。横韧带损伤是一种严重损伤,可在损伤时发生寰椎前移、常伴有脊髓损伤,严重者会立即致命。

损伤机制通常是头颅部遭受突然屈曲作用所致。研究表明,头部过度屈曲时,头部的动能主要集中在横韧带上,齿突恰在其中央部,形成一种"切割"外力,造成横韧带断裂。另一种损伤机制,见于寰椎爆裂性骨折(Jefferson 骨折),即垂直暴力作用,使寰椎侧块和椎弓骨折段分离移位造成横韧带撕裂。

二、临床表现

临床表现主要取决于横韧带损伤严重程度和寰椎前脱位程度,以及是否对脊髓造成压迫。局部表现主要是枕下和枕颈部疼痛,活动功能受限。如果合并脊髓损伤,有以下几种情况发生。

1.呼吸中枢受到波及时,可于损伤现场致命。

2.损伤后有一过性神经损伤,表现短暂肢体瘫痪或肢体无力,但能迅速好转乃至恢复。

3.四肢瘫痪,大小便失禁及呼吸功能障碍　如果未获得及时有效治疗,寰椎脱位则更加严重,脊髓受压也随之加剧。

4.迟发性神经症状　损伤当时和早期并不发生,随着头颈活动增加而逐渐发生寰椎脱位导致脊髓压迫。

三、诊断标准

根据损伤病史、临床表现和影像学资料进行诊断。横韧带是软组织,在普通 X 线下不能显影,其损伤情况应以间接影像加以判断。寰椎前结节后缘中点至齿突距离(ADI间距)比较有用。

1.寰齿间距增大　侧位片可见寰椎前弓后缘与齿突相对应点的距离,正常成人和儿童分别为 3mm 和 4mm;如成人寰齿间距为 3~5mm,常提示有横韧带撕裂;如为 5~10mm,提示横韧带有断裂并部分辅助韧带撕裂;如为 10~12mm,则证明韧带全部断裂。

2.枕颈伸屈动力性侧位片　在屈曲侧位时寰椎前弓和齿突呈"V"形间隙,提示横韧带下纤维以外的部分撕裂,使寰枢椎借助未断纤维束起支点作用,而显示寰齿间隙上部分离呈"V"形。

3.枕颈伸屈动力性侧位片　显示寰椎前后不稳征象,确诊为韧带损伤。

4.张口位 X 线片　通过两侧移位距离之和可间接推测横韧带有无断裂。

四、治疗

治疗方法主要取决于寰横韧带是部分撕裂还是完全横断。如为部分撕裂,通常采取颅骨牵引或枕颌带牵引,重量 1~3kg,牵引 3 周后即行头颈胸石膏固定或支具固定。

诊断明确的横韧带断裂,通常认为非手术治疗不能恢复其稳定性,主张早期手术治疗。如若拖延将对复位不利。手术目的在于恢复寰齿关节解剖学的稳定性。

通常采用在颅骨牵引下施行寰枢椎固定术。其方法主要为 Gallie 法和 Brooks 法。

经口咽途径寰枢椎关节植骨融合术作为一种手术技术已陆续开展,但鉴于手术显露局限性,术中出血影响手术操作的彻底性和准确性,运用相对较少。但作为直接切除致压物的方法,效果确切。气管切开,经口或鼻切开,用一橡皮条自鼻孔绕口腔紧紧固定悬雍垂。在咽后壁做一纵形切口达寰椎前结节并用动力钻切除前结节及齿突。两侧关节面软骨切除,在枢椎椎体前面及寰椎前弓部植入自体髂骨,以利寰枢间骨性融合。本手术操作难度较大,术后感染的预防也较困难。

第三节　寰枢椎旋转性半脱位

寰枢椎关节旋转脱位与固定是以特发性斜颈、头颈僵直与旋转受限为临床表现,以齿突与寰椎侧块相对应关系变化为 X 线特征的一种病变。常由于临床上被忽视而误诊。1968 年 Wortzman 首先报告,并将本病定名为"寰枢关节旋转脱位和固定"。

一、损伤机制

本病损伤机制有多种学说,其中以感染和创伤学说为主。上呼吸道感染可发生寰枢关节周围充血,导致其所联系的韧带自其附着处松脱,从而造成寰椎关节脱位。从创伤角度上看,引起齿突骨折、寰枢椎关节损伤而致寰椎关节脱位已众所周知,但最多见的是轻微创伤,并不引起骨性损伤,而致寰椎横韧带、翼状韧带撕裂,形成寰枢关节不稳定。不管是创伤,还是感染,寰椎关节脱位关节囊有滑液渗出、肿胀和肌肉挛缩,长时间不能恢复正常解剖对位,导致韧带和关节囊在异常位置上发生挛缩就形成了旋转脱位与固定。

二、临床表现

特发性斜颈、颈部僵硬、头痛及活动受限为其主要表现,患者头颈旋转功能受限最明显。斜颈的特征是向一侧倾斜 20°并轻度屈曲,长期的斜颈导致头面部发育不对称。本病极少伴有脊髓和神经根压迫情况。

三、X 线征象及分型

X 线片提示齿状突与寰椎侧块解剖关系破坏,寰齿距离变化。Fielding 将寰枢椎关节旋转脱位与固定分为 4 型。

Ⅰ 型:不伴有寰椎前脱位的旋转与固定(移位距离不超过 3mm),表示寰椎横韧带无损伤,寰枢椎旋转运动范围正常。

Ⅱ 型:旋转固定移位在 3~5mm,可能合并横韧带损伤。一侧的侧块有移位,而对应的侧块无变化。寰枢椎运动超出正常范围。

Ⅲ 型:严重移位,寰椎向前移位超过 5mm,ADI 超过正常范围。

Ⅳ 型:寰椎后移位,可能只一侧侧块有移位,临床少见。

X 线片可能对其变化在识别上有困难,尤其侧位片更不易判断。开口位片能显示侧块向前旋转及靠向中线,棘突偏向一侧。开口位还可能显示小关节在无损伤侧呈"眨眼征"及 C_{1-2} 受伤关节部分重叠交错。

旋转程度和方向可以从前后断层片和 CT 扫描中判断。

四、治疗

治疗方法的选择是依据病变情况而定。但对于急性期均宜采用牵引复位及石膏固定为主。枕颌带牵引足以能达到复位目的,只有失败者方考虑颅骨牵引。选择经牵引复位而又不稳定者施可行寰-枢椎融合术。

第四节　寰枢关节骨折脱位

寰枢关节骨折脱位是上颈椎常见的严重损伤。若未及时治疗,其脱位程度常进行性加重导致脊髓高位受压而危及生命。由于其潜在危险性大,应积极治疗。

一、解剖特点与损伤机制

寰枢关节包括:①寰枢外侧关节,由左、右寰椎下关节面与枢椎的上关节面构成;②齿突前、后关节,分别位于齿突前面与寰椎前弓的齿凹和齿突后面与寰椎横韧带之间,形成两个滑膜腔。寰枢关节的周围韧带及覆膜有寰椎横韧带、齿突尖韧带、翼状韧带、覆膜及寰椎后弓与枢椎椎弓间的黄韧带。头部旋转运动的 50% 发生于此关节,它不但运动灵活,且周围有许多韧带连接枕骨、寰椎、枢椎及其他颈椎。当头颅部突然屈曲时,头部的动能大部分集中在横韧带上,齿突恰在其中央部,形成一种"切割"外力,可造成横韧带断裂。另外,垂直暴力作用,使寰椎侧块和椎弓骨折段分离移位也可造成横韧带撕裂。横韧带附着于寰椎两侧块前方,并与其前弓共同构成骨纤维结构,限制齿突过度活动,保持寰枢椎稳定,当横韧带损伤或断裂时即可出现寰枢关节的脱位或半脱位。这是一种严重损伤,常伴有脊髓损伤,可立即致命。

二、分类

1.外伤性脱位

(1)合并齿突骨折:寰椎连带着齿突骨折一并移位(图8-2)。从枢椎椎体后上角或骨折线后缘测量到寰椎后弓的前缘,此距离为脊髓可占据的有效空间,可据此估计缓冲间隙的狭窄及脊髓受压的情况。

(2)单纯的寰椎前脱位:不伴有齿突骨折的寰枢关节脱位,必有寰枢之间韧带的广泛损伤尤其横韧带损伤。由于齿突的存在,脊髓被夹在齿突和寰椎后弓之间,更容易受伤。

图 8-2　寰枢椎脱位伴齿突骨折

双箭头示寰椎后弓与枢椎后上缘的距离

2.发育性畸形脱位　枕颈部有发育异常者,外伤后较正常人更易发生寰枢关节畸形脱位。多数病例是在少年以后逐渐发生寰枢关节不稳定。常见的两种:①分节障碍,表现为枕骨寰椎融合,即寰椎枕骨化或 C_{2-3} 椎体融合;③齿突发育畸形,导致寰枢椎不稳或寰椎脱位。

3.自发性脱位　成人患者多继发于类风湿关节炎、儿童则多继发于咽部感染。

4.病理性脱位　也为缓慢发生的脱位,与自发性发生脱位的区别在于确有寰椎和(或)枢椎的骨质破坏性病变,在我国以寰枢椎结核为多见,也偶见于寰枢椎肿瘤或炎症。

三、临床表现

临床表现主要取决于横韧带损伤的严重程度和寰椎前脱位程度,以及是否对脊髓造成压迫。局部表现主要是枕下和枕颈部疼痛,运动功能受限,如果合并脊髓损伤,可以出现以下四种情况发生。

1.呼吸中枢受到波及时,会于损伤现场致命。

2.损伤后有一过性神经损伤,表现短暂肢体瘫痪或肢体无力,但能迅速好转乃至恢复或大部恢复。

3.四肢瘫痪、大小便失禁及呼吸障碍,此为最严重者。如果未获得及时有效治疗,寰椎脱位则更加严重,脊髓受压也随之加剧。

4.迟发性神经症状　损伤在当时和早期并不发生,但由于结构损伤而发生不稳,随着头颈活动增加而逐渐出现。寰枢椎脱位典型的临床表现为头颈部倾斜。如果单侧脱位时,头部离开患侧向健侧倾斜,颈部疼痛和僵直,枕大神经或耳大神经痛等。脊髓压迫症状和体征极少发生。有时微小的创伤就可造成寰枢关节旋转脱位,头在旋转位置上,取代了寰椎在枢椎上面的运动,两者仅能有少许活动。

四、诊断

明确的外伤史可以同炎症所致半脱位相鉴别。要排除上颈椎其他部位损伤,必须借助X线片。X线张口位摄片主要特征表现是枢椎齿突与寰椎两侧块间距不对称,但张口摄片时合作不好可使投影位置偏斜,引起两者间隙异常,或不能满意显示该区解剖结构。必要时重复多次摄片,排除因投影位置不当造成误诊。侧位X线片能清晰显示齿突和寰枢椎后弓之间的距离变化。正常情况下在3~4mm。应用CT扫描,与寰椎椎弓骨折及上颈椎畸形鉴别。应注意严重的陈旧性半脱位,表现为斜颈及运动受限,颈部活动时疼痛,可导致面部发育不对称。斜颈的出现可引起对侧胸锁乳突肌痉挛。其次,横韧带是软组织,普通X线片不能显影,其损伤情况应以间接影像加以判断。寰椎前弓结节后缘中点至齿突距离(ADI)比较有参考价值。

1.寰齿间距增大　侧位片可见寰椎前弓后缘与齿突相对应点的距离,正常成人和儿童分别为3mm和4mm;如成人寰齿距为3~5mm,常提示有横韧带撕裂;如寰齿距为5~10mm则提示横韧带有断裂并部分辅助韧带撕裂;如10~12mm则证明全部韧带断裂;必须指出,有时横韧带完全损伤而不发生寰齿间距变化,遇有此种情况不可放弃诊断,应在医师保护下行主动伸屈动态下摄片。MRI检查可以明确横韧带损伤情况。

2.枕颈伸屈　动力性侧位片显示屈曲位时寰椎前弓和齿突的"V"形间隙,提示横韧带下纤维以外的部分撕裂,使寰枢椎借助未断纤维束起支点作用,而显示寰齿间隙上部分分离呈"V"形。MRI检查可以明确齿突周围韧带损伤情况。

五、治疗

治疗方法主要取决于寰椎横韧带是部分撕裂还是完全撕裂。如为部分撕裂,通用采取颅骨牵引或枕颌带牵引,重量1~3kg,牵引3周后即予头颈胸石膏固定。诊断明确的横韧带断裂,多数学者认为非手术治疗不能恢复其稳定性,主张早期手术治疗。如若拖延治疗,将对复位不利。

手术目的在于复位和固定,恢复寰齿关节解剖学的稳定性。通常采用在颅骨牵引下施行寰枢椎固定术。其方法主要为以下几种。

1.Gallie 法 经后路将寰椎后弓与枢椎棘突用钢丝扎紧并植骨融合。

2.Brooks 法 经寰椎后弓两侧各绕钢丝,并循经枢椎椎板下穿越,每侧各植一骨块扎紧钢丝。

3.后路寰枢椎椎弓根螺钉固定融合术。

4.经口咽途径行寰枢椎关节植骨融合固定术。

5.枕颈融合固定术 寰枢椎半脱位的治疗较容易,其方法包括牵引复位和固定,也有些病例未采取任何治疗,而数天后有可能自然复位。通常应用 Glisson 枕颌带,取正中位牵引,牵引重量根据年龄而定,成人用 2.5~3kg,儿童用 1.5~2kg 即可。在牵引过程中摄片复查,并根据复位情况对牵引重量和方向进行调整。一般 2~3 天即可复位,维持牵引2周,并用头颈胸石膏或颈部支架固定。顽固性半脱位及陈旧性半脱位,可应用颅骨牵引,复位后可考虑采用寰枢融合术。

第五节 枕骨髁骨折

上颈椎受到翼状韧带的固定,颈椎屈曲状态下翼状韧带紧张,最易受到损伤。枕骨髁骨折是一种比较少见的骨折,发生率为 0.4%~0.7%,主要发生于高能量损伤中。苏格兰外科医师及解剖学家 Charles Bell 于 1817 年尸体解剖时首先发现。以往基于 X 线片很难诊断,随着 CT 的广泛应用,诊断率也逐渐增加。Anderson 和 Montesano 于 1988 年基于损伤暴力的性质对枕骨髁骨折进行了分型。Ⅰ型骨折主要为垂直暴力所致,枕骨髁粉碎性骨折,没有移位或者移位较小。Ⅱ型骨折来源于直接创伤,伴有连接处颅骨骨折。Ⅲ型骨折为枕骨髁撕脱骨折,主要为侧方或旋转暴力所致,翼状韧带牵拉所引起的撕脱骨折。Tuli 等于 1997 年制定了第二种分型方法。骨折片无移位的分为Ⅰ型,有移位的分为Ⅱ型,Ⅱ型进一步根据有无影像学上枕寰枢关节的不稳定分为Ⅱa 型和Ⅱb 型,临床上此分类方法较为少用。

本损伤临床报道极少,其主要原因可能是对该部损伤认识不足,以及 X 线片多骨重叠影像容易被忽视所致。根据力学研究判断,当垂直暴力作用时,枕骨髁部是受力的主要结构之一,因此,随着研究的深入和认识水平的提高,枕骨髁部损伤的发现率将会越来越高。X 线片很难显示该类骨折,CT 平扫及二维、三维重建能够很好地显示骨折形态。影像学对此类骨折稳定性的主要判断在于翼状韧带及耳蜗覆膜。

临床症状主要是颈后部的疼痛及椎旁肌肉痉挛,无特异度,加之普通 X 线片诊断不清,常常导致诊断困难。对于头颅外伤伴颈后部疼痛及椎旁肌肉痉挛的患者或外伤后存在长期颈后部的疼痛及椎旁肌肉痉挛,需仔细检查,行颈枕部的 CT 检查。

枕骨髁骨折的治疗方案取决于病情,比如,单侧或者双侧的骨折,有无伴随其他上颈椎的骨折和韧带损伤,有无神经症状。枕骨髁骨折以保守治疗为主,通常可取得较好的疗效,严格的保守治疗 3 个月后可基本恢复颈部活动,消除颈部疼痛。Anderson 和 Montesano Ⅰ 型、Ⅱ 型可用支具或石膏固定 8~12 周,对于 Anderson 和 Montesano Ⅲ 型骨折建议严格支具固定至少 12 周,影响枕寰关节稳定性的骨折应该进行枕颈融合治疗。

第九章　中下颈椎骨折

中下颈椎,也称为下颈椎,特指第3至第7颈椎($C_3 \sim C_7$)。这个部位的颈椎是最容易出现骨折损伤的部位。常见的原因多为各种暴力,包括屈曲、伸展、旋转、压缩和剪切等方向上的暴力均可能导致中下颈椎的骨折。由于其本身的解剖特点,中下颈椎的各种骨折通常合并有不同程度的脊髓或神经根损伤。

一、损伤机制与病理解剖

1.椎体楔形压缩骨折　颈椎椎体的楔形压缩骨折多来自于垂直压缩与成角暴力的共同作用,成角暴力包括屈曲方向和侧弯方向。

在暴力的共同作用下,相邻受力椎体的终板相互挤压,应力在椎体成角的方向集中,造成椎体皮质骨断裂;同时,椎体的松质骨受到压缩,高度减小。除了椎体的骨折以外,由于后柱结构承受的张应力增大,小关节、韧带等附属结构可能也会受到不同程度的损伤。

按照椎体变形的程度,可将楔形压缩骨折分为轻型和重型。一般认为,椎体楔形压缩不足椎体原有高度1/3时为轻型骨折,超过1/3可认为楔形变较为严重。如果椎体仅有前缘被压缩,颈椎管的形态一般不会发生大的改变,颈髓一般不易受到损伤,若骨折造成脊髓压迫或导致神经根损伤时,则需要进行手术处理。

2.椎体爆裂性骨折　颈椎椎体的爆裂性骨折是颈椎处于中立位时,垂直方向上的暴力造成的,也被称为垂直压缩骨折,是一种严重的颈椎椎体粉碎性骨折。

在颈椎椎体爆裂骨折时,暴力自上而下,引起椎体破裂并可能损伤椎间盘、前纵韧带及后纵韧带等。由于周围软组织结构被破坏,椎体骨折的碎片由内向外分离移位。椎间盘或骨折碎片如突出椎体后缘、进入椎间孔或椎管,则可能引起颈脊髓或神经根的损伤,部分患者可以保留脊髓后索的部分功能。

3.椎体泪滴形骨折　颈椎椎体泪滴形骨折是指椎体的前下方和前上方带有游离的小骨块的椎体骨折,分为伸展型和屈曲型。伸展型骨折造成的游离骨块多见于受损椎体的前下角,也可见于伤椎下位椎体的前上角,是损伤导致的椎体前缘三角形骨块撕脱。伸展型骨折时,颈椎椎管后壁的黄韧带被挤压,可向前方皱褶突起,挤压脊髓,造成颈脊髓的损伤。

4.椎板骨折　颈椎椎板的骨折比较少见,并且常与椎体其他部位的骨折合并存在。多数情况下,椎板的骨折发生于关节突之后和棘突之前的连接部。在颈椎处于过伸位并承受外力时,颈椎各个节段的椎板互相撞击导致椎板的骨折。

如果患者已经存在颈椎管狭窄等颈椎退行性病变,椎板骨折的碎骨片有进入椎管并损伤颈髓的风险。

按照骨折损伤程度的不同,颈椎椎板的骨折可以分为五级:Ⅰ级为单侧椎板骨折;Ⅱ

级为双侧椎板骨折,可累及多个节段;Ⅲ级为不伴有小关节脱位的双侧椎弓根骨折;Ⅳ级为伴部分小关节脱位的双侧椎弓根骨折;Ⅴ级为小关节完全脱位的双侧椎弓根骨折。

5.棘突骨折　单纯的颈椎棘突骨折较为少见,常合并椎体或相邻附件的骨折。其中,第7颈椎的棘突最长,最易发生骨折。骨折可以累及一个或多个棘突。多发生在棘突的基底部,并伴有棘上、棘间韧带等软组织的撕裂。

颈椎棘突骨折多见于铲土工,故也称"铲土工"骨折。由于患者在挥动铁铲时用力过猛,造成了肩胛骨周围斜方肌强烈的不协调收缩,从而导致颈椎棘突骨折,也可以由于颈椎承受暴力导致颈椎突然屈曲,颈椎棘突与附着于其上的肌肉产生强烈的对抗性牵拉,造成颈椎棘突的撕脱性骨折。撕脱骨折与下位椎骨的棘突呈现出正常序列的排列,与上位椎骨的棘突分离。

棘突骨折部位多在棘突基底部的上方,同时,通常伴有棘间韧带和棘上韧带的撕裂(图9-1)。如果两个相邻椎骨的棘突发生骨折,则上位椎骨的骨折线更接近棘突的基底部,下位椎体的骨折线多在棘突的末端。

棘突骨折不会造成椎管及椎间孔的破坏,故一般不会造成神经损伤。

图9-1　C_6、C_7棘突骨折

6.钩突骨折　钩突是颈椎特有的结构。钩突骨折由于表现比较隐匿,常被忽略。

颈椎的钩突骨折多由侧向暴力造成,颈椎承受外力侧屈时,屈曲侧的钩突应力增大,产生骨折。严重者可造成屈曲侧的颈椎椎体楔形骨折。

颈椎钩突对颈椎椎体的稳定性具有重要作用,钩突的骨折可使得颈椎的稳定性受损,但较少造成椎体的移位。如果骨折片进入椎间孔可造成相应节段的神经根症状,但通常不会合并脊髓损伤。

7.颈椎挥鞭损伤　颈椎挥鞭样损伤是颈椎突然过度后伸造成的损伤,影像学表现较为隐匿,但实际并不少见,可以合并不同程度的颈脊髓损伤。

造成挥鞭损伤的机制中,遭受直接暴力打击者较少见。多为高坠、跌倒或交通事故中,头部遭受撞击或在惯性加速度的作用下产生过伸性的间接暴力。当颈椎过伸超过生理极限时,后柱结构,尤其是小关节,受到的压力最大。同时,前柱结构在强烈的牵张力作用下,可能造成前纵韧带、椎间盘等软组织撕裂,甚至导致椎体前缘的撕脱性骨折。

颈椎挥鞭损伤所导致的颈脊髓损伤(图9-2),可能是由于颈椎过伸时,椎管后方的黄韧带皱缩,并与前方的椎体后缘共同挤压颈脊髓所致,故临床上多见颈脊髓前部或中央管的损伤。脊髓受损的类型与暴力的大小、受伤的姿势、颈椎原本的退行性改变程度及椎管形状均存在一定的相关性。

图 9-2　颈椎挥鞭损伤伴不全脊髓损伤

二、临床表现

颈椎椎骨骨折的主要症状以局部疼痛和以疼痛导致的颈椎运动功能受限为主,爆裂骨折所导致的疼痛通常较为剧烈,范围也更大。可伴有棘突的压痛和椎前的压痛。部分外伤患者可见皮下的淤血或肿胀。伴有颈椎脱位的患者也有头颈部的僵直状态以颈部肌肉的痉挛。

严重的颈椎椎骨骨折,如颈椎爆裂骨折,或者伴有脱位的颈椎骨折,可能导致颈脊髓的损伤。颈脊髓的损伤根据损伤节段的不同,可以呈现出不同的临床表现。

1.上段颈髓损伤　通常将 $C_{1\sim4}$ 节段颈髓称为上段颈髓。上段颈髓位于脊髓的最上端,是延髓的延续。C_3、C_4 椎骨的损伤可导致 C_3、C_4 节段颈髓的损伤。此类型的损伤由于可以造成呼吸中枢的压迫,导致呼吸困难、呼吸麻痹、呼吸骤停甚至猝死。C_3、C_4 节段颈髓的部分损伤主要造成为上运动神经元功能障碍,表现为四肢的不全瘫。上段颈椎损伤后,可能继发延髓的缺血损伤,从而导致内脏器官的功能障碍,比如心律不齐,血压不稳等。上段颈椎的损伤还可以导致自主神经功能紊乱,包括高热、无汗等。

2.中段颈髓损伤　中段颈髓通常指 $C_{5\sim7}$ 节段的颈脊髓,此节段为颈脊髓的颈膨大部位。该部的颈髓损伤可导致四肢瘫痪,损伤平面以上、以下运动神经元损害为主要表现,出现迟缓性瘫痪;损伤平面以下主要表现上运动神经元损害的痉挛性瘫痪。比如 C_5 节段的损伤,膈肌麻痹明显,三角肌、肱二头肌及以下的肌肉瘫痪,双肩在肩胛提肌和斜方肌的作用下升高,同时伴有颈部以下的感觉障碍,可出现 Horner 综合征。而以 C_6 节段为主的脊髓损伤,则肱二头肌、肱桡肌等肌肉的肌力正常,肱三头肌、胸大肌及以下的肌肉瘫痪。患者双肩轻度外展,双肘明显屈曲,腕关节尺偏,双手呈半握拳置于胸前,通常不累及膈肌。

三、诊断与鉴别诊断

对颈椎骨折的正确诊断是及时、合理治疗的基础,所以颈椎骨折的正确诊断非常重要。诊断需要以下内容方能做出:①患者的详细病史,特别需要明确颈椎外伤时的体位,受力的方向及大小等;②对患者的详细物理检查,重点是各项神经功能异常的检查;③特殊检查:包括颈椎 X 线片,CT、MRI,诱发电位等。对颈椎骨折的完整诊断应该包括 5 个方面:骨折的部位;损伤的机制;骨折的类型;骨折的稳定性;是否伴发脊髓神经的损伤。

1.各项物理检查及临床意义

(1)骨科检查

1)视诊:注意颈椎的外观是否正常。注意后凸、扭转等畸形,以及颈椎的生理性前凸是否存在,并同时注意颈部是否有肿胀,肿胀多提示有颈椎的损伤。但应注意,颈前的皮下积气和气肿的形成多是胸部损伤所造成的弥漫性肿胀。开放性颈椎创伤应注意检查颈椎局部的皮肤是否完好,有无破损、出血,可以提示颈椎受伤的机制。颈椎锐器伤或火器伤造成的伤口外径可能较小,检查时应格外留意。

2)触诊:以拇指依次按压患者颈椎的棘突,并注意观察颈椎的棘突是否处于一条直线上。对于有棘突压痛的患者,应由轻到重地按压以判断压痛点的深浅。一般来讲,浅部的压痛多提示棘上韧带或棘间韧带等浅层组织的损伤。棘突旁的压痛点通常是关节突关节的体表投射点,应考虑关节突关节受损伤的可能。特别需要注意的是,如果在对棘突进行触诊的过程中查见棘突有浮动感或游离感,可见于椎板的骨折。在此情形下,切忌用力向下按压,以免造成颈脊髓的损伤或加重已有的损伤。胸锁乳突肌和颈动脉鞘之间的深部可以触及颈椎椎体及椎间盘的前缘,如有压痛可能提示该部位的损伤。

3)运动检查:颈椎的运动功能是多个方向上的运动综合起来的复杂结果,包括前屈后伸、左右侧屈及左右旋转。颈椎的旋转运动功能主要由寰枢椎完成,所以单纯的下颈椎损伤一般不会影响颈椎的左右旋转功能。颈椎的前屈和后伸,左右侧屈主要由下颈椎完成。以中立位为标准,正常颈椎的前屈运动范围为 35°~45°,后伸运动范围相同;左右侧屈的正常活动范围均为 45°。其中,颈椎的屈伸运动主要集中在 C_{5-7} 节段,侧屈运动主要集中在 C_{3-5} 节段。需要特别注意,颈椎急性损伤时,严禁对患者进行颈椎的被动运动检查。应当在有经验的医师的保护下,嘱患者主动完成有限的动作。

(2)神经系统检查

1)感觉功能检查:C_5 的感觉功能主要通过腋神经实现,感觉皮节主要分布于上臂和肘部外侧;C_6 的感觉功能通过肌皮神经,支配前臂桡侧、拇指及示指的皮肤感觉;C_7 的感觉皮节主要位于中指。

2)运动功能检查:颈椎骨折所导致的颈脊髓及脊神经的损伤、脊神经损伤所表现的运动障碍以上肢为主,严重者常导致颈脊髓损伤,表现为损伤平面以下的四肢瘫痪。检查肢体运动的肌力时,应注意双侧对比,慢性损伤可以观察到相应肌肉萎缩的表现。

3)针对颈椎损伤所导致主要肌肉运动障碍的检查:①双侧提肩阻抗检查:负责的肌肉主要为肩胛提肌及斜方肌。其中,肩胛提肌由第 XI 对颅神经(副神经)支配,斜方肌主要有 C_3、C_4 节段神经支配。检查时,患者处于端坐位,检查者站于患者身后,嘱患者用力耸起双肩的同时,双手下压患者肩部;②肩关节外展检查:三角肌几乎完全由 C_5 节段支配,对三角肌的检查可以很好地反映 C_5 节段的情况。检查时:患者可以处于坐位或立位,检查者站于患者正前方,嘱患者用力外展双肩同时给予适当的阻力;③屈肘检查、伸腕检查:肱二头肌主要由来源于 C_5、C_6 节段的肌皮神经支配,可以较好地反映 C_5、C_6 节段;伸

腕肌主要由 C_6 支配。对二者的检查可以较详细地反映 C_6 的情况。屈肘检查时,患者可取坐位或站立位,前臂处于中立位,避免旋前或旋后对肌力的影响造成检查结果的不准确。检查者一手置于患者肘部固定上臂,另一手握住患者腕部,嘱患者持续屈曲肘关节,并逐渐增大对抗力量。伸腕检查时,患者多处于站立位,双臂垂于身体两侧。检查者一手握住患者前臂近段,另一手置于患者手背,嘱其对抗阻力伸腕;④伸肘检查:肱三头肌主要由 C_7 节段神经支配,通过伸肘检查可以反映 C_7 节段神经的情况。检查时,患者可取坐位或站立位,前臂处于中立位,避免旋前或旋后对肌力的影响造成检查结果的不准确。检查者一手置于患者肘部,另一手握住患者腕部,嘱患者伸展前臂的同时施力对抗。

值得强调的是颈椎骨折伴脊神经或颈脊髓损伤平面表现在上肢,通过检查上肢的感觉和运动功能判断损伤平面,而不是直接检查患者的躯干部,躯干部能检查到的最高的脊髓平面是 T_3 平面。

4)反射检查:①浅反射主要包括腹壁反射、提睾反射、肛门括约肌反射等。严重的颈椎骨折可能导致颈脊髓的损伤,表现为反射的减弱或消失;②深反射是指刺激肌肉、肌腱或骨膜等本体感觉器官所引起的神经反射。涉及颈神经的深反射主要是肱二头肌反射、肱三头肌反射和桡骨膜反射:a.参与肱二头肌反射的肌肉是肱二头肌,由肌皮神经支配,定位在 C_5、C_6 节段平面。检查肱二头肌反射时,检查者一手托住患者肘部并以拇指按压肱二头肌肌腱,用叩诊锤锤击拇指,正常的肱二头肌反射表现为前臂屈曲;b.参与肱三头肌反射的肌肉是肱三头肌,由桡神经支配,定位在 C_6、C_7 节段平面。检查肱三头肌反射时,患者外展前臂,肘部半屈,检查者托住其前臂,用叩诊锤叩击鹰嘴上方的肱三头肌腱,反应为肱三头肌收缩,肘关节伸直;c.参与桡骨膜反射的肌肉是肱桡肌,主要由桡神经支配,同样定位于 C_5、C_6 节段。检查桡骨膜反射时,患者肘略屈曲,前臂旋后,检查者用叩诊锤轻敲桡骨外侧。正常的桡骨膜反射表现为前臂屈曲和拇指背伸。

2.特殊检查及临床意义

(1)X线检查:对于颈椎骨折,乃至于所有的脊柱骨折的影像学检查,最常用的仍然是 X 线片。拍摄颈椎 X 线片时,应嘱患者肩部放松,必要时可以适度向上牵引颈部,并同时向下对称牵拉双肩,以获得更好的颈椎成像,避免肩部及头部的阻挡。

对于下颈椎骨折的 X 线检查,常规应摄颈椎的正位及侧位 X 线片,其中又以侧位片的诊断价值更大。可以更好地显示骨折损伤的类型和程度,也可以同时显示是否有伴发的颈椎脱位。在颈椎正侧位 X 线片的基础之上,补充进行颈椎功能位(即过伸过屈位)的检查,还可以判断颈椎损伤后是否存在椎体失稳。

(2)CT:CT 是一项广泛应用于颈椎骨折的影像学检查。CT 对于颈椎椎骨附件如椎弓根、关节突等的显示清晰,能够判断颈椎附件的骨折或脱位。不仅如此,CT 对于颈椎骨折后,椎管的破坏程度及占位情况也有明确的影像学证据。近年来,螺旋 CT 三维重建(图9-3)可以帮助医师从矢状面和冠状面去观察和评估脊柱损伤的情况与程度,对制订手术治疗方案及手术入路的选择有很重要的参考意义。

图 9-3　颈椎 CT、冠状面、矢状面显示 C$_6$、C$_7$椎体骨折脱位

（3）MRI：X 线片不能提示脊髓、神经的挫伤、受压迫及水肿等情况，CT 虽然对骨质有清晰的成像，但无法显示椎管内脊髓、神经的情况。MRI 具有良好的软组织分辨率，尤其是针对椎管内脊髓、神经组织的成像。相较于 CT，MRI 还具备多方位成像的优点，可以在水平面、矢状面、冠状面，甚至任意方位显示脊髓、椎间盘、黄韧带等软组织的形态及病理改变，并可以很清晰的区别脊髓空洞、脊髓囊肿、脊髓出血等可能有相似临床症状的病变（图 9-4）。MRI 在制订颈椎骨折的治疗方案及手术方式等方面有着非常重要、不可取代的作用。

图 9-4　颈椎 MRI 显示脊髓损伤

（4）诱发电位（EP）：诱发电位是指神经系统（包括外周或中枢、感觉或运动系统）在接受相应刺激后所产生的特定电生理活动。人工给予脉冲电流、声音、光线和磁场等刺激神经系统，在中枢或周围神经系统相应部位检测出与刺激有关系的电位变化。通过计算机将反复给予的刺激和与刺激相关的电位变化进行总和，可以从随机的自发脑电活动中或周围神经系统相应部位记录到较小的诱发电位，通过分析诱发电位的潜伏期、波幅等电生理表现反映神经功能状态。

人体的感觉器官在接受相应的刺激后都会产生相对应的 EP，通常命名为视觉诱发电位（VEP）、听觉诱发电位（AEP）和体感诱发电位（SEP）等。其中，SEP 已经在脊柱外科的临床工作中广泛应用。诱发电位的检查，能够为临床提供直接了解和评定脊髓神经功能的方法，可以帮助医师判断在早期脊髓休克下残存的脊髓神经功能，从而对损伤的预后进行判断。

3.鉴别诊断

（1）颈椎骨折伴颈脊髓损伤要注意与癔症性瘫痪相鉴别。后者是患者遭受外伤后导致的大脑功能性失调。癔症性瘫痪虽无器质性的病变,但也可表现出运动及感觉的障碍。癔症性瘫痪可表现为全瘫或不全瘫、单瘫、偏瘫或四肢瘫,肌张力增高,反射亢进,但无病理反射。感觉障碍分布范围较大,但通常不符合神经支配区域的分布。一般可以经暗示、电兴奋等疗法好转。若延误治疗,则可能引起肌肉的失用性萎缩。

(2)颈椎骨折伴颈脊髓损伤与急性颈椎间盘脱出症的鉴别:后者发病突然,多见于外伤后,但外伤程度通常较前者轻。颈椎 MRI 可以较好地显示病变,具有确诊意义。

(3)屈曲型损伤导致的颈椎椎体泪滴形骨折需要与伸展型损伤导致的颈椎椎体前下缘撕脱性骨折相鉴别。前者不稳定且多合并有颈脊髓的损伤,后者通常为稳定的骨折。若混淆诊断则将延误治疗。

此外,颈椎椎板骨折在正位 X 线片上不易显示,容易漏诊,侧位片上通常有较好的显示。颈椎钩突骨折在 X 线片上的表现比较隐匿,仅凭 X 线片容易漏诊,通常结合 CT 检查可以较清楚地显示骨折的情况。

四、治疗

下颈椎骨折的治疗目的是复位颈椎椎骨,稳定颈椎的结构并解除因骨折脱位造成的脊髓神经受压迫情况。下颈椎的治疗包括非手术治疗和手术治疗。

1.非手术治疗　非手术治疗包括牵引和外固定支具。

(1)牵引:通常为首选的方法,可采用枕颌带牵引,但临床多采用更为稳定的颅骨牵引。颅骨牵引的重量约为每个椎体 2.5kg,如 C_6、C_7 部位牵引时可达到 12.5~15kg。若牵引的重量达到 12.5~15kg 仍不能复位,则应考虑关节突绞锁等情况。此时不宜盲目增加牵引重量,而应该考虑手术治疗。牵引复位成功后,可继续以相同重量维持 4~6 周,再改用外固定支具固定 3~4 个月,以到达受损椎体的骨愈合。若此过程中出现疼痛的突然加重或者神经症状,则应考骨折的移位,应做好改行手术治疗的准备。

(2)外固定支具

1)颈部围领:包括 Philadephia 围领和 Miami 围领。颈部围领不能严格限制颈部的运动,稳定受力节段的作用较小,但是佩戴较为舒适,可以适用于稳定性的损伤,尤其是老年患者。

2)颈胸固定支架:如 Minerva 支架、Yale 支架和 Guillford 支架等。通过适当的金属杆,上方通过颈枕垫支撑头面部,下方通过前后两个垫贴于胸背部,并经胸和肩两对皮带固定。此类支架佩戴舒适且有足够的固定作用,适用于多种类型颈椎骨折的治疗。

3)Halo-vest 支架:可提供最大程度颈椎稳定性的外固定支具,对上颈椎骨折均可获得理想的固定效果,但对下颈椎不稳定稳固的效果较差,加之此类型的支架限制患者的日常活动,所以很难被患者接受。

2.手术治疗

(1)颈后路减压椎管扩大术:颈椎后路减压椎管扩大术是解除颈脊髓压迫的重要手术方式之一。除了颈椎外伤所致的骨折脱位,这种手术方式还大量应用于颈椎病、肿瘤和后纵韧带骨化等原因所造成的颈脊髓压迫减压。该手术方式通过扩大颈椎椎管容积,可以直接解除来自颈脊髓后方的压迫,如椎板等的直接压迫,同时,通过多节段的椎管扩大,颈脊髓可以向后方漂移,从而间接地解除来自颈脊髓前方,如骨折的碎骨片或者椎间盘的压迫。

颈后路减压椎管扩大术通常采用椎板切除的方式以达到对颈脊髓压迫的减压,包括全椎板切除、一侧椎板切除及部分椎板切除三种形式。颈椎全椎板切除术是指切除包括棘突在内的整个椎板。虽然可以彻底解除来自颈脊髓后方的压迫,但完全切除椎板对颈椎后柱结构的破坏可能导致术后颈椎失稳。半椎板切除可以保留颈椎后柱结构中的大部分结构,包括关节突、棘突、棘间韧带等,术后颈椎后柱仍可保留一定的稳定性。同时,由于仅切除了一侧的椎板,术后产生硬脊膜粘连或瘢痕形成的风险相对较小。部分椎板切除术是在切除椎板的基础上,做自体骨的移植融合,从而尽可能地恢复颈椎后柱结构的稳定性。

(2)颈后路螺钉固定融合术:部分骨折会导致颈椎后方结构缺失,如椎弓根和椎板的骨折伴有侧块的分离。此时需要通过手术以获得良好的即刻稳定性、保证神经功能的恢复和颈椎结构的稳定重建。以颈后路螺钉技术为基础的颈后路钢板系统或钉-棒系统可提供强大的后路固定,具有良好的生物力学稳定性,成为颈后路手术最常用、有效的手术方式。

颈后路螺钉固定融合术包括关节突螺钉固定融合术、椎弓根螺钉固定融合术、侧块螺钉固定融合术。关节突螺钉的稳定性及操作方便性较为突出,但是存在损伤脊髓、椎动脉和关节面的风险。由于颈椎椎弓根螺钉的抗拔出能力约为关节突螺钉的两倍,所以对于关节突螺钉难以固定的下颈椎损伤病例,可以采用椎弓根螺钉技术进行固定。

(3)颈前路减压融合内固定术:颈椎前路手术具有操作简便、利于显露前方损伤椎体及椎间盘,便于直视下解除前方压迫,减压效果直接彻底。同时,在完成彻底减压后,也便于植骨融合及内固定,重建颈椎的稳定性。

目前临床工作中最常用的颈前路减压植骨融合内固定术是钛网植骨、钢板螺钉内固定术。用于前路一个或多个椎体次全切彻底减压后的植骨融合内固定。钛网中填充切除的椎体碎骨,如自身碎骨不足以填满钛网,则可以取部分自体髂骨充填入钛网。将钛网置入已经切除椎体的位置,两端接触上下椎体的骨性终板后,以钢板螺钉固定上下椎体,从而达到植骨融合内固定的目的。在这种手术方式中,需要注意避免安放钢板的长轴与颈椎的长轴成角;同时需要注意保护上下椎体的骨性终板,以免植入的钛网沉降进入下椎体的骨松质,影响其与上椎体的融合。

第十章 微创技术在脊柱骨折中的应用

第一节 微创齿状突骨折螺钉内固定术

齿状突骨折在成人颈椎骨折脱位中占 10%~15%,其分类方法较多、目前在临床上最为流行的分类是 Anderson 分类,将齿状突骨折分为三型:① I 型(齿尖骨折):齿状突尖部骨折,约占 4%,骨折片小,多为齿状突尖及翼状韧带牵拉造成的撕脱骨折,骨折片移位少,比较稳定;② II 型(基底部骨折):位于齿状突基底部的骨折,是齿状突骨折的重要类型,约占 65%、骨折线位于齿状突基底部、第二颈椎椎体上方,常发生明显移位而造成颈髓严重损伤,骨不连发生率高;③ III 型(枢齿状突骨折):齿状突延伸到枢椎体的骨折。

一、手术指征

齿状突骨折是否手术治疗仍存在一定争议,但目前趋向于手术治疗。研究表明手术固定适应证包括 Anderson 分类中的 II 型骨折、难以闭合复位的骨折线靠近头端的 III 型骨折、有分离趋势的骨折及伴有脊髓损伤的骨折。相对适应证包括多发伤、复合伤、伴有闭合性颅脑损伤、骨折移位≥4mm、骨折成角≥10°、伤后 2 周出现迟发性症状、伴有多个骨折不愈合危险因素、高龄或并发症不能行 Halo 环固定、伴有其他上颈椎骨折的患者。前路齿状突螺钉固定术只适合少部分齿状突骨折,其手术指征包括以下几项。

1.骨折移位　骨折移位≥4mm 时需要手术固定,也有人建议对于无移位或移位<4mm 的 II 型或表浅的 I 型骨折也可行手术治疗,以获得更可行的骨折愈合,从而避免发生 Halo 环相关并发症。

2.手术时限　伤后 6 个月内的骨折可选择手术治疗,对于超过 6 个月的齿状突骨折行齿状突螺钉固定难以获得满意疗效。

3.骨骼质量　具有良好的骨骼质量是齿状突骨折行前路螺钉固定的手术适应证之一,不良的骨骼质量可能导致内固定失败。

4.骨折类型　前路齿状突螺钉固定术最适用于骨折线为横行或前上至后下斜行的非粉碎性 II 型或表浅的 III 型单纯齿状突骨折。骨折线靠近尾端的 III 型骨折无法为螺钉提供足够的抓持力,前路螺钉固定的失败率较高。

二、手术禁忌证

前路齿状突螺钉内固定的禁忌证:①节段性粉碎性骨折或骨折线前下至后上斜行,与预定的螺丝钉进入方向接近平行;②齿状突骨折伴不稳定的 Jefferson 骨折;③齿状突骨折伴寰椎横韧带断裂;④齿状突骨折伴一侧或双侧寰枢关节骨折;⑤C₁、C₂不可逆的骨折移位,如陈旧性骨折超过 6 个月或已经形成假关节者;⑥骨质疏松或其他代谢性骨病导致骨骼质量不佳;⑦畸形,伴有明显的短颈畸形、颈椎反弓畸形、驼背畸形、桶状胸或肥胖限制了颈椎的伸展;⑧齿状突病理性骨折。

三、术前准备

1.体格检查　微创齿状突骨折螺钉内固定术前评估包括颈部体征(有无压痛、叩痛、活动受限等)、全身情况是否手术、询问有无颈椎前路手术史及是否存在喉返神经损伤。所有患者均应行详细神经系统检查明确有无脊髓损伤,并将其作为术前和术后神经检查的比较参照。目前临床应用较多的脊髓损伤评分为美国脊柱脊髓损伤协会(ASIA)制定的功能评分,进行客观,可重复的神经功能评估。

2.影像学检查　颈椎外伤患者常规拍摄颈椎侧位、张口位 X 线片,侧位片上可发现有移位的齿状突骨折、张口位上可显示骨折在冠状面上的移位情况。低能量损伤首先进行 X 线检查,由于骨质疏松或严重退行性变导致普通 X 线片难以诊断时须行 CT 检查,高能量损伤常规行 CT 检查。X 线检查确诊的齿状突骨折性须进一步行 CT 平扫、矢状面和冠状面重建,明确骨折类型并辨认节段性粉碎性骨折、骨折线走行,了解有无前路齿状突螺钉内固定术的禁忌。

四、手术操作

1.手术中需要的设备

(1)移动式 C 形臂或 G 形臂 X 线机:术中需要使用该设备来获得齿状突的侧位和开口位片,随时了解骨折复位情况,导针和螺钉的长度、深度、方向、位置等信息,以便及时调整。

(2)可透视手术床及 Mayfield 头架:患者术中需要采用 Mayfield 头架固定头部并维持复位,全程在 C 形臂或 G 形臂 X 线机透视下进行的手术,因此手术床必须透 X 线,以便顺利进行手术操作。

(3)其他设备:术中神经电生理监测仪、导针、电钻、空心螺钉及骨科手术器械等是完成该手术必需的设备。

2.手术入路　采用传统的左侧或右侧颈椎前路手术入路。正确的切口位置根据患者的体型和体位平行于 C_4 或 C_5。用尖刀片切开皮肤约 5mm,直止血钳钝性分离皮下组织及深部组织。在 C 形臂机监测下,带有针筒的内径为 1.2mm 穿刺针向头侧插入至 $C_{2\sim3}$ 椎间盘靠近 C_2 椎体下缘前方,穿刺过程中回抽针筒无回血证实穿刺针没有损伤血管。

3.进钉技术　穿刺成功后,去掉针筒,用直径为 1.2mm 的导针通过穿刺针内腔进入,退出穿刺针,将 5.8mm 扩张套管经导针经皮置入。在 C 形臂机监测下,侧位套管正确达到 C_2 前下缘,正位居正中,正侧位透视见套管方向与齿状突尖部在同一直线上。

电钻将导针置入齿状突,确定导针正位像上居中,侧位像上通过齿状突轴心线。沿扩张导管置入损伤套筒,退出扩张套管,3.0mm 中空钻头沿导针扩大螺钉孔道,深度不超过骨折线,退出中空钻头。将 3.5mm 中空齿状突加压螺钉通过导针在保护套筒内拧入齿状突。

反复 C 形臂机透视,正侧位片显示螺钉位置满意,退出操作套筒及导针,缝合皮肤切口。

4.术后处理

（1）严密观察生命体征、血氧饱和度，尤其对喉头水肿和四肢感觉运动功能的观察。

（2）观察创口局部情况，一旦出现血肿，须立即进行处理。

（3）术后抗感染治疗 3~5 天，必要时使用神经营养药物、改善微循环药物和脱水药物等。

（4）术后佩戴围领或 Halo 架固定 8~12 周，在伴发损伤允许的情况下开始颈部活动和功能训练，术后 5~7 天起坐及下床进行功能训练。

五、并发症的处理

1.颈动、静脉穿刺伤　穿刺误伤颈动脉时，即刻退出穿刺针，手指压迫数分钟，无出血时再行穿刺。

2.食管穿刺伤　穿刺针偏内时易损伤食管，穿刺过程中紧贴颈动脉内侧进针。

3.C_2椎体前下部劈裂　螺钉拧入时发现 C_2 椎体前部劈裂，应退出螺钉，停止前路手术，改行后路 $C_{1~2}$ 融合术。

4.螺钉折断　术后没有佩戴围领或 Halo 架，过早过度早期活动颈部可导致螺钉断裂。术后围领固定颈部 8~12 周，颈部功能锻炼时，活动度不能过大。

5.脊髓神经损伤　术前或术中复位时，易导致齿状突移位损伤脊髓。术前、术中整复时最好采用脊髓神经放射性电位监测脊髓功能。一旦发生波形改变，立即停止手术，波形恢复正常后再手术。

6.脑脊液漏　导针或螺钉穿透齿状突尖部可以损伤硬膜囊导致脑脊液漏，术中必须在 C 形臂机或 G 形臂机监视下操作，避免损伤硬膜囊。

六、疗效及预后

微创颈前路齿状突螺钉内固定术，方法可行，并发症较少，伤后 6 个月内进行手术骨愈合率近 90%，可以保留寰枢椎间的运动功能，具有临床应用价值。

第二节　微创 C_1、C_2 经关节螺钉内固定术

以颈后路楔形或"H"形带皮质植骨块嵌入到 C_1、C_2 后部结构并用钢丝固定，术后佩戴 Halo 架或 Minerva 支具制动，以融合 C_1、C_2，但报道其假关节发生率较高，置入钢丝时可能造成医源性神经损伤。采用 Halifax 椎板夹对相邻两椎板加压固定寰枢椎时旋转稳定时差，C_1 后弓和 C_2 椎板表面形状差异容易造成椎板夹松动。经 C_1、C_2 关节螺钉置入结合传统钢丝固定的植骨融合技术在生物力学上明显优于单纯钢丝和椎板夹技术，经关节螺钉坚强固定可减少术后制动、降低假关节形成，逐渐成为后路 C_1、C_2 固定的标准术式。该术式置入关节螺钉时角度小，进钉起始点应选择 T_1 所对应皮肤处，早期要求从 C_1 到 T_1 的范围，近年来采用经皮穿刺方式置入螺钉，只需暴露寰枢椎即可。

一、手术适应证与禁忌证

1.适应证　微创 C_1、C_2 经关节螺钉内固定术的主要适应证为创伤、炎症或先天性因

素导致的寰枢椎不稳定。寰枢关节不稳定可导致颈部轴性痛、根性痛或颈脊髓病。手术的目的是解除脊髓压迫,稳定寰枢椎。

目的是解除脊髓压迫,稳定寰枢椎。

(1)寰椎 Jefferson 骨折。

(2)齿状突 II 型粉碎性骨折。

(3)寰椎横韧带断裂。

(4)齿状突尖部骨折合并寰枢椎脱位。

(5)创伤性寰枢椎旋转半脱位。

(6)寰椎枕骨化合并 C_1、C_2 不稳。

(7)先天性寰椎后弓缺如。

(8)齿状突先天性发育不全致寰枢椎脱位或半脱位。

(9)风湿性关节炎导致寰枢关节不稳。

(10)C_1、C_2 退行性骨关节炎。

2.禁忌证

(1)螺钉置入处骨折。

(2)术前 CT 扫描证实 C_2 椎弓根太小。

(3)椎动脉解剖结构变异。

(4)术前评估全身情况不能耐受手术。

二、术前准备

1.术前评估

(1)病史和体格检查:术前仔细询问病史并体格检查,创伤性寰枢椎不稳定一般具有明确的外伤史,患者的症状包括轴性颈痛、颈部痉挛、斜颈、根性痛、头痛及脊髓压迫症状。神经系统检查可表现为正常,也可出现短暂的四肢瘫痪。对于严重寰枢椎不稳定,患者可能出现脑干症状,如眩晕、昏厥、呼吸困难、椎-基底动脉供血不足导致的卒中。胸椎后凸畸形、过度肥胖患者不适合行经 C_1、C_2 关节螺钉固定。

(2)全身评估:术前需要检测心、肝、肺、肾及有关指标,根据检测结果确定是否适合手术治疗,或给予积极措施来创造手术条件。

(3)牵引复位:术前行颅骨牵引复位或稳定寰枢椎,牵引重量根据病情而定,不得过重或长时间牵引,以免发生牵引所致脊髓损伤。

(4)脊髓诱发电位监测:寰枢椎手术风险大,术前、术中均有可能损伤脊髓或脑干,因此术前须检测脑干或脊髓诱发电位,手术在诱发电位监测下进行,保证手术安全。

2.影像学检查

(1)X 线检查:所有患者均拍摄颈椎张口位和以 C_2 为中心的颈椎侧位片,明确有无骨折和先天性骨性结构异常及炎症、肿瘤。在侧位片上测定量寰齿间隙(ADI)来评估横韧带的完整性,成人>3mm、儿童>5mm 时提示寰枢横韧带断裂,寰枢椎不稳定。

(2)CT 检查:所有行 C_{1-2} 经关节螺钉固定术的患者均需行 CT 平扫、矢状面重建以评估椎动脉行程,确定 C_2 峡部的位置和大小。如果 CT 提示螺钉不能安全置入,则需选择替代的固定术。如螺钉可一侧置入,可以行单侧螺钉置入后补充后路植骨、钢丝固定。

（3）MRI 检查:评估椎管内情况、脊髓信号的改变,也用来检查类风湿关节炎患者滑膜血管翳增生情况、脊髓空间和颈髓角。如合并椎管狭窄者,禁忌行椎板下钢丝固定,如 C_1、C_2 关节复位后仍存在椎管狭窄,则需要切除 C_1 后弓进行减压,必要时行枕部扩大减压或 C_2 椎板切除减压术。

三、操作步骤

1.麻醉与体位　常规采用气管内插管全身麻醉。患者上、下切牙间填入牙垫或纱布卷,确保术中获得最佳 C_1、C_2 正位透视影像。手术体位取俯卧位,颅骨持续牵引或采用 Mayfield 钳固定头部减少术中头颈部移动,通过持续牵引完成 C_1、C_2 关节复位,C 形臂机透视见 C_1、C_2 关节处于正常解剖位置后固定头部。

2.暴露　取枕后隆突到 C_3 后正中切口,在项韧带中锐性分离直到棘突,骨膜剥离器从棘突侧方及椎板做钝性骨膜下剥离,干纱布条填充止血,暴露 C_2、C_3 椎板、侧块及关节突关节;沿正中线切开枕颈交界部肌肉层和疏松结缔组织,用手指可在枕骨大孔后缘与第二颈椎椎板间触及寰椎后弓结节,切开枕寰间韧带和纤维组织即用小型锐利剥离器细心加以剥离。切开后弓骨膜并做骨膜下剥离,剥离范围应在后结节两侧不超过 15mm,以避免损伤椎动脉第三段。

3.辅助钢丝固定　采用 Brooks 或 Gallie 钢丝辅助固定技术将钢丝穿过 C_1 后弓,以便固定植骨块。

4.螺钉植入　经关节螺钉的进钉点为 C_2 侧块内下象限,距下缘 3mm、内侧缘 2mm（图 10-1）。用一小的剥离器或刮匙,在 C_2 椎板和峡部内上方剥离骨膜至寰枢椎的后侧,尽量达到可以直视 C_2 椎弓根内侧面。采用 3mm 高速磨钻在进钉点开口。将导针放在颈外侧,C 臂机侧位透视确定合适皮肤进入点,在 T_1 棘突旁 1cm 处做小切口,导针通过椎旁肌插入至已建立的 C_2 椎板上进钉点,在 C 形臂机正侧位监视下,导针正位片上进入 C_1 侧块中央、侧位片上达到 C_1 前弓中部（图 10-2）。两侧导针留在原位以便在置钉时保持 C_1、C_2 复位状态,可通过导针确定螺钉长度（图 10-3）。如采用中空螺钉可通过导针扩大钉道后置入（图 10-4）;如采用全螺纹皮质骨螺钉,先移去导针,置入 3.5mm 自攻皮质骨螺钉,整个过程均需在 C 形臂机透视监测下完成。螺钉在直视下拧紧,置入后螺钉正侧位透视确定螺钉的位置、长度是否合适。

5.植骨　测量寰椎后弓至枢椎棘突的距离,高速磨钻打磨 C_1 后弓和 C_2 椎板。暴露髂嵴后部,骨刀和骨锤取双皮质髂骨植骨块,咬骨钳修剪植骨块塑形成燕尾状,将骨块下端的骨槽置于 C_2 棘突上,上端贴于 C_1 后弓,钢丝压住植骨块并打结,拉紧（图 10-5）。

术后用硬质颈托制动 8~12 周,直至影像学检查植骨已融合。

图 10-1　螺钉置入位置

图 10-2　进钉点插入导针　　　　图 10-3　测定螺钉深度

图 10-4　置入中空螺钉　　　　图 10-5　植骨

四、并发症及处理

1.椎动脉损伤　手术操作时由于解剖不熟悉、透视图像不清楚,穿刺导针或螺钉偏外侧可以损伤椎动脉。大多数椎动脉损伤可以先观察而不需要手术止血或栓塞,很少发生神经损伤,出血不止或出现血肿压迫神经症状时应采取紧急措施,填塞或结扎止血。

2.脊髓损伤　穿刺导针或螺钉置入时偏内侧,穿透椎弓根内侧皮质,损伤硬脊膜和脊髓,一旦发生必须立即停止操作,用骨蜡封闭钻孔道。术后严密观察脊髓神经症状变化。

3.螺钉变形或折断　术后早期活动颈部或复位不稳定,增加螺钉应力,导致螺钉变形、弯曲,甚至折断。术后采用围领或 Halo 架固定颈部 8~12 周直至植骨融合后进行功能训练。一旦发现螺钉变形,必须严格制动,佩戴围领、头颈胸石膏或 Halo 架固定直至骨愈合。

4.感染　发生感染时应用敏感抗生素,必要时切开引流。

五、疗效及预后

经 C_1、C_2 关节螺钉固定融合率高,假关节形成率低,可保留寰枢椎的运动功能,创伤小、恢复快,临床疗效好,是一项很有前途的技术,但该技术要求高且有一定的危险性。全面掌握局部解剖结构特点,正确选择进针点的角度与深度,了解潜在的风险和防治方法、就可以安全、成功置入 C_1、C_2 关节螺钉。

第三节 胸腰椎骨折微创椎弓根螺钉内固定术

随着医学设备和内固定材料的创新、脊柱生物力学的发展,椎弓根螺钉固定已成为后路胸腰椎固定的首选方法。近年来,经皮胸腰椎椎弓根螺钉固定术得到广泛关注,其优点表现在减少软组织的损伤、降低失血量、缩短住院时间、早日恢复工作和减少感染等。

脊柱外科开展脊柱后路手术时常规剥离椎旁两侧肌群,导致椎旁肌肉功能部分丧失。当前微创技术发展使脊柱微创外科的定义从小切口的术后外观逐渐向减少入路相关的肌肉创伤和避免不必要的骨韧带结构复合体损伤的理念转变,因此脊柱的微创手术并不是以切口的大小来衡量的,而是在减少手术创伤的同时保护肌肉和骨韧带结构复合体,减少对后背肌肉的挤压创伤、保护肌肉的附丽点。而经皮胸腰椎椎弓根螺钉内固定术采用椎旁入路,能明显减少对肌肉的挤压,同时也保存了肌肉附丽点。保留肌肉功能和良好康复是微创手术对脊椎传统后路手术带来的革命性理念进步。

安全开展经皮椎弓根螺钉固定术需要术者具有丰富的开放手术经验、熟悉脊柱解剖结构。胸椎椎弓根小于腰椎、胸脊髓的存在及胸椎邻近大血管使得经皮胸椎椎弓根螺钉固定具有较大风险,富有挑战性。因此,在开展微创胸椎椎弓根螺钉内固定前应充分考虑和权衡以上危险因素。

一、手术适应证与禁忌证

1.适应证

(1)胸腰椎单纯压缩性骨折,前缘压缩大于50%。

(2)胸腰椎爆裂性骨折,伴或不伴椎管内骨块占位,无明显脊髓受压。

(3)胸腰椎骨质疏松性骨折无神经症状。

2.禁忌证

(1)严重骨折脱位。

(2)影像学检查椎弓根解剖结构不清,存在旋转畸形。

(3)严重全身性疾病不能耐受手术。

(4)椎弓根直径<5mm,置钉困难的患者。

(5)过度肥胖,影响术中操作或透视的患者。

二、术前准备

1.术前检查 胸腰椎骨折患者术前需要评估脊柱排列和体质,并进行彻底的神经系统检查,检测心、肝、肺、肾功能,如有重要器官功能不全,应在术前予以纠正,达到正常的检查值方可手术。术前还需要做血常规、凝血功能、血型鉴定和输血前检查,必要时配血以备不时之需。

2.影像学检查　X线片是胸腰椎骨折最常规的检查,可以明确创伤部位、范围、程度和分型,是术前、术后疗效对比的最常用检查方法,并有助于判断预后,X线片鉴别椎弓根困难时,应考虑行开放手术,以获得直接的解剖学视野,降低手术风险。CT扫描可以明确获取椎体、椎管和椎弓根的直径、横径等数据,判断椎管内有无占位和范围、性质,观察骨折块移位情况,矢状面、冠状面CT成像和三维重建进一步评估椎弓根的直径和角度。MRI检查可以同时从矢状面、冠状面和水平面观察椎管内外的解剖结构,早期发现脊髓本身病理和生理变化、后方韧带复合体有无损伤及椎间盘和软组织的损伤情况。

三、操作步骤

1.手术室的工作准备　胸腰椎骨折微创椎弓根螺钉内固定术时需要手术室准备可透X线的手术床和高质量的移动C形臂机。术中采用体感诱发电位和运动诱发电位进行神经监测,可以及时观察脊髓早期功能变化,以便调整螺钉置入角度、方向。术中计算机导航系统有助于经皮螺钉的置入,有条件的医院可考虑采用。

2.解剖学准备　胸腰椎椎弓根连接椎体和椎弓,邻近脊髓和神经根。周围由皮质骨组成,内侧壁通常比外侧壁厚,前方与椎体后缘皮质相连,后方与关节突相连,椎弓根中心为薄层松质骨。椎弓根横断面为椭圆形,纵径大于横径,因此横径是决定能否安全置钉和置入螺钉大小的关键因素。

(1)椎弓根直径:测量椎弓根横径和高度最窄处,可以测算可容纳螺钉的直径粗细。术前仔细观察CT扫描结果,选择椎弓根螺钉时直径应比椎弓根横径至少要小0.5mm。相关研究测量$T_{1\sim12}$椎弓根平均横径$4.5\sim8.5$mm,T_4、T_5最窄,T_1、T_2、T_{11}、T_{12}最宽,$T_{6\sim10}$横径相似,T_9平均横径6.88mm。腰椎椎弓根横径自L_1逐渐增加,L_1约7.01mm,L_5约为15.5mm。椎弓根纵径T_1最小,T_{11}最大,$L_2\sim L_8$纵径相似。

(2)e角和f角:正常椎弓根自椎体向后、外、上方斜行。椎弓根纵轴与椎体矢状面的夹角称为e角(椎弓根轴向角),表示椎弓根矢状面上向前内方的倾斜角,e角大小为$0°\sim25°$,自T_{12}、L_1向头、尾侧逐渐增大。椎弓根纵轴与椎体水平面的夹角称为f角(倾斜角),表示椎弓根水平面上向前下方的倾斜角,胸椎f角大小为$12°\sim17°$,$L_1\sim L_5$约为$0°$。

(3)椎弓根长度和孔道长度:椎弓根长度指关节突后方皮质到椎体后壁椎弓根附着点的距离,为$15\sim25$mm。椎弓根孔道长度是关节突后皮质通过椎弓根延伸到椎体前缘的距离,胸椎约为40mm、腰椎约为45mm。

(4)椎弓根进钉点:由于每个椎弓根具有不同的e角和f角,在确定进钉点时也不能采用单一方法,结合X线片、CT扫描和术中C形臂机透视等影像学资料综合评估。常用的胸椎椎弓根进钉点定位法有Roy-Camille法(进钉点位于横突中心线与上位椎体下关节面中心点之交点)、Dick法(进钉点位于小关节突下缘连线与小关节突中线外侧3mm垂线交点);腰椎椎弓根进钉点定位法有Roy-Camille法(进钉点位于上关节突中点垂线与横突中线交点）、Magerl 法（进钉点位于上关节突外侧缘的垂线与横突中线的交点）、Levine 和 Edwards 法（进钉点位于上关节突外缘垂线与横突下 1/3 连线交点）。

3.手术步骤及手术技术

（1）麻醉：通常采用气管插管全身麻醉。

（2）体位：俯卧位，两侧胸部及髂前上棘垫软枕或采用俯卧位垫，腹部悬空。

（3）术前定位：侧位透视确定手术及相应椎弓根水平，正位透视确定椎弓根上缘和外侧缘并标记，两条线在皮肤表面的交点作为自皮肤进入椎弓根的进针点。腰椎椎弓根 e 角较大，皮肤进针点可稍靠外侧。

（4）穿刺：在皮肤标记处做 1cm 纵行切口，在 X 线透视导引下，脊柱穿刺针通过皮肤、腰背筋膜及软组织进入已定位的椎弓根进针点，透视确定进针点正确后，根据术前测量的合适的 e 角和 f 角，将穿刺针缓慢穿透骨皮质，当穿刺针达骨松质后，阻力会明显减小。正侧位透视确定穿刺针通过椎弓根适宜轨道，即正位透视针尖距离棘突连线 1~1.5cm，距离终板约 1cm，侧位透视穿刺针通过椎弓根轴与终板平行，针尖距离椎体前缘 1cm。

（5）置入椎弓根螺钉：穿刺针达椎体合适深度后，经穿刺针中空管道置入导针，侧位透视见导丝突出穿刺针尖部，退出穿刺针，留置导丝。通过导丝放入扩张器，扩开脊柱后方肌肉和软组织。放置操作导管，移除扩张器，通过导丝用空心攻丝器扩大钉道，经导丝拧入合适长度的中空椎弓根螺钉，C 形臂机透视长度、深度、位置良好。

（6）置入连接棒：取合适长度固定棒，预弯后经皮下软组织隧道置入椎弓根螺钉"U"形钉槽内，去旋转后拧紧尾帽固定连接棒。

四、切口关闭和术后处理

缝合筋膜、皮下组织及皮肤，无菌敷料覆盖切口。术后严密观察生命体征，观察感觉运动及括约肌功能；注意观察局部有无血肿形成，渗出液颜色、数量等；术后抗感染治疗3~5 天；术后 3~5 天开始功能锻炼，5~14 天可以逐渐起坐，4 周后可下地扶拐行走；对截瘫生活不能自理的患者，特别注意翻身及膀胱、直肠功能护理，预防并发症发生。

五、并发症及处理

1.神经损伤　进钉点靠内或内倾角较大时螺钉可能进入椎管损伤脊髓，进钉点偏外、下侧时椎弓根螺钉靠近或通过椎间孔，易损伤神经根。此时必须重新调整螺钉角度、方向，术后严密观察感觉、运动及括约肌功能，必要时辅以药物治疗，行探查手术。

2.脑脊液漏　穿刺针、导针及螺钉进入椎管可能损伤硬膜囊，发生脑脊液漏，可在钉道堵塞吸收性明胶海绵或骨蜡。

3.椎弓根螺钉松脱　对于严重骨质疏松症患者或椎弓根侧壁有破损时，椎弓根螺钉难以固定，易产生松脱，此时可在椎弓根内植入条状皮质骨或注入骨水泥，强化椎弓根后再行螺钉固定。

4.损伤邻近重要脏器　操作过程中穿刺针、导针或螺钉均有可能突破椎体前缘皮质损伤内脏或大血管，一旦发生立即停止手术，必要时行开腹（胸）探查修复术。

5.内固定失效　术后患者早期负重活动或内固定材料或工艺问题可能导致内固定物断裂、松动、脱出,此时根据术后时间、复位及愈合情况决定是否取出内植物或再次行内固定手术。

六、疗效及预后

胸腰椎骨折闭合复位微创椎弓根螺钉内固定手术具有创伤小、出血少、恢复快、住院时间短等特点,而且以达到传统手术的复位效果,具有明显的优越性,值得在临床中推广。但该术式具有一定的挑战性,丰富的脊柱开放手术经验是保证安全完成该技术的基础,选择合适的患者和手术操作技巧是成功的关键。

参考文献

[1]西京,裴福兴,黄卫东.3D 打印骨科治疗学[M].北京:人民卫生出版社,2021.

[2]张骅.Ferri 临床诊疗指南 骨科疾病诊疗速查手册[M].北京:北京大学医学出版社,2021.

[3]罗卓荆,胡学昱,罗贝尔.骨科检查评估[M].北京:人民卫生出版社,2020.

[4]张喜财.骨科、创伤与风湿性疾病手册[M].北京:北京大学医学出版社,2020.

[5](英)乔治·本特利.欧洲骨科和创伤[M].张英泽,译.中华医学电子音像出版社,2020.

[6](德)阿克塞尔·甘斯伦.髋臼骨折[M].吴立生,朱仕文,译.济南:山东科学技术出版社,2020.

[7](日)安田和则.骨折复位内固定术[M].吴春明,曲巍,译.郑州:河南科学技术出版社,2020.

[8]王新,刘洪智,周路纲.常见创伤骨折诊治新策略[M].北京:人民卫生出版社,2020.

[9]罗毅文.骨质疏松性骨折治疗[M].广州:广东科技出版社,2019.

[10]张世民.老年髋部转子间骨折[M].北京:科学出版社,2019.

[11]彭阿钦,吴希瑞.胫骨开放骨折及并发症治疗病例精选[M].北京:人民卫生出版社,2019.

[12]林焱斌,陈晓梅.老年髋部骨折围术期管理与手术治疗[M].北京:人民卫生出版社,2019.

[13]张铁良.闭合复位技术在四肢骨折治疗中的应用[M].北京:人民卫生出版社,2017.

[14]罗先政.髓内钉内固定[M].北京:人民卫生出版社,2008.

[15]陈华江,袁文.数字脊柱外科学[M].上海:上海科学技术出版社,2018.

[16](印)阿尔温德·巴韦.现代脊柱外科技术[M].梁裕,译.上海:上海科学技术出版社,2017.